Repostería fácil con FREIDORA DE AIRE

Dedico este libro
a mi familia de aquí
y de allá.

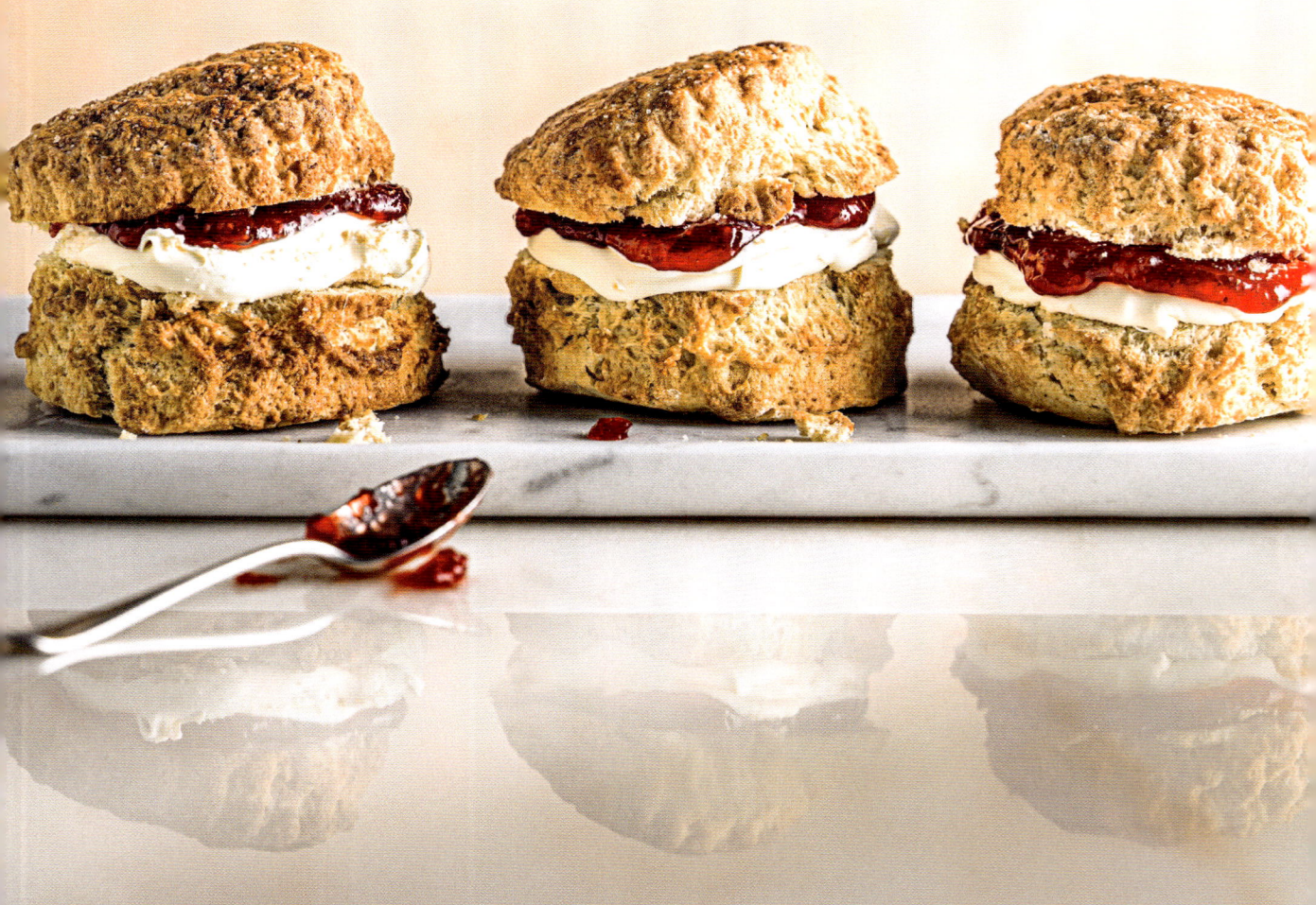

Repostería fácil con

FREIDORA DE AIRE

Lucy Parissi

Fotografías de Ant Duncan

LAROUSSE

Título original en inglés: *Easy Air Fryer Bakes*. Publicado en 2024
por Penguin Michael Joseph. Penguin Michael Joseph forma parte
del grupo de compañías Penguin Random House.

Primera edición: marzo 2026

Copyright © Lucy Parissi, 2024
Fotografías © Ant Duncan, 2024
Diseño de cubierta: Georgie Hewitt
Estilismo de los platos: Katie Marshall

© de la traducción: Elena Bernardo Gil, 2025

© Larousse Editorial, Barcelona, 2026
Bac de Roda, 64, 1.ª planta, local B – 08019 Barcelona
www.larousse.es

PAPEL DE FIBRA
CERTIFICADA

ISBN: 979–13–87520–80–9
Depósito legal: B 909–2026
Impreso en España – Printed in Spain

Bollería
PARA EL DESAYUNO

Repostería
PARA TODOS LOS DÍAS

Galletas
Y BARRITAS

Repostería
PARA FESTIVIDADES

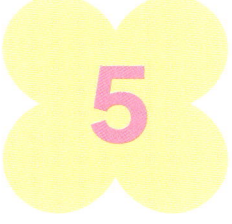

Tartas de fiesta
Y CUMPLEAÑOS

Postres
PARA CHUPARSE LOS DEDOS

Recetas
SALADAS

Pan y masas
CON LEVADURA

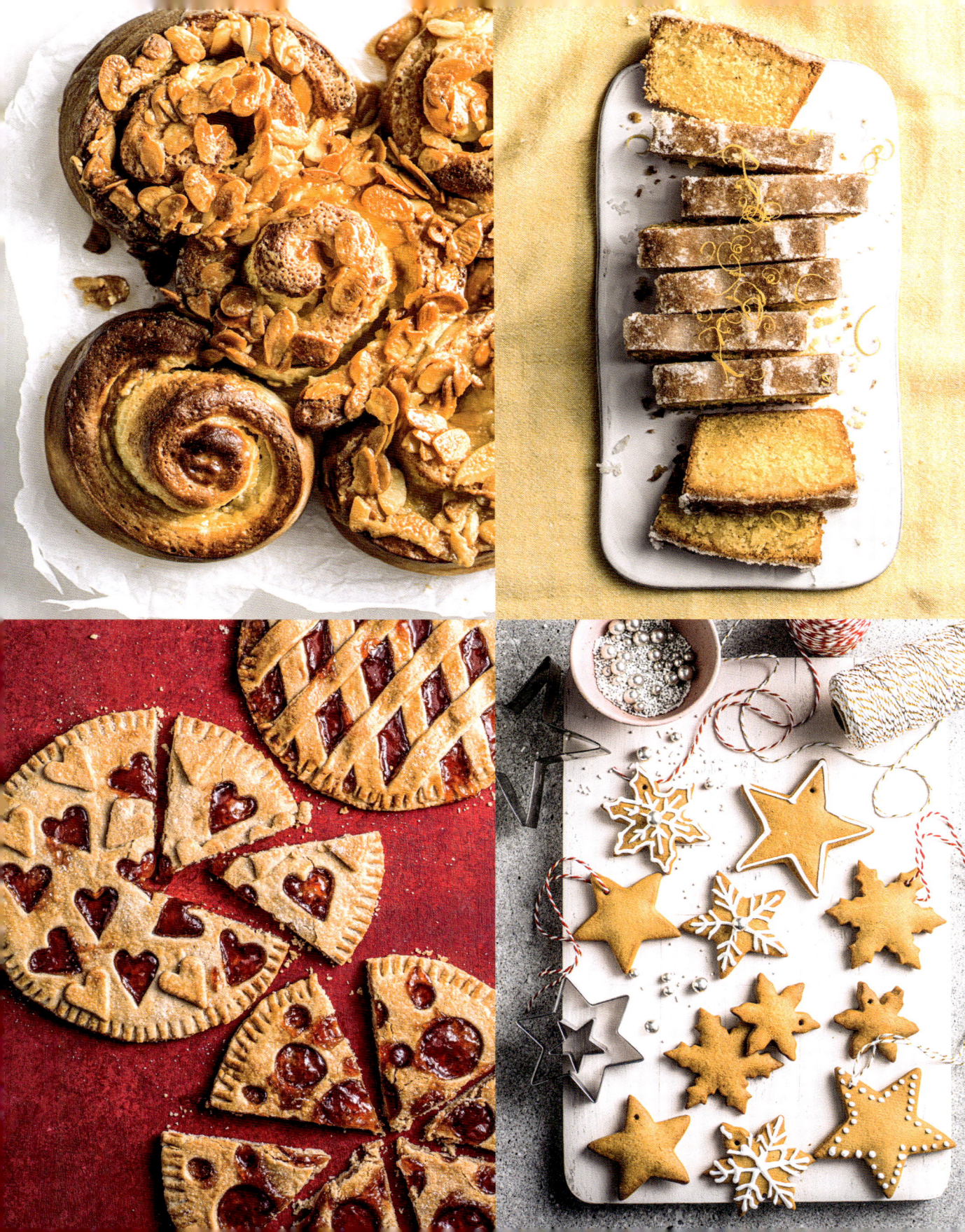

Introducción

Crecí en Atenas (Grecia). Allí, el acto de cocinar y compartir mesa es una parte indisociable del estilo de vida. Cuando se organizaban fiestas y reuniones en casa, mi madre se pasaba el día entre fogones. Ponía mucho cariño en todo lo que hacía y todo lo que elaboraba sabía a gloria. A mí, de pequeña, me encantaba ayudarla en la cocina, sobre todo cuando preparaba cosas al horno.

A los diecisiete años me marché de Atenas para estudiar diseño gráfico en el Reino Unido, donde mi horizonte gastronómico no tardó en expandirse hacia las tradiciones culinarias del mundo entero. Todavía hoy, no hay nada con lo que disfrute más que cocinando para luego sentarme a la mesa con familia y amigos.

En 2012 empecé mi blog, *Supergolden Bakes*, un espacio donde documentar y compartir mis aventuras y desventuras en la cocina. Al principio solo era una afición, pero la satisfacción que me proporcionaba cocinar, hornear y fotografiar mis creaciones era tanta que aquella actividad inicialmente secundaria terminó convirtiéndose en una ocupación a jornada completa.

Cuando estoy feliz, triste, tengo ansiedad o me siento indecisa (es decir, casi siempre) sigo recurriendo a las preparaciones al horno. Leer las recetas, reunir los ingredientes, medirlos y mezclarlos ejerce en mí un poderoso efecto calmante; hace que mi ritmo cardiaco descienda, lo noto. A lo largo de más o menos una hora, los pensamientos ansiosos pasan a un segundo plano y, cuando termino, tengo la sensación de haber recuperado cierto control. De hecho, que la respuesta colectiva para encontrar consuelo durante la pandemia fuera hornear no puede ser mera coincidencia.

REPOSTERÍA FÁCIL EN FREIDORA DE AIRE

¿Tienes una freidora de aire? Es probable que tu respuesta sea afirmativa. ¿La usas para preparar patatas fritas, palitos de pescado y poco más? Aunque a regañadientes, quizá estés asintiendo. A mí antes me pasaba lo mismo.

Gracias a mi blog de cocina, en 2013 tuve la suerte de probar unas cuantas freidoras de aire. Por aquel entonces eran muy ruidosas, tremendamente aparatosas y tenían aspecto de ovnis.

Reconozco que nosotros casi solo la usábamos para preparar patatas fritas. Pero hace poco descubrí que las freidoras de aire modernas no solo son una alternativa barata al horno tradicional, sino que además son muy versátiles, así que empecé a experimentar con las recetas. Enseguida me di cuenta de que las comidas preparadas en la freidora de aire resultan más sabrosas, se cocinan más rápido y son más saludables. En cuanto empecé a publicar recetas, mis lectores respondieron con entusiasmo y me pidieron más.

Dado que la repostería me apasiona, empecé a probar algunas de mis recetas en la freidora. La primera vez que la usé para hornear un bizcocho me entusiasmó el resultado. Al poco tiempo ya la empleaba para hacer pan, rollitos de canela, muffins, tartas y mucho más.

En este libro he reunido una selección de 80 recetas dulces y saladas inspiradas en la repostería y panadería de todo el mundo. Cookies, bizcochos, tartas de fiesta y cumpleaños, cheesecake, pan de masa madre, baklavas, spanakopita... ¡Cualquier ocasión es buena para preparar delicias con la freidora de aire!

¿Qué es una freidora de aire?

Básicamente, es un horno pequeño y potente que cocina los alimentos mientras circula aire caliente. Estos electrodomésticos no son muy grandes, son fáciles de usar y lavar, consumen poca energía y resultan sorprendentemente versátiles. Cualquier cosa que se pueda preparar en el horno se puede hacer en la freidora de aire en menos tiempo, y me atrevería a decir que también mejor.

CONOCE TU FREIDORA DE AIRE

Todas las recetas que se presentan en este libro se han elaborado en freidoras con cesta, que son las más habituales. Aunque las marcas y modelos de este electrodoméstico ofrecen variedad de formas y tamaños, sus funciones son similares. Te recomiendo que leas el manual de instrucciones de la tuya para familiarizarte con los conceptos básicos, que resumo aquí brevemente:

Coloca la freidora sobre una superficie que resista altas temperaturas, dejando suficiente espacio a los lados y por detrás para permitir la extracción de aire caliente por la parte trasera.

Recuerda que la cesta de la freidora estará muy caliente después de haber cocinado, así que no olvides ponerla siempre en una superficie que resista el calor o usar un salvamanteles adecuado.

Evita el uso de aerosoles para cocinar bajos en calorías, porque pueden dañar el interior. Compra un par de botellas de cristal con pulverizador para usarlas con el aceite que escojas.

Puedes usar papel de horno, alfombrillas aptas para freidora de aire y papel de aluminio, recordando siempre poner un peso encima o sujetarlo para que no se levante; si no está bien fijado, puede salir volando e introducirse en el ventilador, lo cual puede quemar o estropear el electrodoméstico.

HORNEAR EN LA FREIDORA DE AIRE

Olvídate de la palabra «freidora» e imagínate que lo que tienes es un horno pequeño; así entenderás mejor su versatilidad. En una freidora de aire se puede hornear casi cualquier cosa; el límite lo pone tu imaginación.

Es mucho más rápida. Se acabaron los largos precalentamientos: la freidora de aire está lista para usar en mucho menos tiempo. El ahorro energético y en la factura de la luz son ventajas considerables, pero ten en cuenta que cuando empiezas a usarla hay una pequeña curva de aprendizaje. Dado que las freidoras de aire son mucho más pequeñas que los hornos tradicionales, tienden a calentarse más. También existen diferencias entre las marcas que conviene tener en cuenta. Algunos modelos son tan potentes que quizá tengas que ajustar la temperatura recomendada en la receta reduciéndola unos grados. Otros cocinan más despacio y calientan menos, en cuyo caso tendrás que subir un poco la temperatura.

Además, dado que el calor procede de la parte superior, recuerda siempre que un bizcocho puede parecer que ya esté listo y, sin embargo, faltarle la mitad del tiempo de horneado. No te dejes engañar: usa siempre un palillo para comprobar el punto de cocción o, mejor aún, un termómetro digital de cocina. Puedes abrir con facilidad la cesta para comprobar cómo va tu preparación sin ponerla en peligro; simplemente, abre y cierra la cesta con cuidado. En cuanto le hayas cogido el truco al horneado en la freidora de aire, harás ese tipo de ajustes sin darte cuenta.

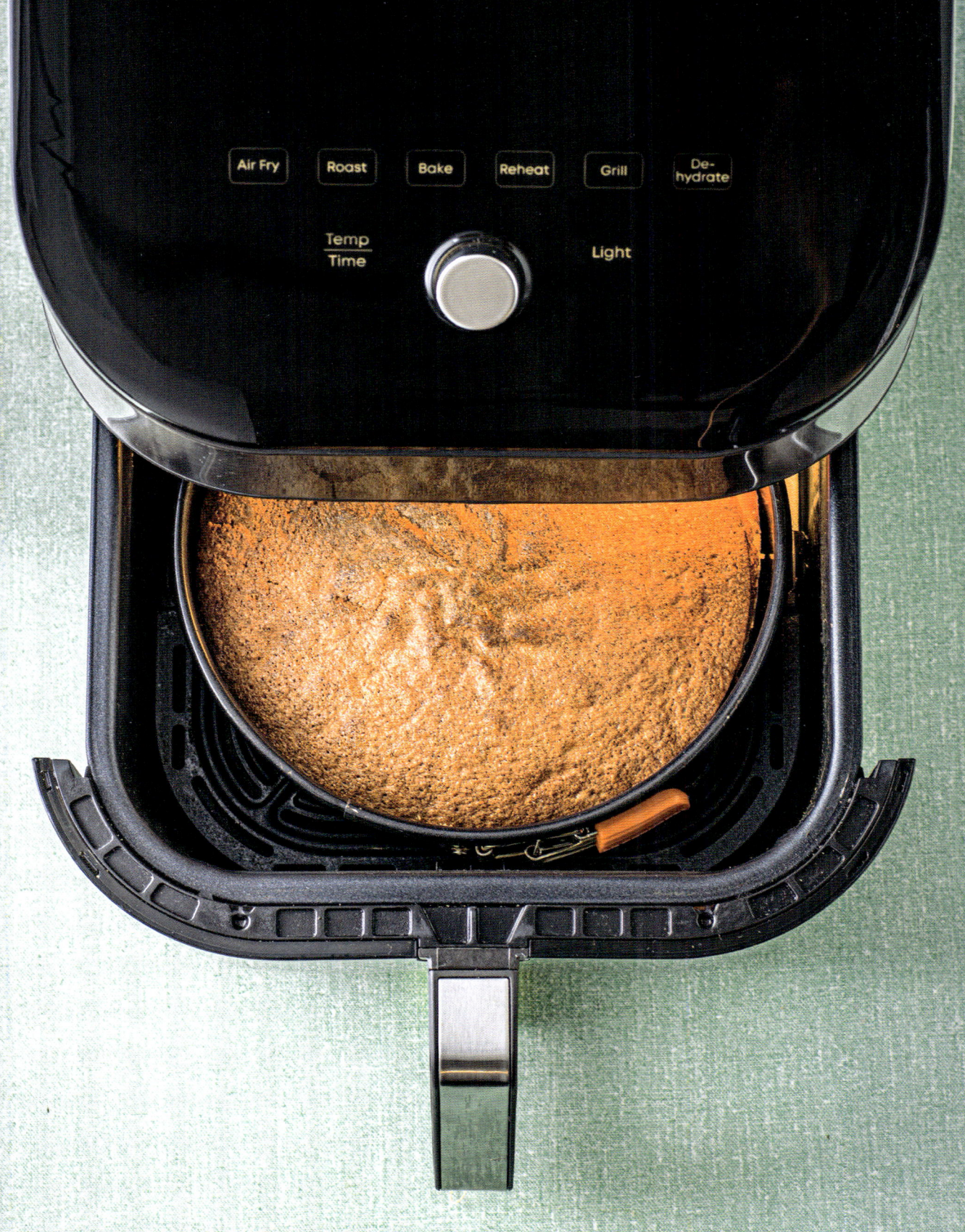

UTENSILIOS Y EQUIPAMIENTO

- moldes de silicona variados para tartas de distintos tamaños (20/15/13 cm), flaneras, placas para magdalenas

- báscula digital y cucharas medidoras

- termómetro digital

- moldes de silicona, moldes de horno reutilizables y moldes de papel

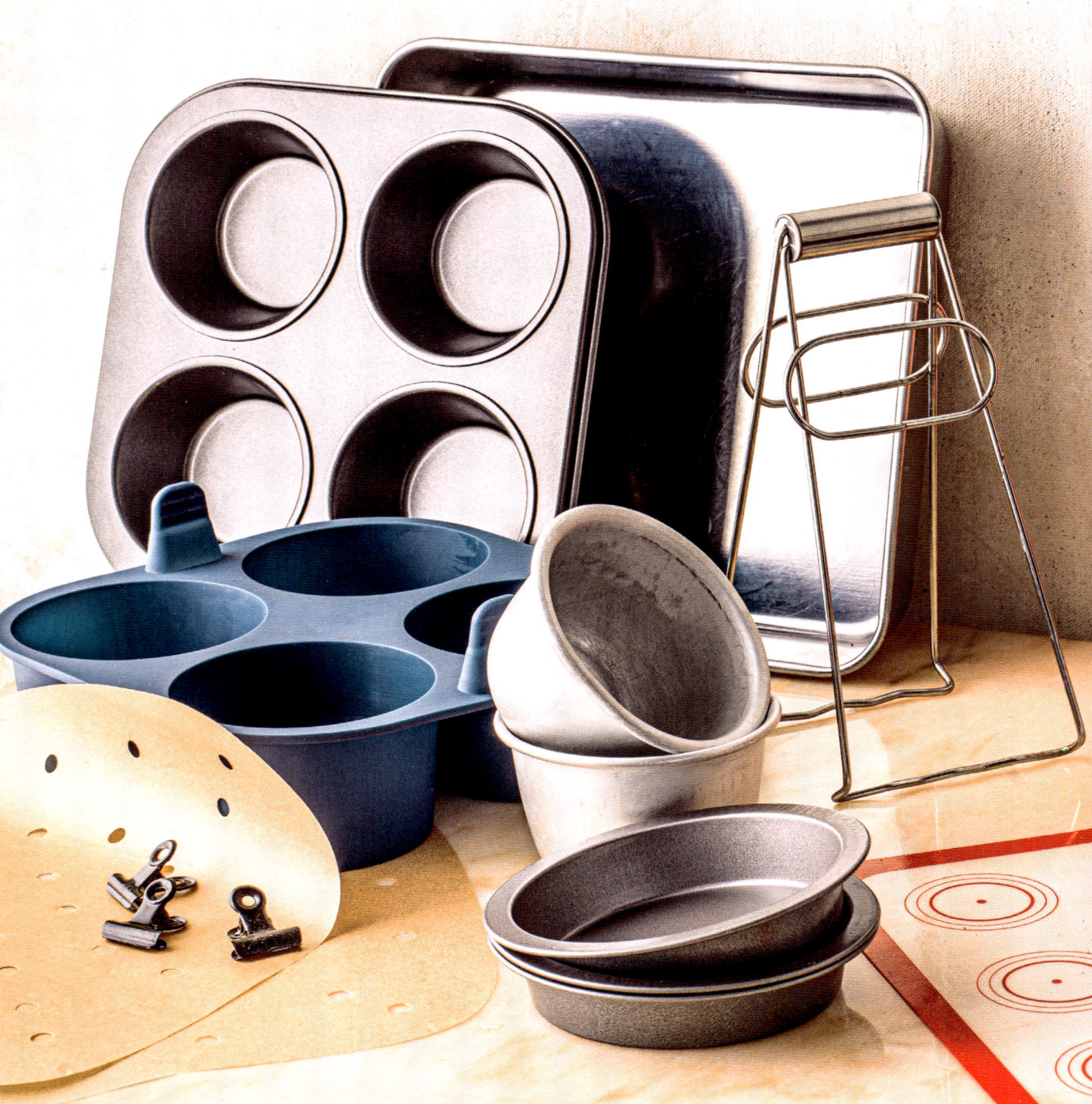

- agarraderas para no quemarte
- flaneras de acero inoxidable
- moldes pequeños metálicos
- cortapastas, boquillas para manga pastelera, moldes de silicona para magdalenas
- picadora pequeña de alimentos/robot de cocina
- pinzas pequeñas
- espray desmoldante de repostería
- lira de repostería
- molde metálico cuadrado
- molde de silicona para bizcochos
- rejilla para freidora de aire
- molde para pan y molde para tarta

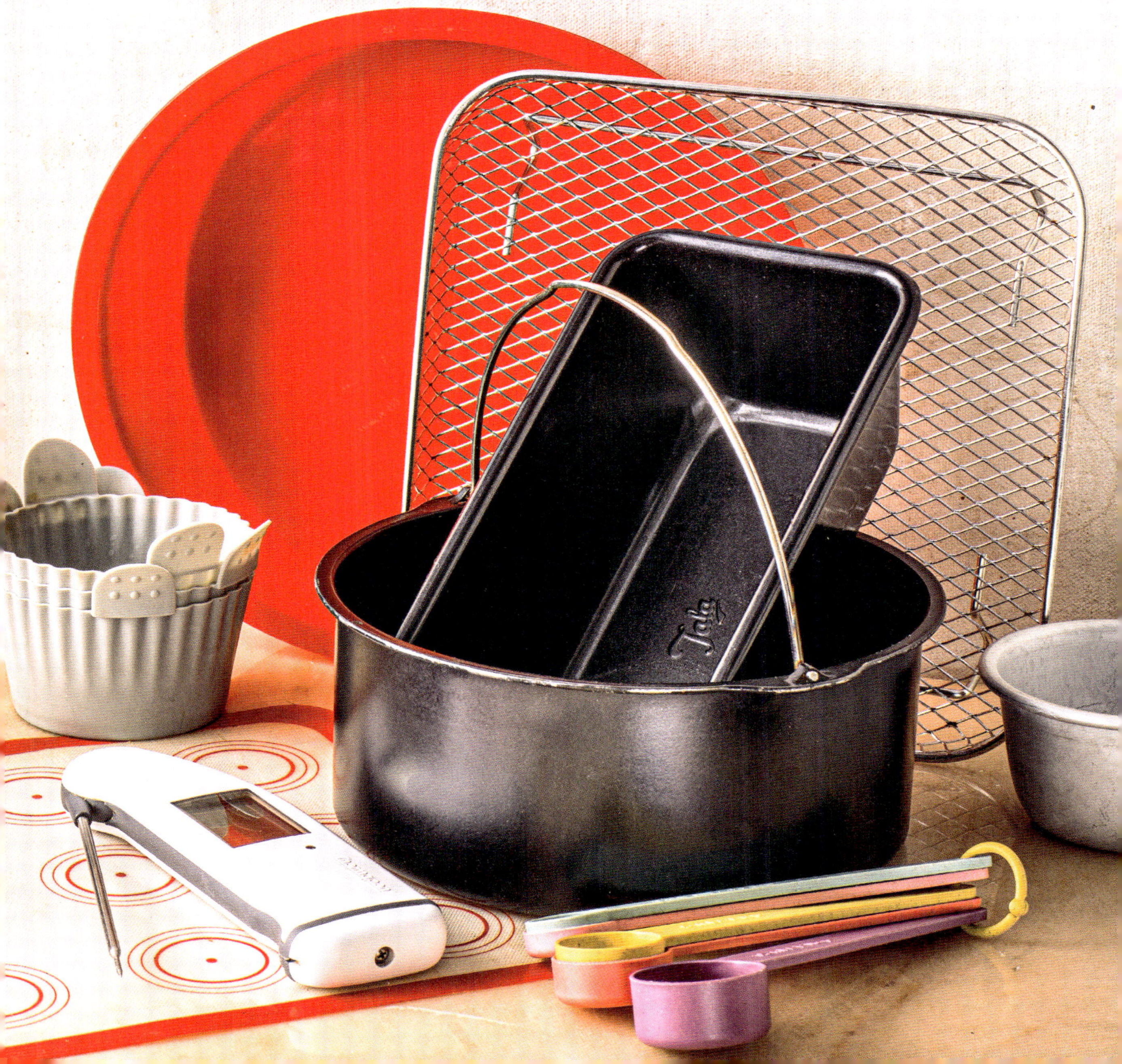

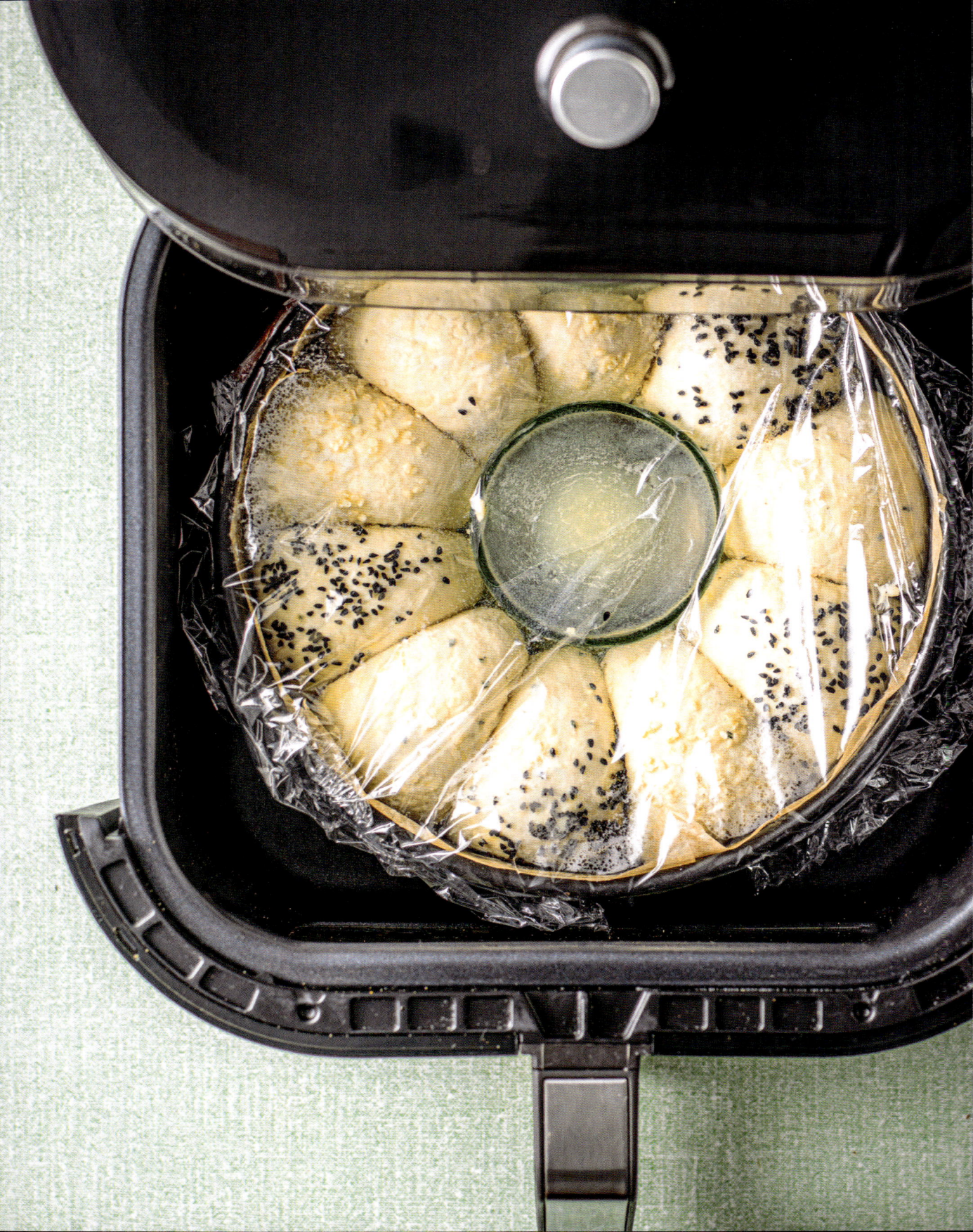

Cómo usar este libro

En este libro encontrarás una gran variedad de recetas: bizcochos, magdalenas y muffins, panes y postres. Empieza preparando alguna de las más sencillas, como el Banana Bread de la página 54 o los cupcakes de vainilla de la página 49. Así te irás familiarizando con la repostería en la freidora de aire e irás conociendo mejor tu modelo.

Comprueba la lista de ingredientes para cerciorarte de que los tienes todos. Asegúrate de disponer de la fuente o el molde más adecuado para cada receta y comprueba que quepa holgadamente en la cesta de la freidora.

Lee con detenimiento los pasos a seguir para confirmar que dispones del tiempo necesario para preparar y hornear la receta que elijas teniendo en cuenta los tiempos de fermentación, reposo o enfriado, cuando los haya.

Reúne los ingredientes y utensilios necesarios y ponte a ello; cuando termines, anota si precisaste ajustar la temperatura o el tiempo de horneado. Es muy probable que luego debas tener en cuenta ese dato para otras recetas.

Cuando se trata de preparar algo para una ocasión especial, siempre recomiendo probar la receta antes del gran día. Las tartas de cumpleaños se pueden hornear con uno o dos días de antelación y conservarse bien envueltas a temperatura ambiente hasta el momento de poner la cobertura.

He procurado que todas las recetas de este libro sean lo más fáciles posible simplificando y reduciendo los pasos. Aunque casi todas son fáciles, he incluido algunas más delicadas para que te animes a hacerlas cuando hayas adquirido cierta confianza, como los macarons (página 83) o el brioche (página 202).

EQUIPAMIENTO BÁSICO

Dada la diversidad de tamaños y formas de las cestas de las freidoras de aire, es probable que tengas que invertir un poco en equipamiento, sobre todo si te gusta la repostería. Existen juegos de utensilios pensados para este electrodoméstico que incluyen diversos accesorios.

Ten en cuenta que los moldes de silicona para bizcocho, los moldes para magdalenas y los moldes de horno se pueden usar para preparar otras recetas, además de bizcochos y tartas. Todo lo que se puede usar en una freidora de aire es también apto para el horno.

SOBRE LOS INGREDIENTES

Cuando se trata de sustituir ingredientes, la repostería es mucho más exigente que otras preparaciones culinarias. Te recomiendo que te ciñas a los ingredientes indicados en cada receta y te asegures de que cosas como la harina, la levadura química, el bicarbonato sódico y la levadura fresca sean precisamente eso, frescos.

Salvo que se indique lo contrario, es preferible que los huevos y la mantequilla estén a temperatura ambiente para evitar que la masa se corte. En cambio, la margarina se puede usar recién sacada de la nevera.

Cuando necesites usar la piel de los cítricos, busca naranjas y limones que no estén encerados y lava concienzudamente cada fruta antes de usarla.

Si vas a emplear flores para decorar tus creaciones, asegúrate de que sean comestibles, libres de pesticidas.

Trucos para hornear y soluciones

LA TEMPERATURA

Las freidoras de aire suelen llevar programados varios ajustes. La mayoría de las recetas de este libro se preparan a 160 °C, ajustando la temperatura en caso necesario y, por lo general, en el ajuste «hornear», que, según los modelos, puede indicarse de otras formas: «bizcocho», «postres», «pastelería» o, en inglés, bake o baking. Véase la tabla a continuación.

Al igual que sucede con los hornos, unas freidoras de aire calientan más que otras. Estas recetas se han puesto a prueba en distintos modelos; la temperatura que indico es la que ha funcionado mejor.

Ya lo he mencionado, pero no está de más recordarlo: es posible que tengas que ajustar la temperatura de la freidora de aire hasta 10 grados. Por otro lado, ten presente que si tienes que hornear varias tandas, la freidora ya estará caliente, de modo que el tiempo de cocción será inferior para la segunda y la tercera tanda.

Evita llenar en exceso: deja siempre espacio para que el aire circule libremente. Si amontonas alimentos en la cesta tardarán más en cocinarse y puede que no queden crujientes.

TIPO DE RECETA	TEMPERATURA	NOTAS
PAN	ajuste a 180–200 °C	Es preciso dar la vuelta para que la parte inferior se dore.
BOLLOS Y MASAS ENRIQUECIDAS	ajuste hornear, 160–180 °C	Cubre con papel de aluminio si se dora demasiado rápido, fijando siempre bien el papel.
BIZCOCHOS Y MAGDALENAS	ajuste hornear, 150–170 °C	Cubre con papel de aluminio si se dora demasiado rápido, fijando siempre bien el papel. Hornea hasta que salga limpio un palillo introducido en el centro.
GALLETAS Y BARRITAS	ajuste hornear, 150–180 °C	Las galletas se endurecerán al enfriarse. Es posible que después de la primera tanda sea necesario bajar la temperatura o reducir el tiempo de cocción.
RECETAS SALADAS	ajuste freír con aire, 180–200 °C	Para que los alimentos queden crujientes, evita llenar la cesta en exceso.
MERENGUE Y MACARONS	ajuste hornear, 120–90 °C	Si el merengue se empieza a dorar, baja la temperatura.

LA PRUEBA DEL PALILLO

Para comprobar si el bizcocho está en su punto puedes usar un palillo, una brocheta o, incluso, un espagueti. Insértalo en el centro 4 o 5 minutos antes de que concluya el tiempo previsto de horneado. Si está cubierto de masa húmeda, tendrás que dejarlo más tiempo al fuego y volver a probar después. Mantén la preparación al fuego hasta que el palillo salga limpio o con tan solo unas miguitas. Un termómetro digital de lectura instantánea se puede usar también con este objetivo, con la ventaja añadida de que podrás comprobar si el centro del bizcocho ha alcanzado la temperatura ideal.

Antes de colocar los bizcochos y galletas en una rejilla para que se enfríen, deja que reposen unos minutos dentro de la cesta de la freidora de aire.

PAN Y OTRAS PREPARACIONES LEUDADAS

Hacer pan y, por extensión, cualquier preparado con levadura me producía pavor. Me parecía que era un proceso largo y misterioso en el cual eran muchas las cosas que podían salir mal. Mis primeros intentos fueron muy decepcionantes, por no decir auténticos desastres. Pero perseveré y me alegro mucho de haberlo hecho. Salvo que uses levadura caducada, todo irá bien. A mí me gusta usar levadura seca de panadería, que se mezcla con la harina y no requiere activación.

Ten en cuenta que el calor mata la levadura, así que asegúrate siempre de que cualquier líquido que agregues a la receta esté a temperatura ambiente, nunca por encima.

El tiempo de leudado de cada receta varía muchísimo en función de la temperatura de tu cocina. Puedes usar la freidora de aire para leudar la masa; algunos modelos disponen de un ajuste destinado a ese fin. Para ello, cubre el bol con film transparente engrasado y colócalo en la cesta de la freidora pero sin encender el electrodoméstico. ¡Y no te olvides de que está ahí dentro si tienes que precalentar la freidora para preparar otra receta!

Dado que el calor de la freidora de aire llega desde la parte superior, tendrás que dar la vuelta al pan para que se dore uniformemente. Para saber si está listo, da golpecitos con los dedos en la parte inferior para comprobar que suene a hueco.

Si la parte superior de la preparación se dora demasiado deprisa, cúbrela con papel de aluminio poniendo encima una rejilla para asegurarte de que no salga volando.

¡RECUERDA!

Asegúrate siempre de que el papel de horno, de aluminio o los moldes de papel estén bien sujetos, ya sea poniendo peso sobre ellos o fijándolos. Yo suelo recortar el papel sobrante de los moldes para evitar que acabe en las preparaciones.

Los ventiladores de algunas freidoras de aire son tan potentes que las preparaciones más ligeras, como las magdalenas o las galletas, pueden salir volando, literalmente, y no hay nada tan triste como abrir la cesta y encontrarse con unas magdalenas alicaídas y destrozadas!

Recomiendo usar moldes de horno rígidos, o bien introducir los que son más flexibles en otros metálicos para que mantengan su forma.

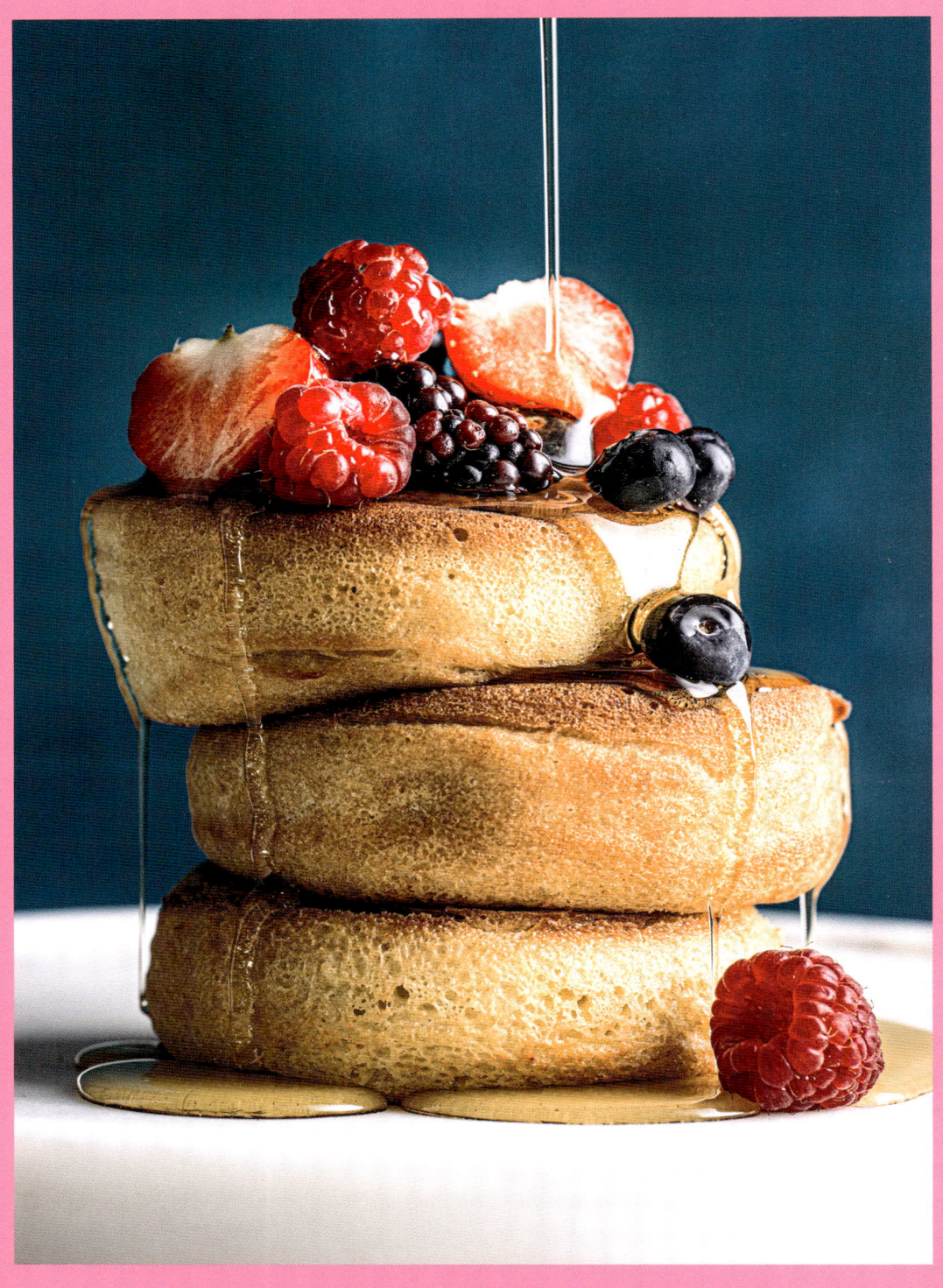

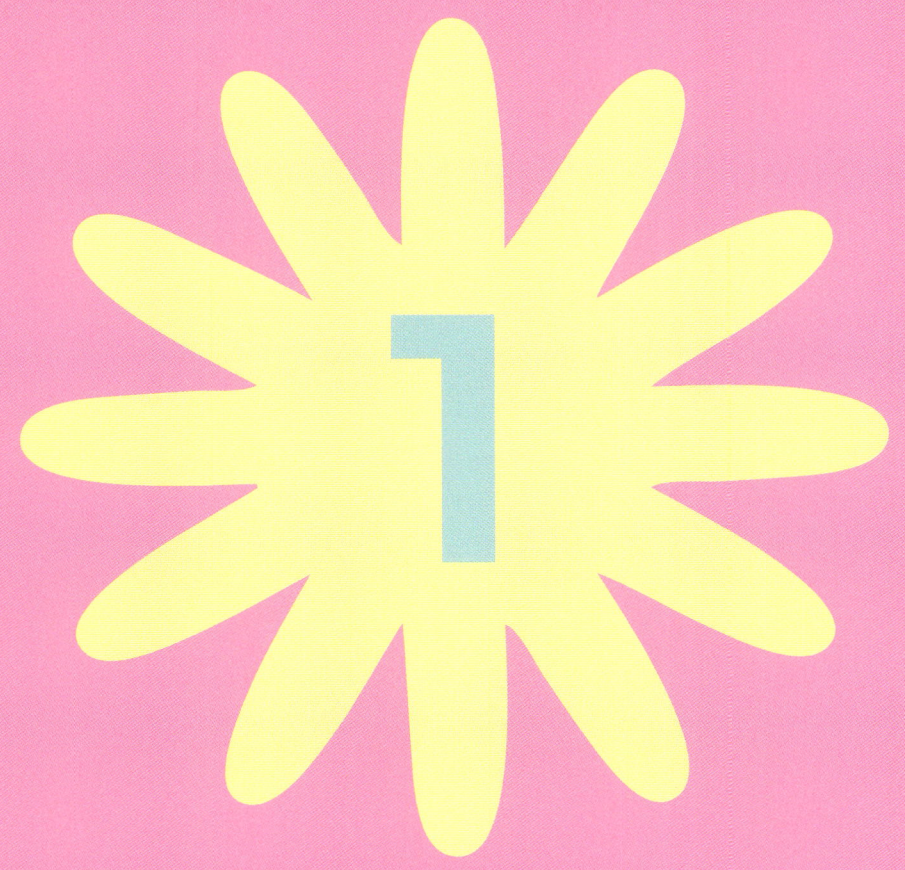

Bollería
PARA EL DESAYUNO

Muffins de arándanos

PREPARACIÓN:
10 MINUTOS
HORNEADO:
20-25 MINUTOS
PARA: 19 MUFFINS
GRANDES

Olvídate de los caros muffins de las pastelerías: ¡estos son MUCHO mejores! Blanditos, aromáticos, esponjosos y repletos de arándanos bien grandes. ¡Ñam!

INGREDIENTES SECOS

320 g de harina
150 g de azúcar extrafino
30 g de azúcar moreno
3 cucharaditas de levadura química

INGREDIENTES HÚMEDOS

265 ml de kéfir de vainilla o yogur de vainilla
65 g de mantequilla sin sal o de aceite de coco, derretidos
3 huevos
2 cucharaditas de extracto de vainilla
200–250 g de arándanos frescos

PARA EL TOQUE FINAL

1 cucharada de mantequilla sin sal, fría y cortada en dados
1 cucharada de azúcar moreno
1 cucharada de azúcar demerara
1 cucharada de harina
1 cucharadita de canela

- Vierte todos los ingredientes secos en un bol y mézclalos.
- Con excepción de los arándanos, pon todos los ingredientes húmedos en una jarra medidora y, a continuación, viértelos sobre los ingredientes secos.
- Remueve con suavidad hasta que la masa adquiera una consistencia homogénea, sin vetas secas.
- Pon en un bol los ingredientes del toque final y amásalos con los dedos para obtener una textura como de crumble.
- Vierte una cucharada de masa en cada cavidad y luego agrega varios arándanos empujándolos suavemente en la masa. Cubre con otro poco de masa y unos cuantos arándanos más. No los llenes en exceso.
- Con una cuchara, extiende un poco de crumble sobre los muffins.
- Precalienta la freidora de aire a 180 °C durante 5 minutos. Pon los muffins en la cesta de la freidora, por tandas, en caso necesario. Hornea 20–25 minutos o hasta que hayan subido y, cuando introduzcas un palillo en el centro, salga seco.
- Deja que se enfríen un poco antes de servir.

NOTA:
Los muffins de arándanos se conservan hasta un máximo de 3 días en un recipiente hermético a temperatura ambiente. Forra el recipiente con papel de cocina y coloca sobre él los muffins sin apilarlos.

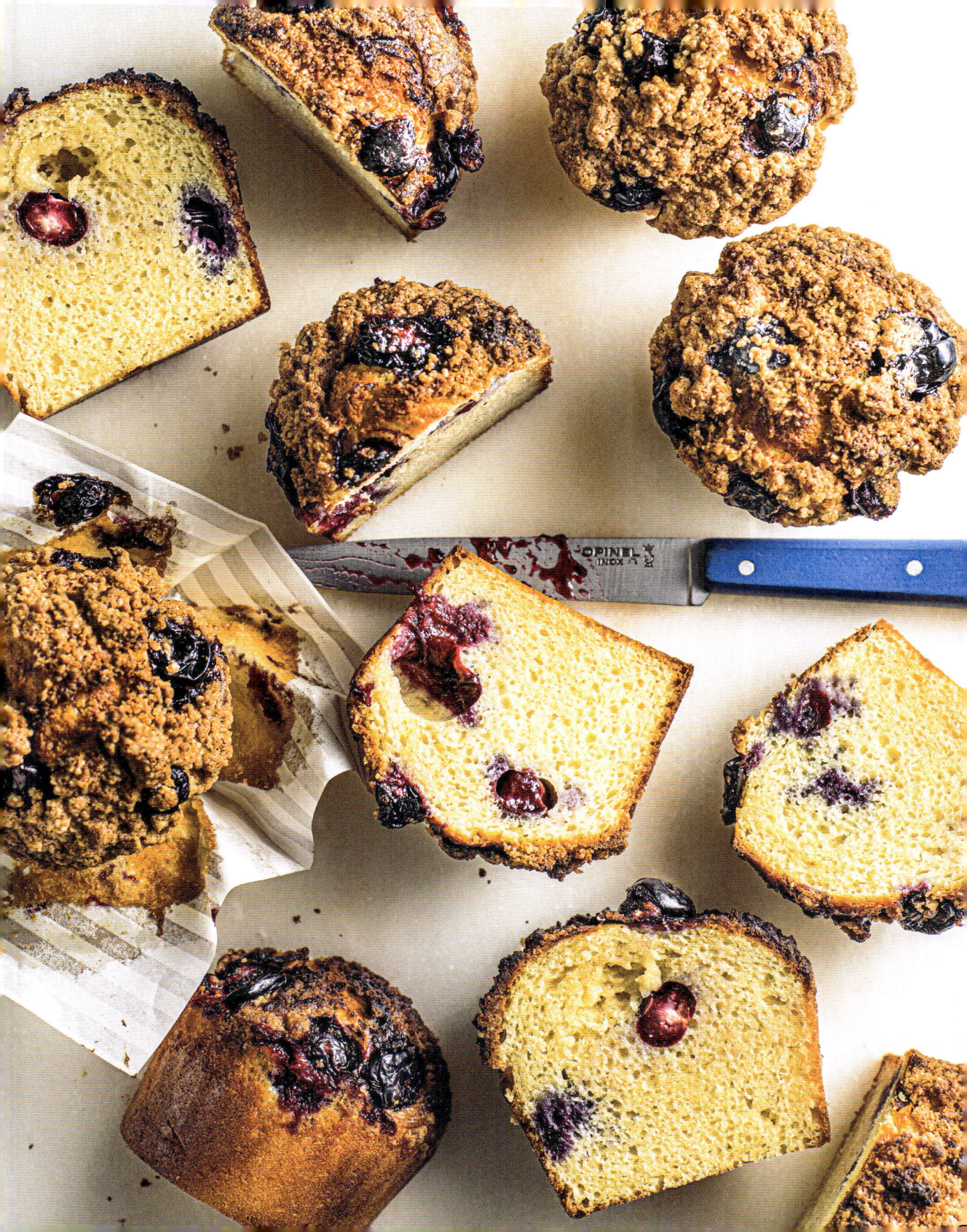

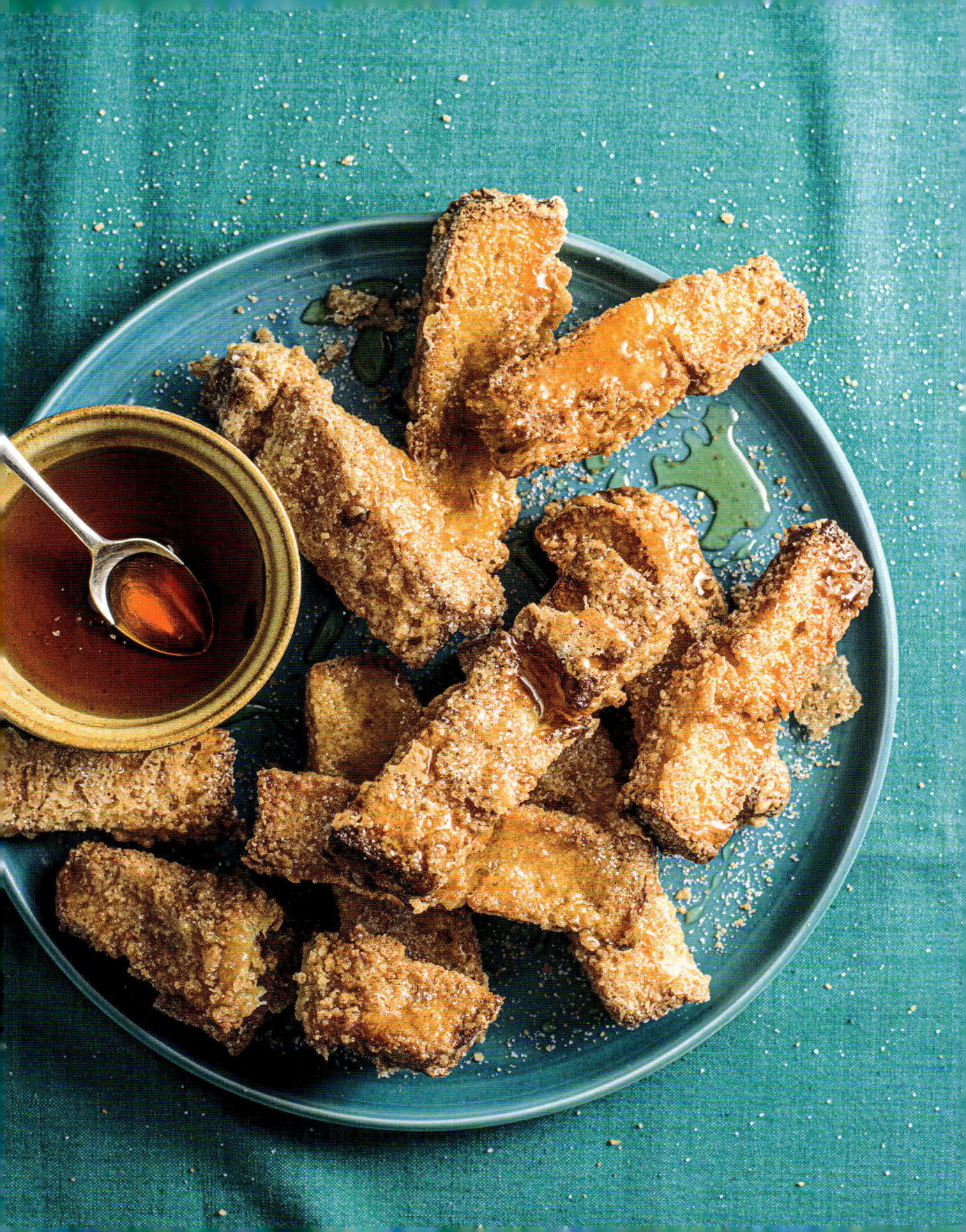

Churros de torrija

PREPARACIÓN:
10 MINUTOS
HORNEADO:
6 MINUTOS
PARA: 6-8

Perdón por el extraño nombre, pero ¡el resultado es espectacular! Son ligeros como el aire, además de crujientes y adictivos.

PARA LAS TORRIJAS

500 g de pan de brioche
180 ml de nata
40 ml de leche semidesnatada
2 cucharadas de sirope
 de arce, y un poco más para
 servir
1 cucharada de azúcar extrafino
1 cucharadita de extracto
 de vainilla
1 cucharada de ralladura
 de naranja (opcional)

PARA EL AZÚCAR DE CANELA

150 g de azúcar blanquilla
50 g de azúcar demerara
½ cucharada de canela
 en polvo

- Corta el pan de brioche en rodajas de 2 cm de grosor y divide cada una de ellas en 3 trozos para crear los churros. Si puedes, deja el pan fuera un rato para que se reseque un poco. Esta receta funciona mejor cuando el pan está un poco duro.

- En un bol ancho y poco hondo, mezcla la nata, la leche, el sirope de arce, el azúcar, la vainilla y la ralladura de naranja si has decidido usarla.

- Introduce brevemente en esta preparación cremosa un churro de pan, dándole vueltas para que se cubra. Ponlo en una rejilla colocada sobre una fuente para escurrir el exceso. Repite la operación con todos los churros de pan.

- En un bol aparte, mezcla los ingredientes del azúcar de canela.

- Precalienta la freidora de aire a 195 °C durante 3 minutos y coloca una alfombrilla en la cesta. Reboza los churros en el azúcar para envolverlos por completo e introdúcelos en la cesta dejando un poco de espacio entre ellos. Tendrás que cocinarlos por tandas, dejando siempre espacio entre unos y otros para que el aire circule.

- Al cabo de 3 minutos, dales la vuelta y déjalos otros 3 minutos, o hasta que estén dorados y crujientes.

- Pon a enfriar en una rejilla; el pan quedará más firme a medida que se enfríe.

- Sirve inmediatamente para el desayuno o para un *brunch* acompañando con un chorrito de sirope de arce.

NOTAS:
- Sírvelo de postre rociando un poco de chocolate fundido.
- En lugar de pan brioche (en la página 202 se muestra la receta para prepararlo en casa) puedes usar el pan jalá de naranja y cardamomo de la página 210 o el Hot cross bun (bollo de Pascua) de la página 88.

Pastelitos de copos de avena con arándanos

PREPARACIÓN:
5 MINUTOS
HORNEADO:
40-45 MINUTOS
PARA:
9 PASTELITOS

¿A quién no le gusta un desayuno saludable con un poco de sabor a bizcocho? Estos pastelitos de copos de avena están repletos de fruta, fibra, semillas y tienen un toquecito dulce. Son deliciosos cuando se toman templados con un chorrito de sirope de arce.

1 plátano mediano (una vez pelado, 90–95 g)

3 cucharadas de azúcar moreno

1 cucharada de sirope de arce, y un poco más para servir

1 cucharadita de extracto de vainilla

1 huevo

150 g de copos de avena

1 cucharadita de levadura química

1 cucharadita de canela

Una pizca de sal

100 g de arándanos frescos

2 cucharadas de mezcla de semillas (calabaza, girasol, sésamo, etc.)

1 cucharada de azúcar moreno

- Tritura el plátano, el azúcar, el sirope de arce, la vainilla y el huevo en un robot de cocina o en una minipicadora hasta que la mezcla esté líquida.
- Pon en un bol los copos de avena, la levadura química, la canela y la sal. Incorpora la preparación de plátano removiendo bien y deja reposar alrededor de 10 minutos, para que los copos de avena absorban parte del líquido.
- Forra con papel de horno un molde cuadrado de 20 cm. Vierte la masa en el molde y nivela.
- Cubre con los arándanos introduciéndolos en la masa con una ligera presión.
- Espolvorea con semillas y azúcar e introdúcelo en la freidora de aire, previamente precalentada a 170 °C, durante 40–45 minutos, o hasta que los copos de avena se asienten y la superficie esté dorada.
- Saca la preparación de la freidora de aire y colócala en una rejilla; espera a que se enfríe completamente para servir.
- Corta en cuadrados y sirve con un poco de sirope de arce.

NOTA:
Se conserva en la nevera hasta 3 días; recaliéntalo en el microondas o, si lo prefieres, en la freidora de aire.

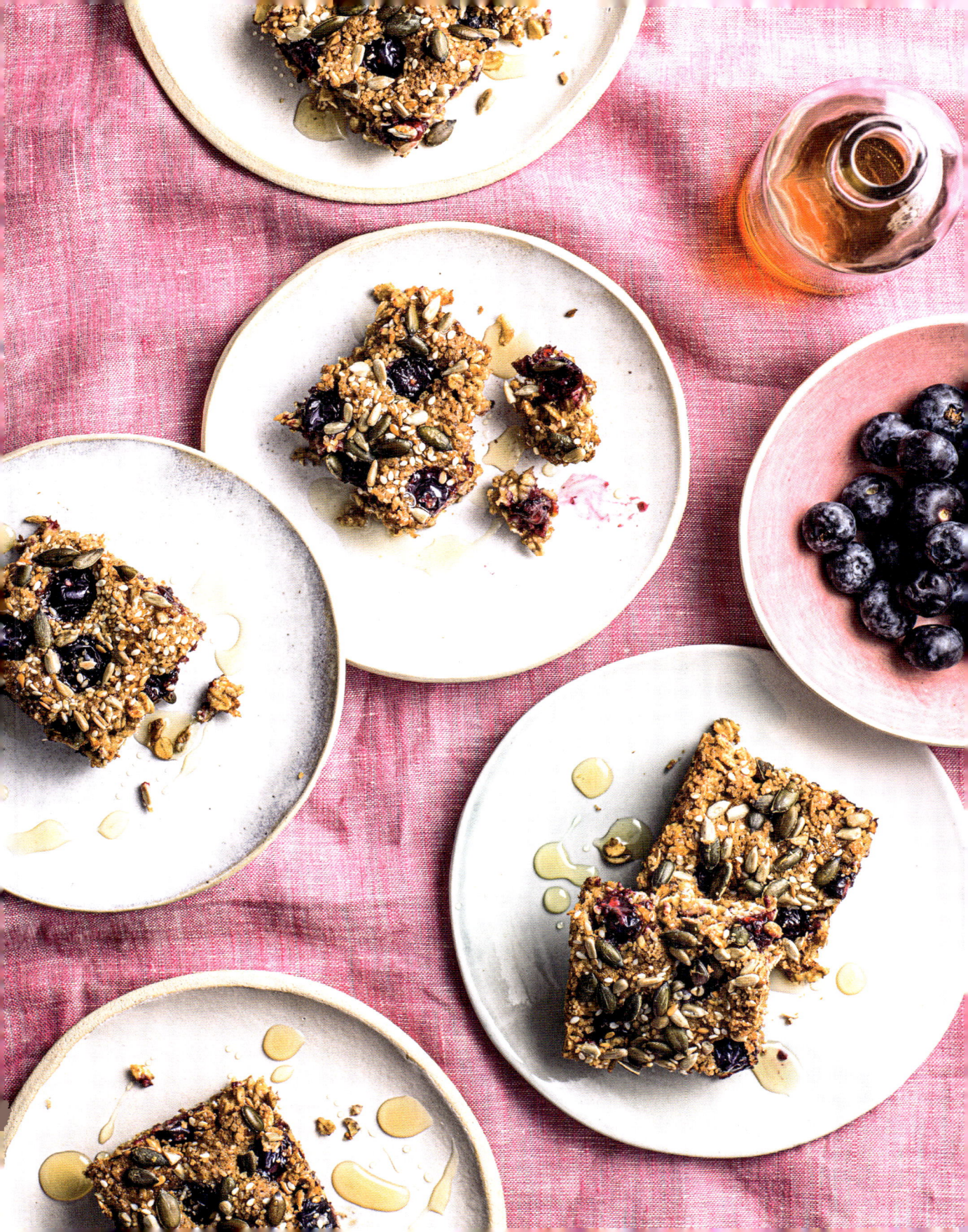

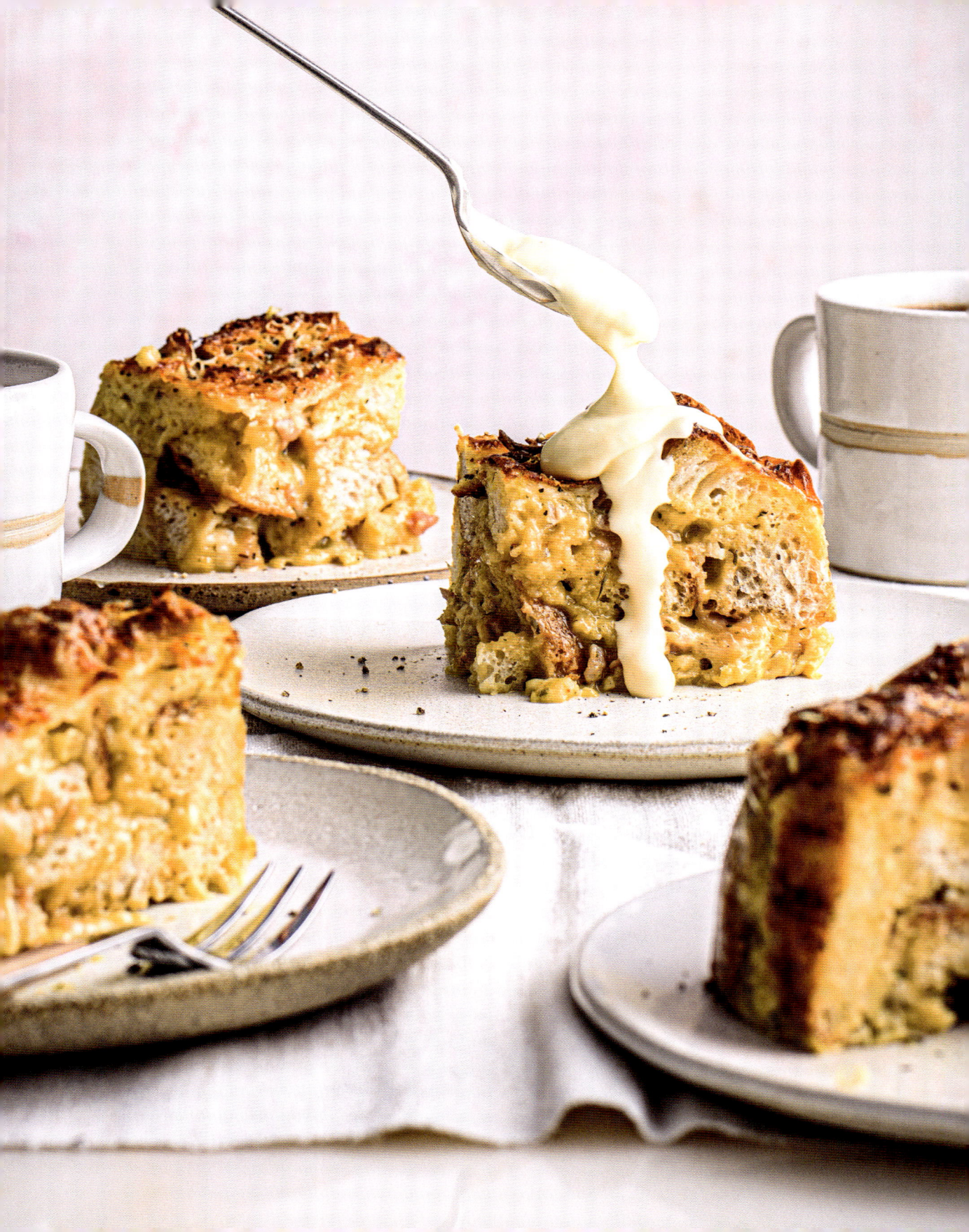

Terrina tres quesos

PREPARACIÓN:
15 MINUTOS
HORNEADO:
50-55 MINUTOS
PARA:
8-10

Esta sabrosa y nutritiva terrina de pan y mantequilla repleta de huevos, jamón serrano y tres tipos de queso se puede personalizar agregando tus ingredientes favoritos. Es una forma estupenda de aprovechar el pan duro y convertirlo en un desayuno o un *brunch* listo para hornear y perfecto para alimentar a un regimiento.

450 g de pan blanco cortado en dados
(por ejemplo, pan de masa madre del principiante, página 216)
180 g de jamón serrano
300 ml de leche semidesnatada
8 huevos
2 cucharadas de mantequilla sin sal, derretida
2 cucharadas de mostaza
2 cucharaditas de hierbas provenzales
1 cucharadita de ajo en polvo
½ cucharadita de sal
½ cucharadita de pimienta negra recién molida
200 g de queso comté (o cheddar bien curado)
100 g de queso gruyer
50 g de mozzarella rallada

PARA EL TOQUE FINAL
2 cucharadas de mantequilla sin sal, fría y cortada en dados
1 o 2 cucharadas de mozzarella rallada

- Forra un molde cuadrado de 20 cm y rocíalo con espray desmoldante de repostería o engrásalo con mantequilla.
- Corta el pan en dados pequeños y uniformes (de 1 cm, aproximadamente). Retira todos los trozos con corteza dura.
- Pica finamente el jamón serrano o tritúralo en una picadora pequeña.
- Pon en un bol grande la leche, los huevos, la mantequilla derretida, las hierbas provenzales, el ajo en polvo, sal y pimienta. Bate un poco con un tenedor o unas varillas.
- Ralla los quesos y agrégalos al bol. Mezcla.
- Añade el pan y remueve para que empiece a absorber la preparación de huevos y leche.
- Introduce el pan en el molde ya preparado, cúbrelo y reserva en frío 2 horas o, incluso, toda la noche. Precalienta la freidora de aire a 180 °C durante 3 minutos. Esparce los daditos de mantequilla y un poco de queso rallado. Envuelve el molde con papel de aluminio asegurándote de que esté bien fijado para que no se mueva.
- Hornea durante 40 minutos. Retira el papel de aluminio y deja hornear otros 10 o 15 minutos, o hasta que la terrina se haya dorado y la superficie esté crujiente. Si introduces una brocheta en el centro tiene que salir limpia; si haces la comprobación con un termómetro de lectura instantánea, la temperatura interior tiene que ser superior a 70 °C.
- Deja enfriar 10 minutos antes de cortarlo en rebanadas. Sirve con un chorrito de salsa holandesa.

NOTA:
Esta terrina se puede cortar y conservar en el congelador hasta 3 meses.
Las rebanadas se pueden tostar recién sacadas del congelador.

Tortitas

PREPARACIÓN:
10 MINUTOS
HORNEADO:
8-10 MINUTOS
PARA:
12-16

Puedes dejar ya lista la masa de estas esponjosas tortitas, elaboradas con suero de mantequilla (o mazada), la noche anterior, y preparar por la mañana una o dos tandas en la freidora de aire para el desayuno o para un *brunch*. En ocasiones especiales, las puedes decorar con pepitas de chocolate o chispas de colores.

INGREDIENTES HÚMEDOS

460 ml de kéfir de vainilla
 o suero de mantequilla
2 huevos
2 cucharadas de mantequilla
 derretida
1 cucharada de sirope de arce
1 cucharadita de extracto
 de vainilla

INGREDIENTES SECOS

260 g de harina
2 cucharadas de azúcar
1 cucharadita de levadura
 química
1 cucharadita de bicarbonato
 sódico
¼ de cucharadita de sal

SUGERENCIAS PARA SERVIR

Mantequilla
Sirope de arce
Frutos rojos frescos

- Pon en un bol el kéfir, los huevos, la mantequilla derretida, el sirope de arce y la vainilla y remueve.

- Tamiza la harina, el azúcar, la levadura química, el bicarbonato y la sal. Incorpora poco a poco los ingredientes secos hasta obtener una masa bien lisa. Deja que repose 20 minutos.

- Rocía unos moldes de silicona de 10 cm con espray desmoldante de repostería. Asegúrate de que estén bien engrasados. Pon una cucharada de masa en cada molde e introdúcelos en la cesta de la freidora de aire.

- Cocina 5 o 6 minutos a 180 °C; la parte superior tiene que burbujear y estar ligeramente dorada. Con la ayuda de unas pinzas y directamente en la cesta, da la vuelta a las tortitas. Deja otros 5 minutos, o hasta que estén doradas. Colócalas en una rejilla.

- Repite la operación hasta que se termine la masa, sin olvidar engrasar los moldes en cada tanda, pues, de lo contrario, las tortitas se pegarán.

- Sirve con sirope de arce, frutos rojos frescos o cualquier otro acompañamiento que desees.

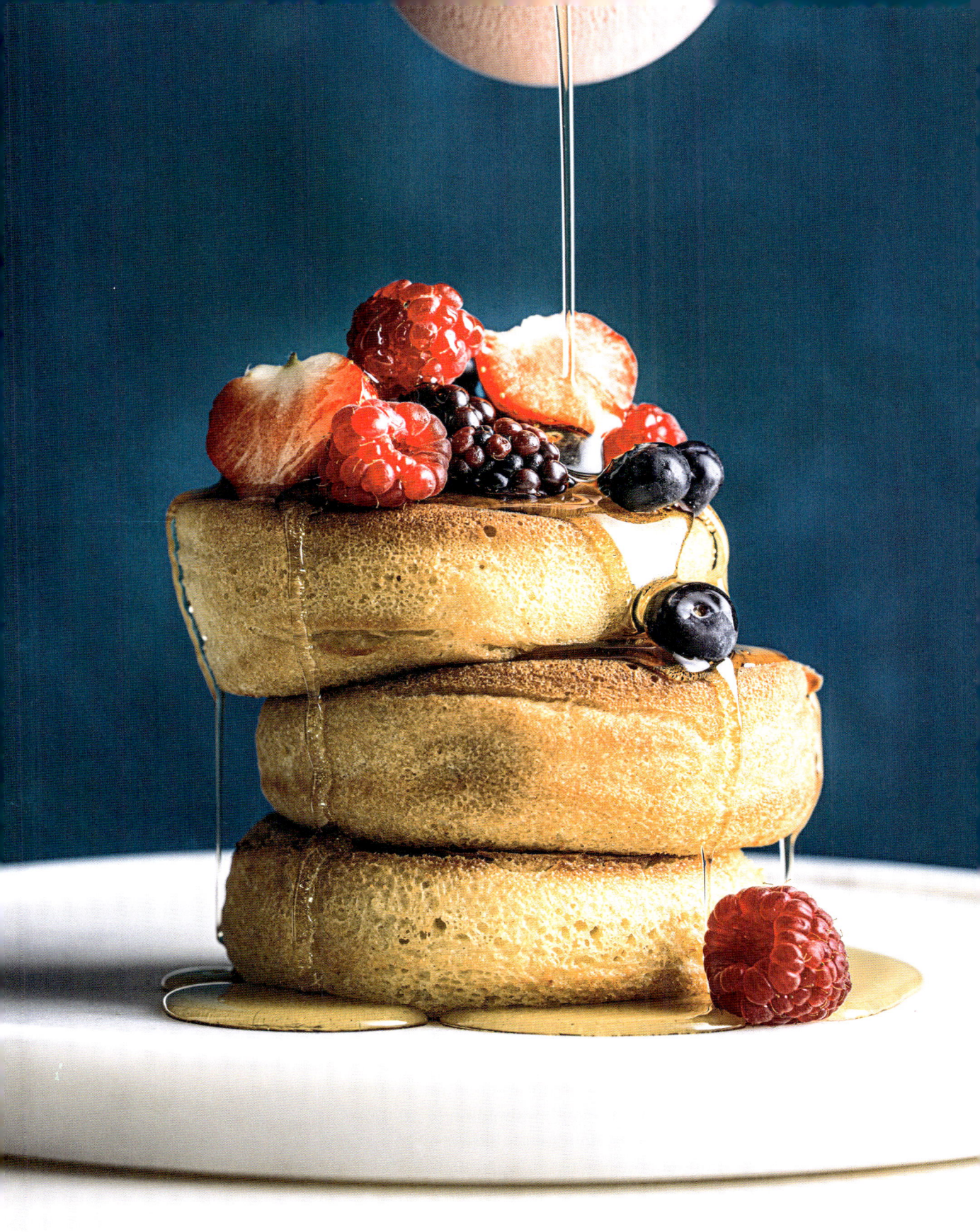

Molinetes de hojaldre con pacanas

PREPARACIÓN:
25 MINUTOS
LEUDADO Y REPOSO:
12-14 MINUTOS
PARA:
8-9

Recién horneados, estos hojaldres son siempre un goce, ¡aunque sea efímero, porque desaparecen del plato en un santiamén! Esta es una de las recetas más complejas y que más tiempo requieren del libro, y también de las más gratificantes. Recuerda que la masa tiene que reposar varias horas, así que lo mejor es que la prepares con un día de antelación.

PARA LA MASA
250 g de harina, y un poco más para espolvorear y amasar
65 g de harina de fuerza
70 g de azúcar extrafino
1½ cucharaditas de levadura seca de panadería
½ cucharadita de sal
230 g de mantequilla sin sal, cortada en dados y fría
180 ml de leche entera
1 huevo
1 huevo batido con un poco de leche, para pincelar
Azúcar perlado para decorar (opcional)

PARA EL RELLENO
100 g de pacanas
3 cucharadas de azúcar moreno
30 g de mantequilla sin sal, fría
6 cucharadas de sirope de arce
1 cucharadita de extracto de vainilla
1 cucharadita de canela
Una pizca de sal

Prepara la masa

- Mezcla los dos tipos de harina, el azúcar, la levadura seca de panadería y la sal en un bol o en el recipiente del robot de cocina.

- Añade la mantequilla cortada en dados y acciona intermitentemente la máquina hasta obtener una masa de consistencia arenosa. La mantequilla debe quedar en trozos del tamaño de un guisante.

- Mezcla la leche y el primer huevo en una jarra medidora.

- Pon la preparación de harinas en un bol grande y agrega la leche y el huevo que acabas de elaborar. Incorpora con cuidado hasta obtener una masa homogénea, pero no la trabajes en exceso.

- Coloca 2 trozos grandes de film transparente en la superficie de trabajo. Vuelca la masa y usa el film para darle una forma cuadrada. Introdúcela en el congelador 30–45 minutos, o bien en la nevera varias horas; tiene que quedar firme pero resultar manejable.

- Espolvorea harina generosamente en la superficie de trabajo y en el rodillo. Extiende la masa para obtener un rectángulo con una medida aproximada del triple de largo que de ancho. Pliega hacia el centro los lados estrechos de la masa; si está pegajosa, ayúdate con una rasqueta de repostería.

- Gira la masa un cuarto de vuelta. Pliega los lados estrechos hacia el centro. Da la vuelta a la masa, para que los puntos de unión queden en la parte inferior. Vuelve a girarla y repite los pasos 6 a 7 varias veces, hasta que empiece a adquirir una consistencia elástica.

- Envuelve la masa 2 veces con film transparente y deja reposar en la nevera un mínimo de 4 horas o toda la noche. Ya está lista para su uso.

Continúa en la página siguiente

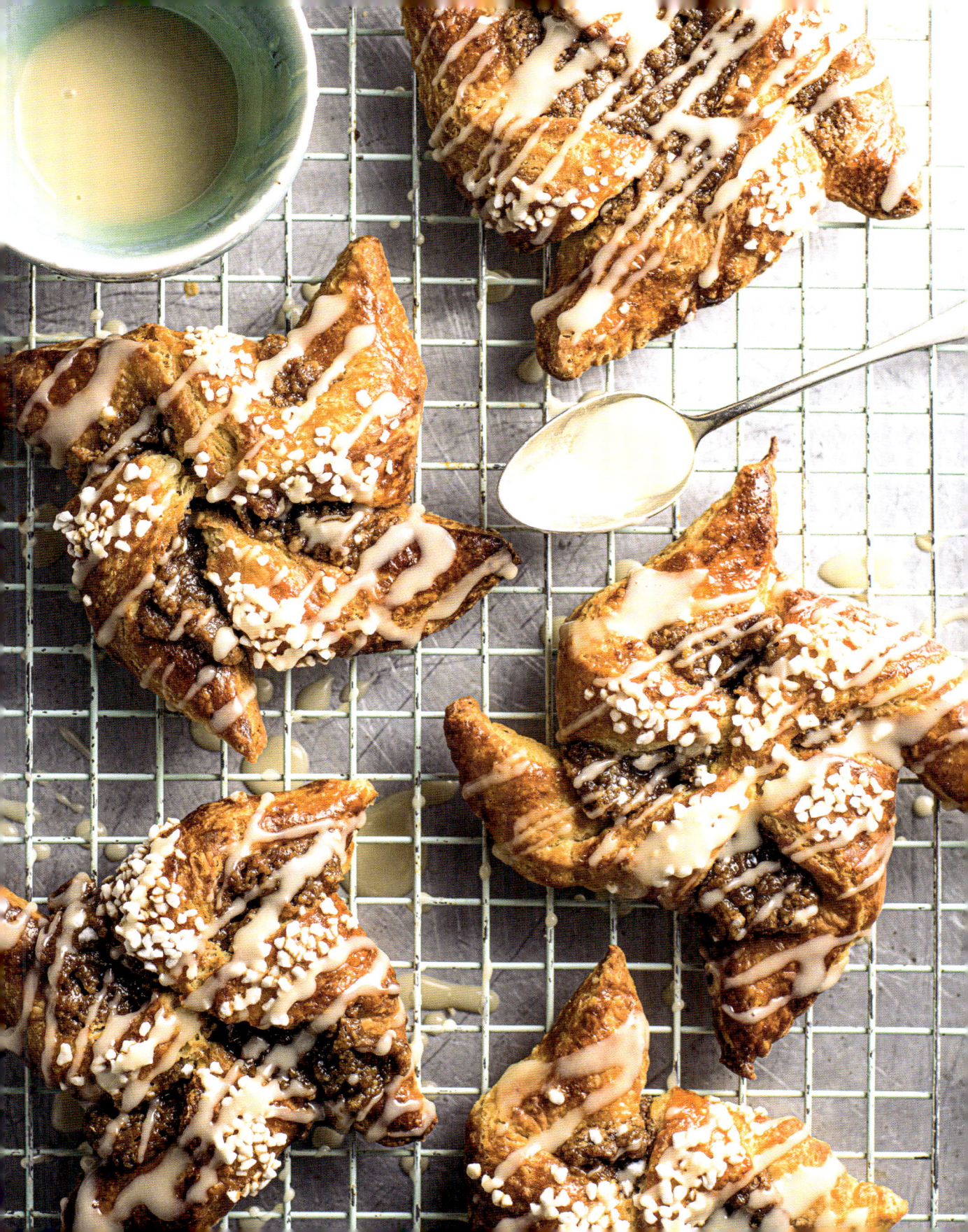

4–5 cucharadas de azúcar glas
1 cucharada de sirope de arce
1 cucharadita de extracto
de vainilla
Agua caliente en caso
necesario

Prepara el relleno

- Pon todos los ingredientes del relleno en un robot de cocina pequeño o en una minipicadora. Tritura hasta obtener una pasta espesa. Reserva.

Forma los molinetes

- Corta la masa por la mitad. Reserva en la nevera una de las mitades.
- Espolvorea harina en la superficie de trabajo y en el rodillo. Estira la masa hasta obtener un grosor de 5 mm e iguala los bordes.
- Corta la masa en secciones cuadradas y, para crear los molinetes, practica pequeños cortes desde cada esquina hacia el centro del cuadrado. Coloca en el centro una cucharadita colmada de relleno y dobla cada punta hacia el centro.

Hornea los molinetes

- Deposítalos en una fuente de freidora de aire cubiertos holgadamente con film transparente previamente engrasado y déjalos reposar a temperatura ambiente durante 30 minutos para que suban.
- Cuando hayan subido, pincélalos con huevo y, si has optado por usar azúcar perlado, espolvorea un poco por encima. Tendrás que prepararlos por tandas de 3 o 4 unidades.
- Precalienta la freidora de aire a 170 °C. Pon una rejilla en la cesta y, sobre ella, la fuente. Hornea 12–15 minutos, en función del tamaño, hasta que aumenten de tamaño y estén dorados.
- Deja los hojaldres en la cesta, pero fuera de la freidora de aire, para que se enfríen un poco; después, colócalos en una rejilla.
- Mezcla los ingredientes del glaseado y viértelo en un chorrito sobre los molinetes antes de servir.

NOTA: Al cabo de 7 minutos, comprueba que no se estén dorando demasiado deprisa; si es así, puedes cubrirlos holgadamente con papel de aluminio. No olvides fijarlo bien.

Bollos rellenos de crema

PREPARACIÓN: 20 MINUTOS
HORNEADO: 30-35 MINUTOS
PARA: 8 BOLLOS GRANDES

Esta receta se inspira en otra llamada *Bienenstich* («bollo de aguijón de abeja») y es una de mis preparaciones reposteras favoritas. Se trata de unos bollos suaves y blanditos con un relleno de crema de vainilla y una cobertura crujiente de almendra y miel. Son, sencillamente, irresistibles.

PARA EL RELLENO

50 g de preparado en polvo para natillas
400 ml de leche entera
100 g de azúcar blanquilla
2 cucharaditas de extracto de vainilla
50 g de mantequilla sin sal, cortada en dados

PARA LA MASA INICIAL

120 ml de leche entera
20 g (2 cucharadas rasas) de harina de fuerza

PARA LA MASA PRINCIPAL

120 ml de leche entera
1 huevo
55 g de mantequilla sin sal a temperatura ambiente
1 cucharadita de extracto de vainilla
350 g de harina de fuerza
70 g de azúcar extrafino
2 cucharaditas de levadura seca de panadería
½ cucharadita de sal

PARA PINCELAR CON HUEVO

1 huevo ligeramente batido con 1 cucharadita de agua

PARA EL TOQUE FINAL

75 g de mantequilla sin sal
75 g de azúcar blanquilla
1 cucharada de miel
1 cucharada de nata
100 g de almendras laminadas

Prepara el relleno de crema

- Pon en un cazo el preparado en polvo para natillas, la leche, el azúcar y la vainilla. Calienta a fuego lento, removiendo constantemente, hasta que espese.

- Retira del fuego e incorpora la mantequilla; remueve hasta que se derrita y la crema quede lisa. Si salen grumos, puedes pasarlo por un colador. Deja que se enfríe antes de usarlo, preferentemente varias horas o incluso toda la noche.

Prepara la masa inicial

- Pon la leche y la harina en un cazo a fuego lento. Remueve con unas varillas pequeñas para que vaya espesando; la preparación estará lista cuando obtengas una pasta espesa y las varillas dejen un rastro al pasarlas por la superficie. Si no vas a usarla inmediatamente, cúbrela con film transparente para evitar que se forme una costra en la superficie.

Prepara la masa principal

- Añade la leche al cazo que contiene la masa inicial y ponlo al fuego hasta que empiecen a aparecer burbujitas en los bordes. Espera a que se temple para incorporar el huevo, la mantequilla y la vainilla. La mantequilla debe derretirse con el calor residual.

- Vierte la harina, el azúcar, la levadura y la sal en el bol de la amasadora equipada con el gancho amasador. Mezcla.

- Agrega el contenido del cazo sin dejar de trabajar a velocidad baja. Obtendrás una masa pegajosa y de aspecto grumoso.

- Aumenta ligeramente la velocidad y sigue amasando 2–4 minutos, hasta que la masa esté elástica y empiece a hacer una bola alrededor del gancho.

- Estira entre los dedos una pequeña porción de masa: si se forma una membrana traslúcida que no llega a rasgarse, está lista para usar.

Continúa en la página siguiente
• • •

Primera fermentación

- Pulveriza aceite en el bol o engrásalo con mantequilla. Cúbrelo con film transparente engrasado y deja que suba durante 60–90 minutos, o hasta que doble su volumen (el tiempo dependerá de la temperatura ambiente).

Segunda fermentación

- Desgasifica la masa y vuélcala en una superficie ligeramente enharinada. Deja que repose unos minutos y luego dale una forma rectangular de 40 × 28 cm. En caso necesario, iguala los bordes.
- Extiende la crema en una capa regular con la ayuda de una espátula acodada de repostería. (Es posible que sobre un poco).
- Enrolla la masa empezando por el borde largo para formar una barra; pincélala con mantequilla derretida a medida que vas avanzando. Pellizca la punta para que quede sellada.
- Coloca la masa en una alfombrilla de silicona o en papel de hornear e introdúcela en el congelador unos 30 minutos para que se enfríe. Este paso te ayudará a evitar que la crema rezume cuando cortes los bollos. Usa hilo dental sin aromatizar para dividir la masa en 8 bollos de 5 cm de grosor.
- Deposita los bollos en 2 alfombrillas engrasadas, 4 por alfombrilla, dejando espacio entre ellos. Pincela con el huevo.
- Cubre con holgura con film transparente previamente engrasado y deja que su volumen aumente durante 45–60 minutos, o hasta que hayan subido y tengan un aspecto mullido.

Prepara la cobertura

- Mientras los bollos suben, prepara la cobertura. Mezcla en un cazo todos los ingredientes excepto las almendras.
- Deja que hierva durante 5 minutos removiendo con frecuencia, hasta que se oscurezca un poco. Retira del fuego y agrega las almendras laminadas. Deja que se temple antes de usarlo.

Horneado

- Pon una cucharada de cobertura de almendras sobre cada bollo. No hace falta que la extiendas, porque durante el horneado se derretirá.
- Hornea a 155 °C durante 30–35 minutos y cubre con papel de aluminio al cabo de 12 minutos (sujeta el papel de aluminio con una rejilla). Antes de sacarlo, deja que se enfríe 5 minutos en la cesta de la freidora.

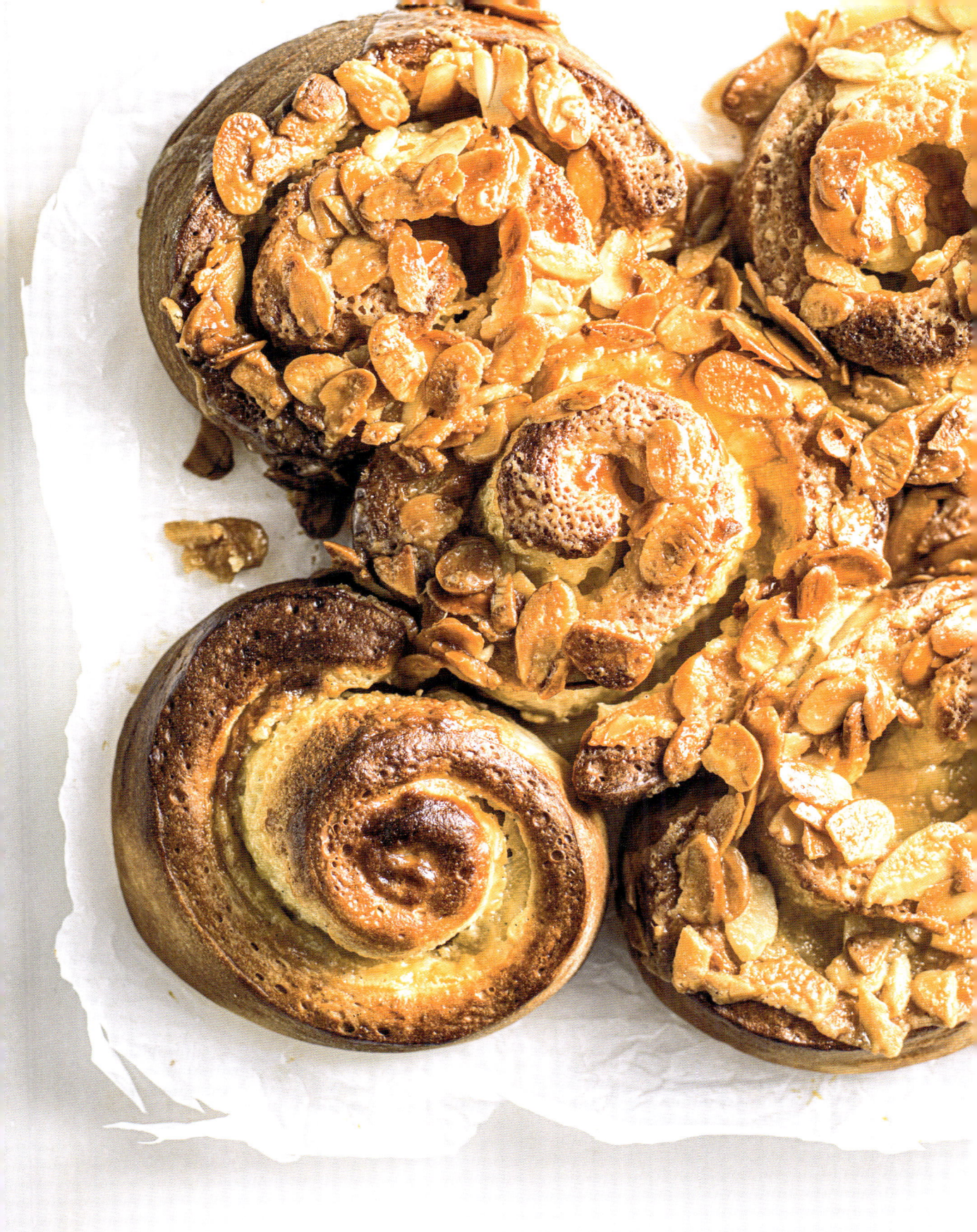

Muffins de manzana y canela

PREPARACIÓN:
10 MINUTOS
HORNEADO:
20–25 MINUTOS
PARA: 6

Por decirlo en una sola palabra: ¡impresionantes! Tienen un aroma delicioso, una esponjosidad increíble y son muy fáciles de elaborar. Sírvelos ligeramente templados y déjate envolver por su fragancia embriagadora.

80 ml de aceite de coco, derretido y enfriado
2 huevos
200 g de compota de manzana
150 g de azúcar moreno
200 g de harina
1 ½ cucharaditas de levadura química
3 cucharaditas de canela
¼ de cucharadita de sal
Una pizca de nuez moscada recién molida

- Pon en un bol el aceite, los huevos, la compota de manzana y el azúcar, y remueve.
- Tamiza sobre esa preparación la harina, la levadura química, la canela la sal y la nuez moscada. Integra los ingredientes secos y húmedos con una cuchara hasta que no queden vetas de harina.
- Reparte la masa en 6 cápsulas de tulipa para muffin (insértalas en moldes de flanera) e introdúcelas en la freidora de aire a 170 °C durante 20–25 minutos, o hasta que superen la prueba del palillo.
- Sírvelos en cuanto se hayan enfriado lo suficiente para no quemarte: ¡son irresistibles!

NOTA: Se conservan hasta 3 días en un envase hermético forrado con papel de cocina. Recaliéntalos en el microondas o en la freidora de aire antes de servir.

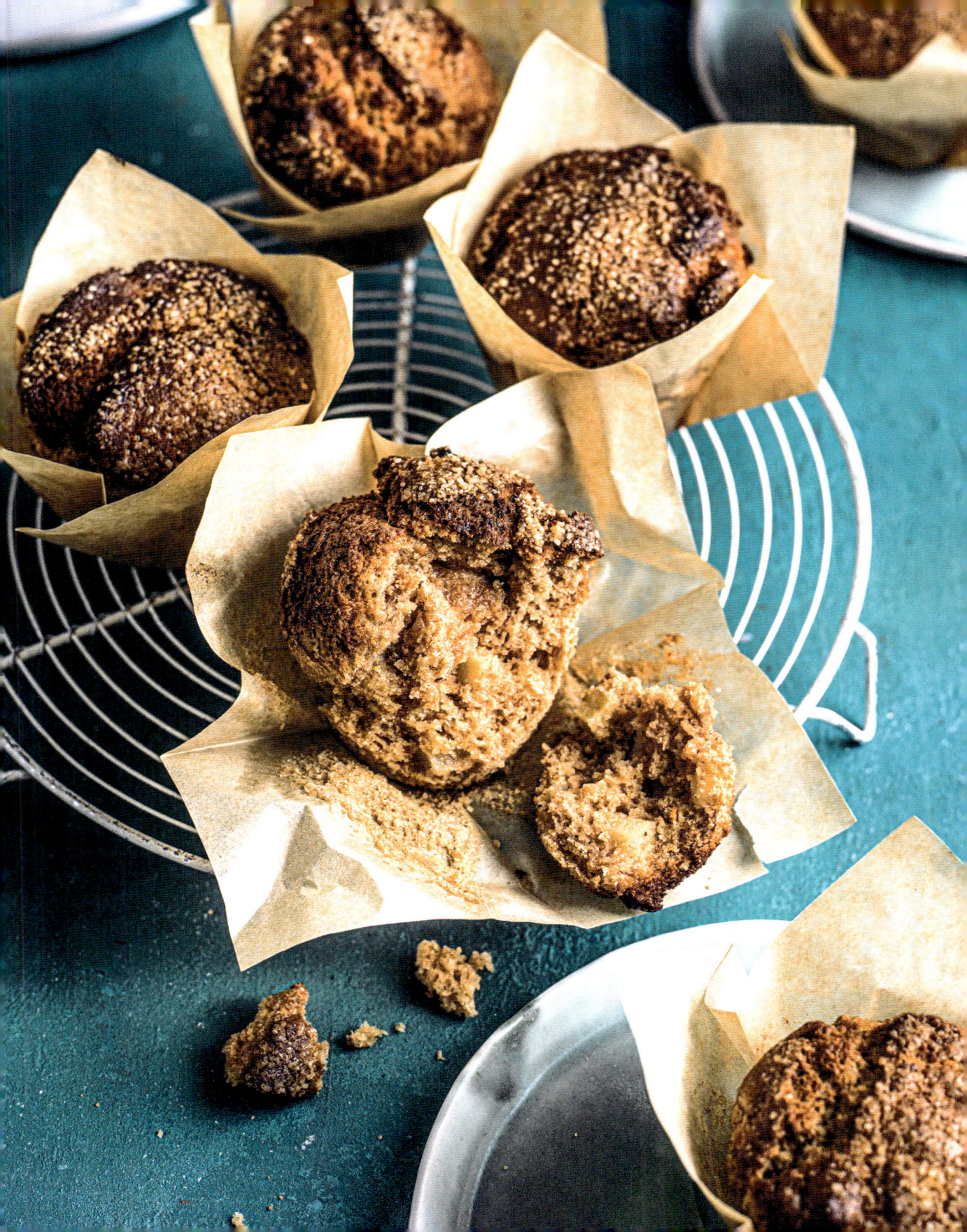

Rollitos de canela

PREPARACIÓN:
30 MINUTOS
LEUDADO:
2 HORAS Y 15 MINUTOS
HORNEADO:
23-25 MINUTOS
PARA: 10

Cuando mi hija probó estos rollitos de canela exclamó: «¿Qué clase de magia has usado para hacerlos? ¡Son increíbles!». Magia no hay, pero sí un secreto para que queden tan ricos y esponjosos: una masa inicial elaborada con agua y harina. Créeme si te digo que estos son los MEJORES rollitos de canela que habrás probado en tu vida.

PARA LA MASA INICIAL
120 ml de leche entera
20 g (2 cucharadas rasas) de harina de fuerza

PARA LA MASA PRINCIPAL
120 ml de leche entera
1 huevo
55 g de mantequilla sin sal a temperatura ambiente
1 cucharadita de extracto de vainilla
350 g de harina de fuerza
50 g de azúcar extrafino
2 cucharaditas de levadura seca de panadería
½ cucharadita de sal

PARA EL RELLENO
100 g de azúcar blanquilla
2 cucharadas de canela
75 g de mantequilla sin sal, derretida

PARA PINCELAR CON HUEVO
1 huevo ligeramente batido con 1 cucharadita de agua

PARA CUBRIR O DECORAR
30 g de mantequilla sin sal
120 g de azúcar glas
1 cucharadita de extracto de vainilla
3 cucharaditas de ron dorado o leche

Prepara la masa inicial

- Pon la leche y la harina en un cazo a fuego lento. Remueve con unas varillas pequeñas para que vaya espesando; la preparación estará lista cuando obtengas una pasta espesa y las varillas dejen un rastro al pasarlas por la superficie. Si no vas a usarla inmediatamente, cúbrela con film transparente para evitar que se forme una costra en la superficie.

Prepara la masa

- Añade la leche al cazo que contiene la masa inicial y ponlo al fuego hasta que empiecen a aparecer burbujitas en los bordes. Espera a que esté templado para incorporar el huevo, la mantequilla y la vainilla. La mantequilla debe derretirse con el calor residual.
- Pon en la batidora el gancho amasador y vierte en el bol la harina, el azúcar, la levadura y la sal. Mezcla.
- Vierte el contenido del cazo sin dejar de remover a velocidad baja. Obtendrás una masa pegajosa y de aspecto irregular.
- Aumenta ligeramente la velocidad y sigue amasando 2–4 minutos, o hasta que la masa quede elástica y empiece a formar una bola alrededor del gancho.
- Estira entre los dedos una pequeña porción de masa: si se forma una membrana traslúcida que no llega a rasgarse, está lista para usar.

Primera fermentación

- Pulveriza aceite en el bol o engrásalo con mantequilla. Cúbrelo holgadamente con film transparente engrasado y deja que suba durante 60–90 minutos (el tiempo variará en función de la temperatura ambiente), o hasta que doble su volumen.

Continúa en la página siguiente

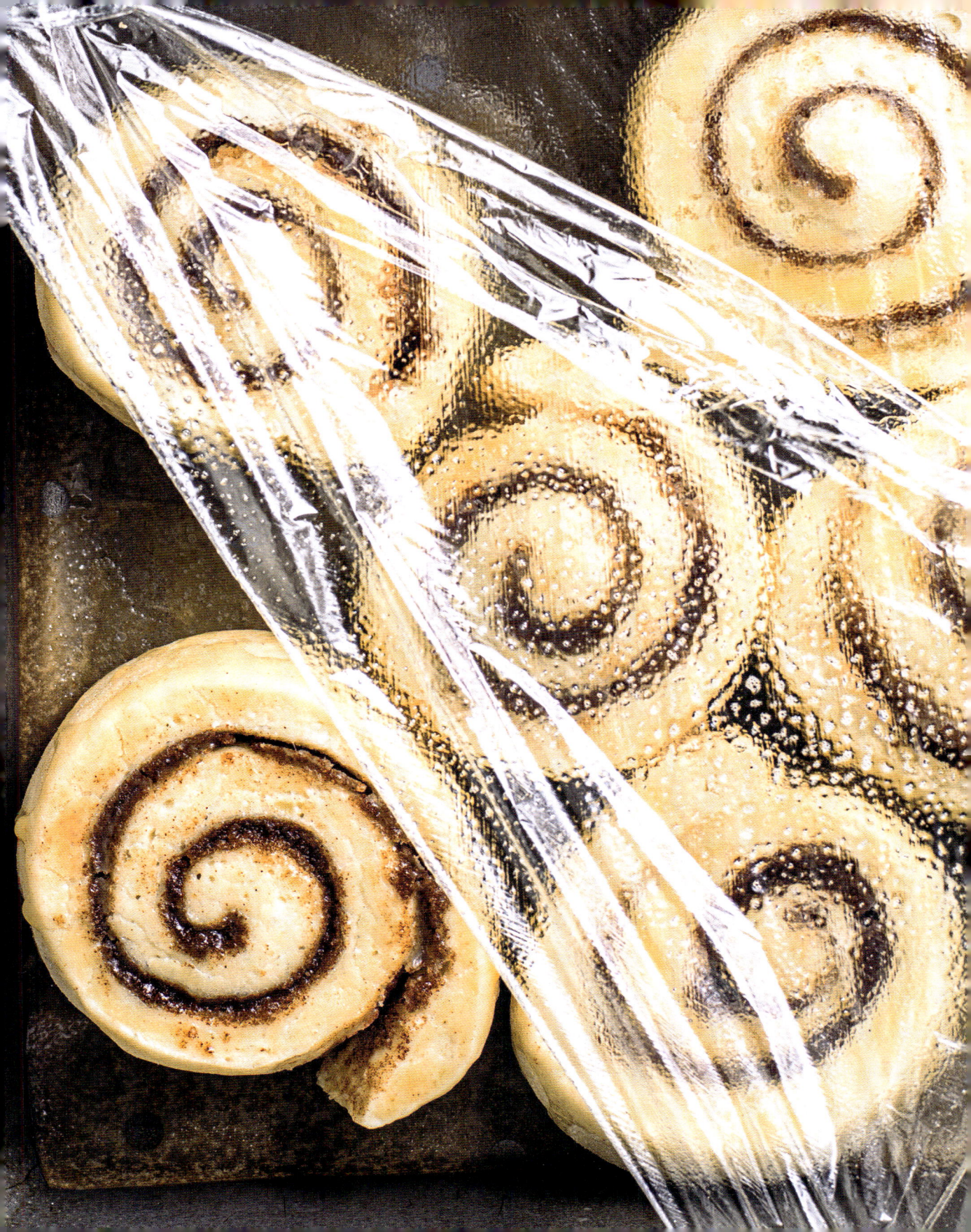

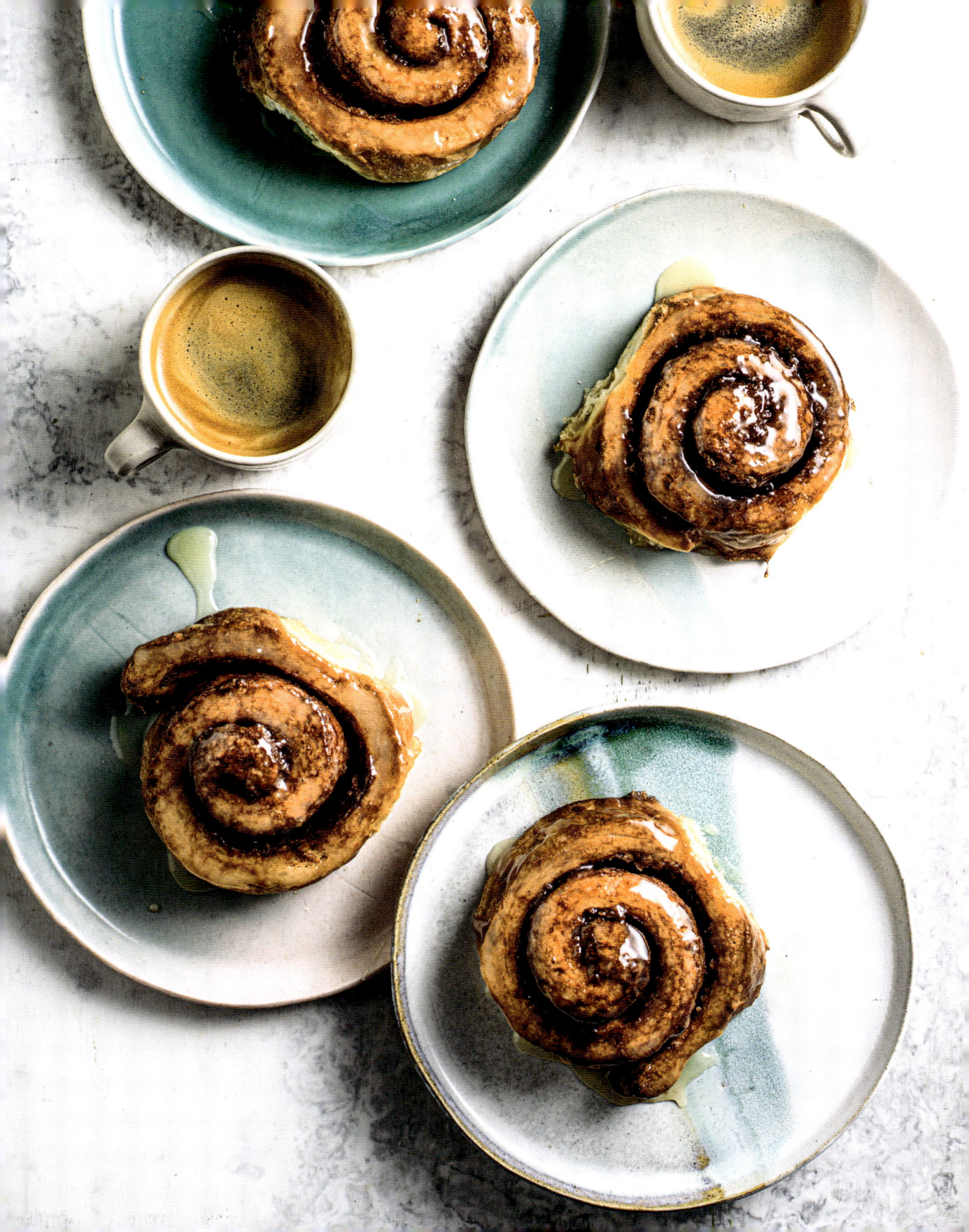

Segunda fermentación

- Desgasifica la masa y vuélcala en una superficie de trabajo ligeramente enharinada. Deja que repose unos minutos y luego forma un rectángulo de 40 × 28 cm. En caso necesario, iguala los bordes.
- Mezcla la canela y el azúcar para el relleno. Pincela la masa con la mantequilla derretida y espolvorea a continuación, con moderación, el azúcar con canela; deja un pequeño margen en el lado más largo situado a tu derecha. Presiona el azúcar con canela con las manos; es posible que sobre un poco.
- Enrolla la masa, empezando por el borde largo situado a tu izquierda, para formar una barra mientras pincelas la masa con mantequilla derretida a medida que avanzas. Pellizca la punta para que quede sellada.
- Usa hilo dental sin aromatizar o un cuchillo de sierra bien afilado para cortar la masa en rollitos de 4 cm de grosor.
- Colócalos en una bandeja de silicona engrasada separándolos un poco para que tengan espacio para aumentar de tamaño. Pincela generosamente la parte superior con la mantequilla derretida sobrante. Repite la operación con todos los rollitos.
- Cúbrelos con holgura con film transparente previamente engrasado y deja que suban durante unos 45 minutos, hasta que doblen su tamaño.

Horneado

- Pincela los rollitos de canela con el huevo. Hornéalos por tandas a 155 °C durante 23–25 minutos, cubriendo con papel de aluminio al cabo de 12 minutos (fija el papel de aluminio colocando por encima una rejilla). Cuando compruebes la temperatura de los rollitos con un termómetro de lectura instantánea, esta debe superar los 90 °C. Antes de sacarlos, deja que se enfríen en la cesta de la freidora 5 minutos. Repite la operación con los 6 rollitos restantes.

Glasea y sirve

- Vierte todos los ingredientes del glaseado en un cazo y remueve a fuego lento hasta obtener una mezcla líquida que puedas verter; si espesara demasiado, puedes añadir un poco de agua.
- Reparte el glaseado sobre los rollitos de canela y sirve.

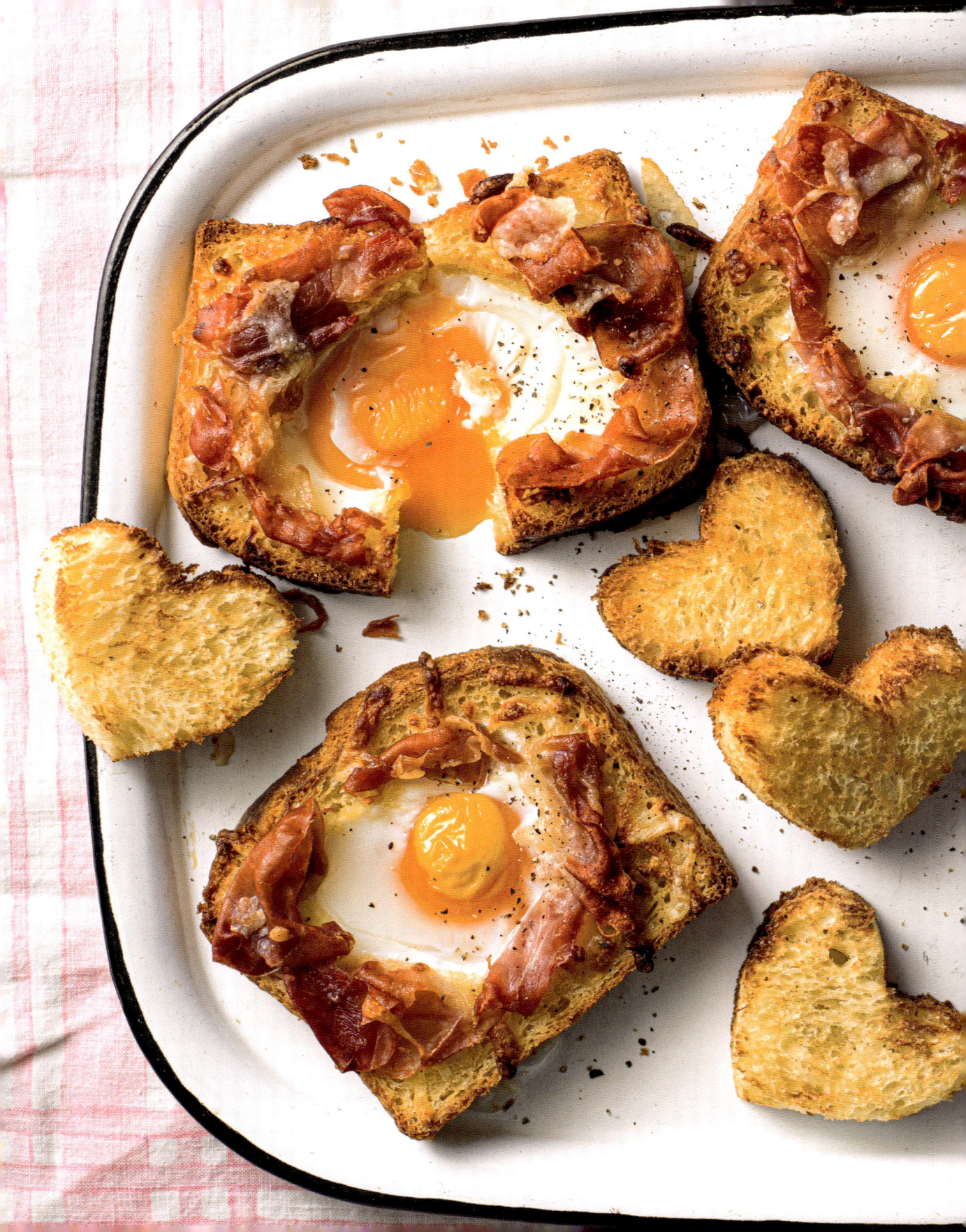

Huevos con jamón y pan brioche

PREPARACIÓN:
10 MINUTOS
FREÍR CON AIRE:
5-7 MINUTOS
PARA: 4

Este desayuno con huevos, jamón, queso y pan o brioche es tan delicioso y fácil de preparar que no te cansarás de repetir la receta.

4 rebanadas de brioche
2 cucharadas de mantequilla,
    o la cantidad que pida,
    a temperatura ambiente
4 cucharadas de parmesano
    rallado
4 huevos
8 lonchas de jamón de York
    o serrano desmenuzadas
    groseramente
4 cucharadas de mozzarella
    rallada
Sal y pimienta al gusto

- Con la ayuda de un cortapastas redondo o en forma de corazón, abre un agujero de 5 cm en cada rebanada de brioche. Reserva las piezas recortadas. Unta el pan con mantequilla por ambas caras y por los bordes del agujero.

- Coloca una alfombrilla en la cesta de la freidora y dispón las rebanadas de brioche, así como los recortes. En funcion del tamaño de la freidora, es posible que tengas que proceder en dos tandas.

- Espolvorea el parmesano rallado sobre el pan. Casca un huevo en cada uno de los agujeros.

- Distribuye los trozos de jamón desmenuzado por el pan sin cubrir el huevo.

- Precalienta la freidora de aire a 180 °C durante 3 minutos. Cocina 5–7 minutos, o hasta que los huevos empiecen a cuajar.

- Esparce la mozzarella sobre el jamón, salpimienta y déjalo en la freidora 2 minutos más, o hasta que el queso empiece a fundirse y burbujear. Sirve inmediatamente.

NOTAS:
* Si deseas que las yemas queden líquidas, cocínalo solo hasta que las claras empiecen a estar opacas. Saca el brioche de la freidora de aire y cúbrelo con una tapa. Déjalo 5 minutos, o hasta que la clara de huevo cuaje.
* Usa la receta del brioche de la página 202.

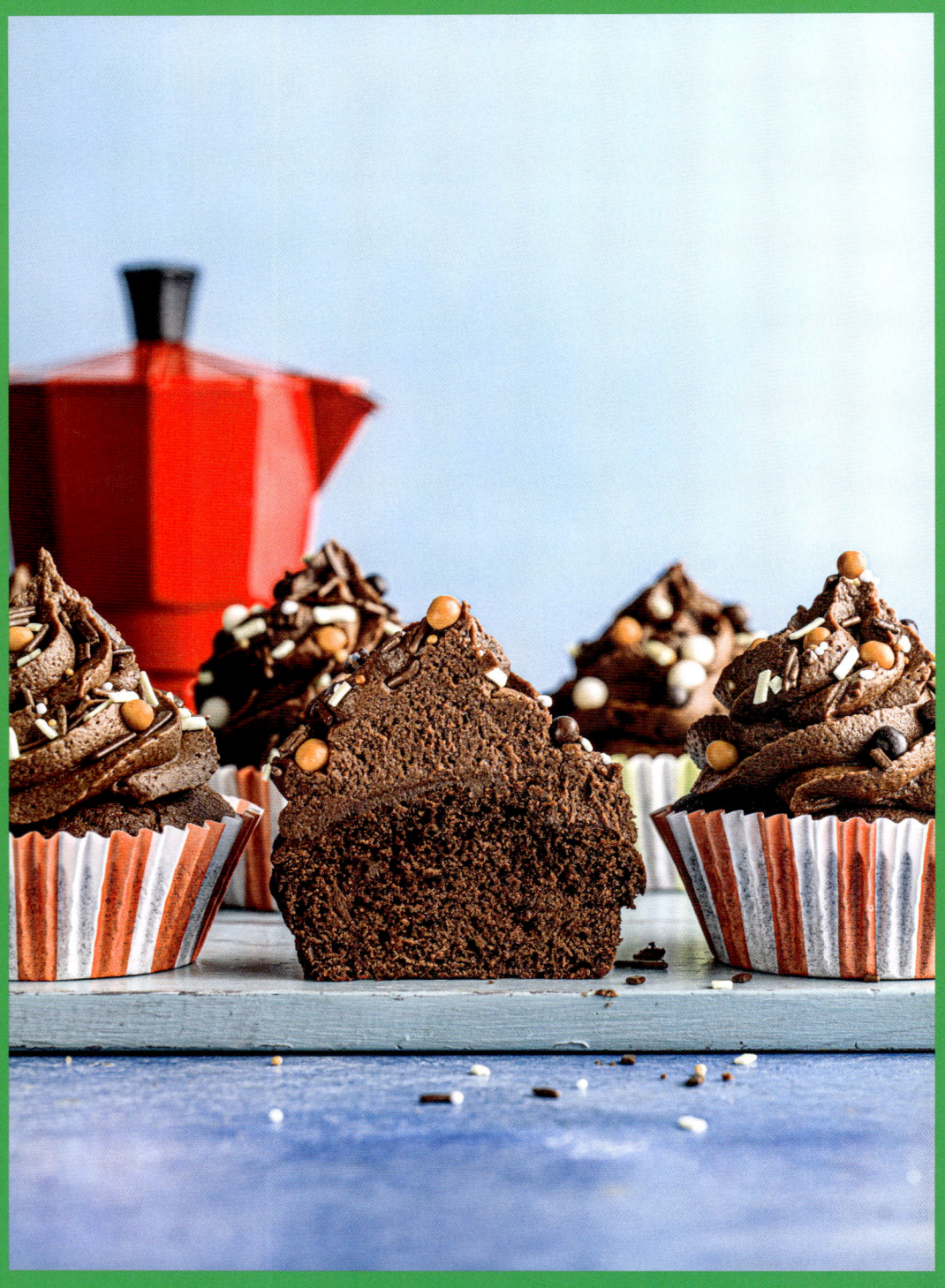

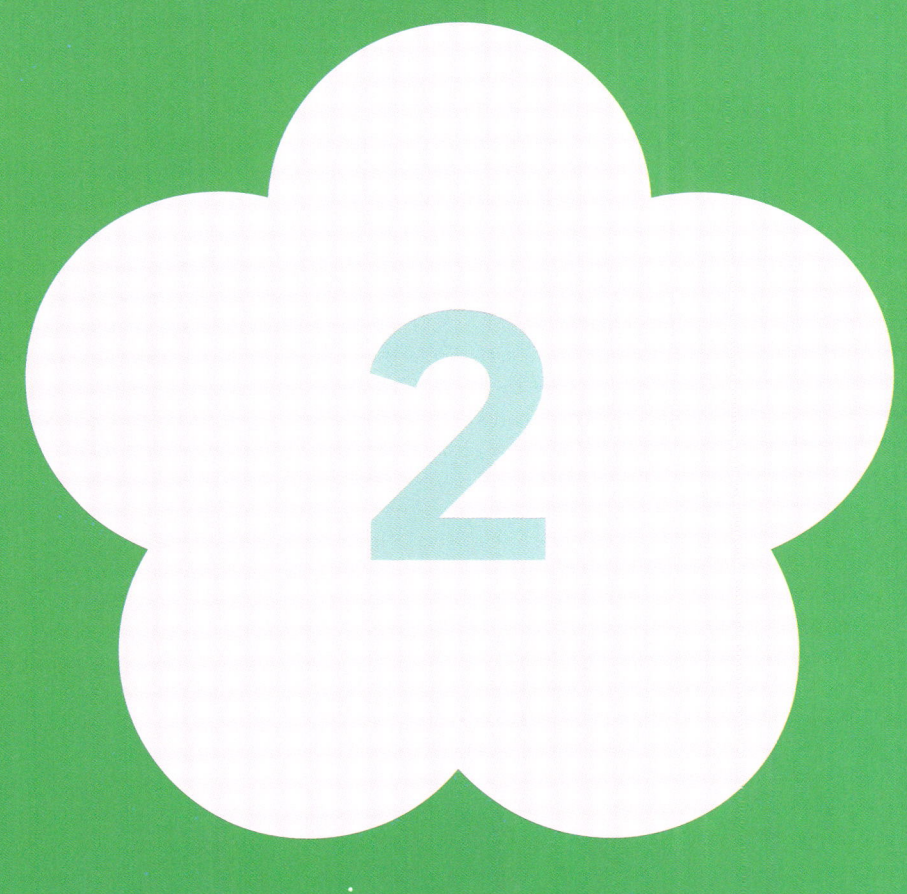

2

Repostería
PARA TODOS LOS DÍAS

Bizcocho de limón

Esponjoso y jugoso, este bizcocho empapado con sirope de limón tiene la acidez justa y está envuelto en una capa de azúcar crujiente. Una receta sencilla para una sinfonía de sabor.

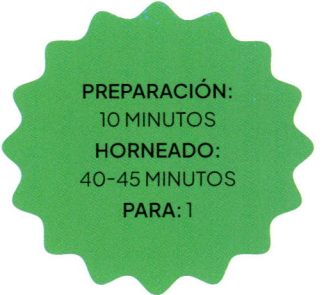

PREPARACIÓN:
10 MINUTOS
HORNEADO:
40-45 MINUTOS
PARA: 1

PARA EL BIZCOCHO
2 limones sin tratar, solo la piel
200 g de azúcar extrafino
200 g de harina leudante
200 g de mantequilla sin sal
   a temperatura ambiente
   o de margarina
2 huevos
2 cucharadas de zumo
   de limón

PARA EL ALMÍBAR
100 g de azúcar blanquilla, y un
   poco más en caso necesario
2 limones, solo el zumo

PARA EL TOQUE FINAL
Ralladura de limón en tiras
   (opcional)

- Precalienta la freidora de aire a 160 °C. Rocía un molde rectangular de 900 g con espray desmoldante de repostería y fórralo con papel de hornear.

- Ralla los limones en un bol. Añade el azúcar y mezcla frotando con las yemas de los dedos para liberar los aceites de la cáscara.

- Agrega los demás ingredientes del bizcocho y bate con una batidora eléctrica alrededor de 1 minuto, hasta que la masa esté bien lisa.

- Reparte la masa en un molde ya preparado y nivela. Introdúcelo en la cesta de la freidora de aire y hornea durante 40–45 minutos, o hasta que el bizcocho se haya dorado, haya subido y al introducir un palillo en el centro salga limpio. Si sale con masa aún húmeda adherida, déjalo 2–4 minutos más y vuelve a comprobar. Para que esté hecho, la temperatura interior debe ser de 98 °C.

- Saca la cesta de la freidora de aire, pero deja dentro el bizcocho durante 5 minutos. Usa un pincho o una brocheta para hacer agujeros por todo el bizcocho.

- Mezcla el azúcar y el zumo de limón en un cuenco y rocía esa preparación sobre el bizcocho. Hazlo sin prisas, para así dar tiempo a que el líquido impregne bien el bizcocho aún caliente.

- Con delicadeza, pon el bizcocho en una rejilla para que se enfríe; el limón con azúcar se solidificará y se convertirá en corteza. Puedes decorarlo con tiras de limón rallado, si lo deseas. Se conserva hasta 5 días en un envase cerrado a temperatura ambiente.

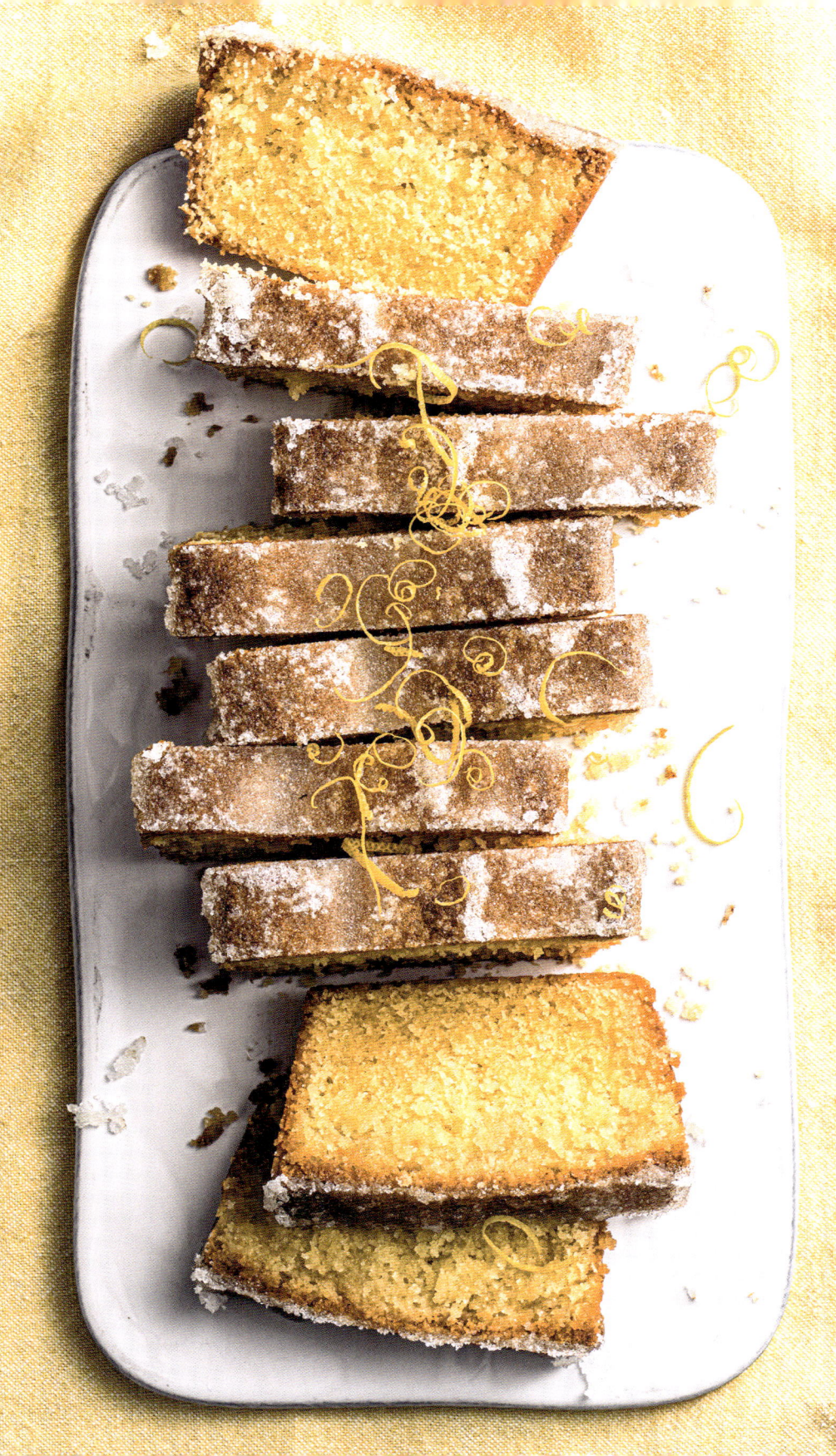

Bizcocho básico

¡Ah, esos bizcochos de la infancia! Con sus chispitas, este sencillo bizcocho hace las delicias de niños de 3 a 99 años. Es increíblemente fácil de preparar, delicioso y perfecto para compartir.

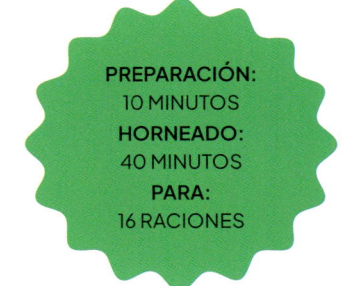

PREPARACIÓN:
10 MINUTOS
HORNEADO:
40 MINUTOS
PARA:
16 RACIONES

PARA EL BIZCOCHO

260 g de harina leudante
250 g de azúcar extrafino
4 huevos
115 g de mantequilla sin sal
   a temperatura ambiente
   o de margarina
80 ml de leche semidesnatada
1 cucharadita de extracto
   de vainilla

PARA EL GLASEADO

140 g de azúcar glas tamizado
1 cucharadita de extracto
   de vainilla
½ cucharada de leche
   o la que precise

PARA EL TOQUE FINAL

Montones y montones
   de chispitas, del color
   que desees o de colores
   variados

- Tamiza en un bol la harina y el azúcar. Añade los huevos, la mantequilla, la leche y la vainilla, y bate con una batidora eléctrica hasta que la masa esté completamente lisa. Hacia la mitad, rebaña con una espátula la base y las paredes del bol para asegurarte de que todo esté bien integrado.

- Vierte la masa en un molde metálico cuadrado de 20 cm de lado previamente forrado. Nivela.

- Precalienta la freidora de aire a 150 °C durante 3 minutos, introduce el molde en la cesta y hornea 35–40 minutos, o hasta que al introducir un palillo en el centro salga limpio. Para que esté hecho, la temperatura interior debe ser de 98 °C.

- Saca el bizcocho del molde tirando del papel y deja que se enfríe sobre una rejilla.

- Mezcla en un bol los ingredientes del glaseado hasta que espesen; la consistencia debe ser suficientemente líquida para que puedas verterlo.

- Cuando el bizcocho se haya enfriado, reparte el glaseado por la superficie y cubre de inmediato con las chispitas. Espera a que se asiente antes de cortarlo.

NOTAS:

* Un molde de silicona permitirá que el bizcocho suba de manera más uniforme, pero puede que necesites aumentar el tiempo de horneado 1 o 2 minutos. Con un molde metálico es posible que el bizcocho se abombe ligeramente. Si sucediera, puedes recortarlo para nivelarlo.

* Se conserva hasta 3 días en un recipiente hermético a temperatura ambiente.

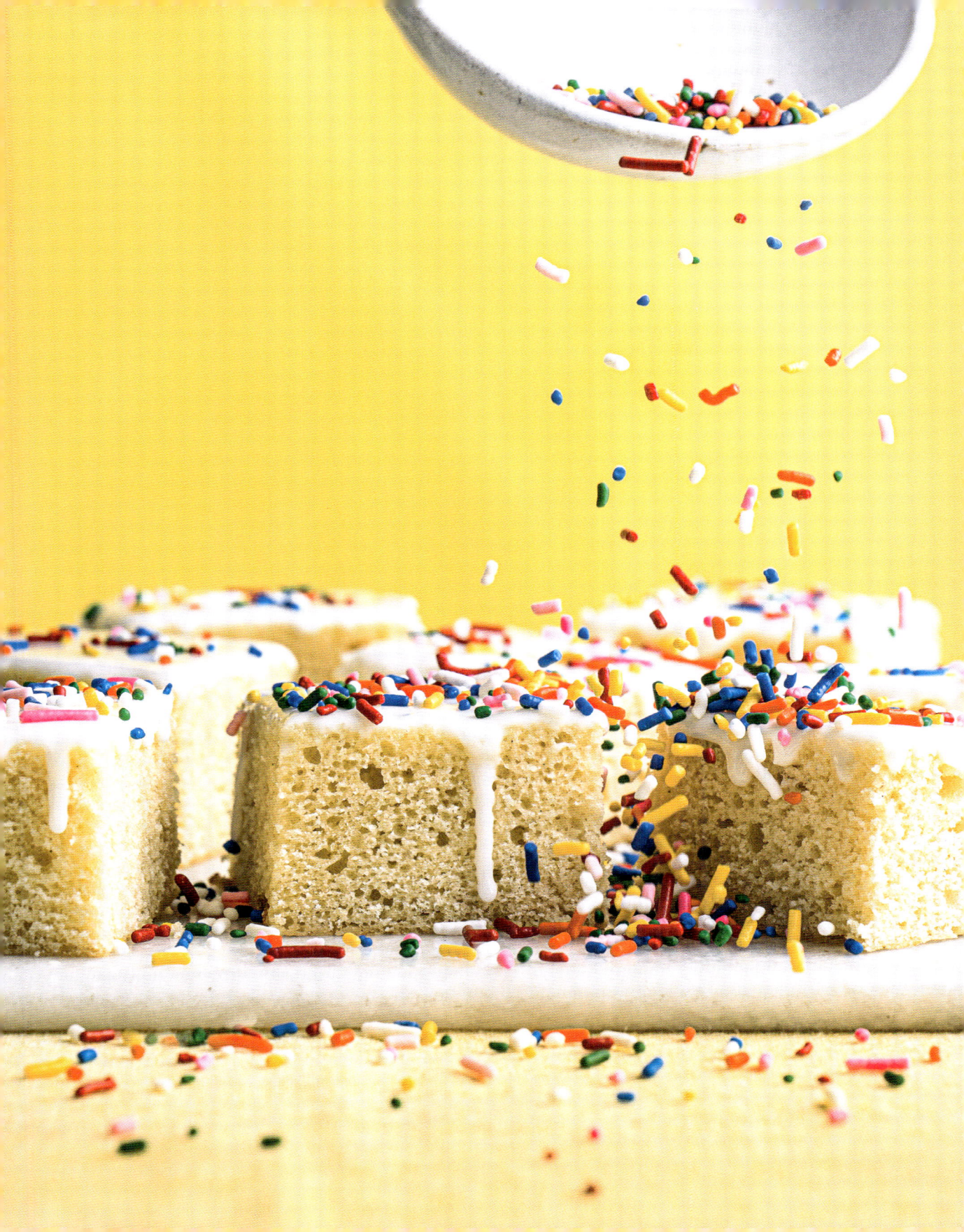

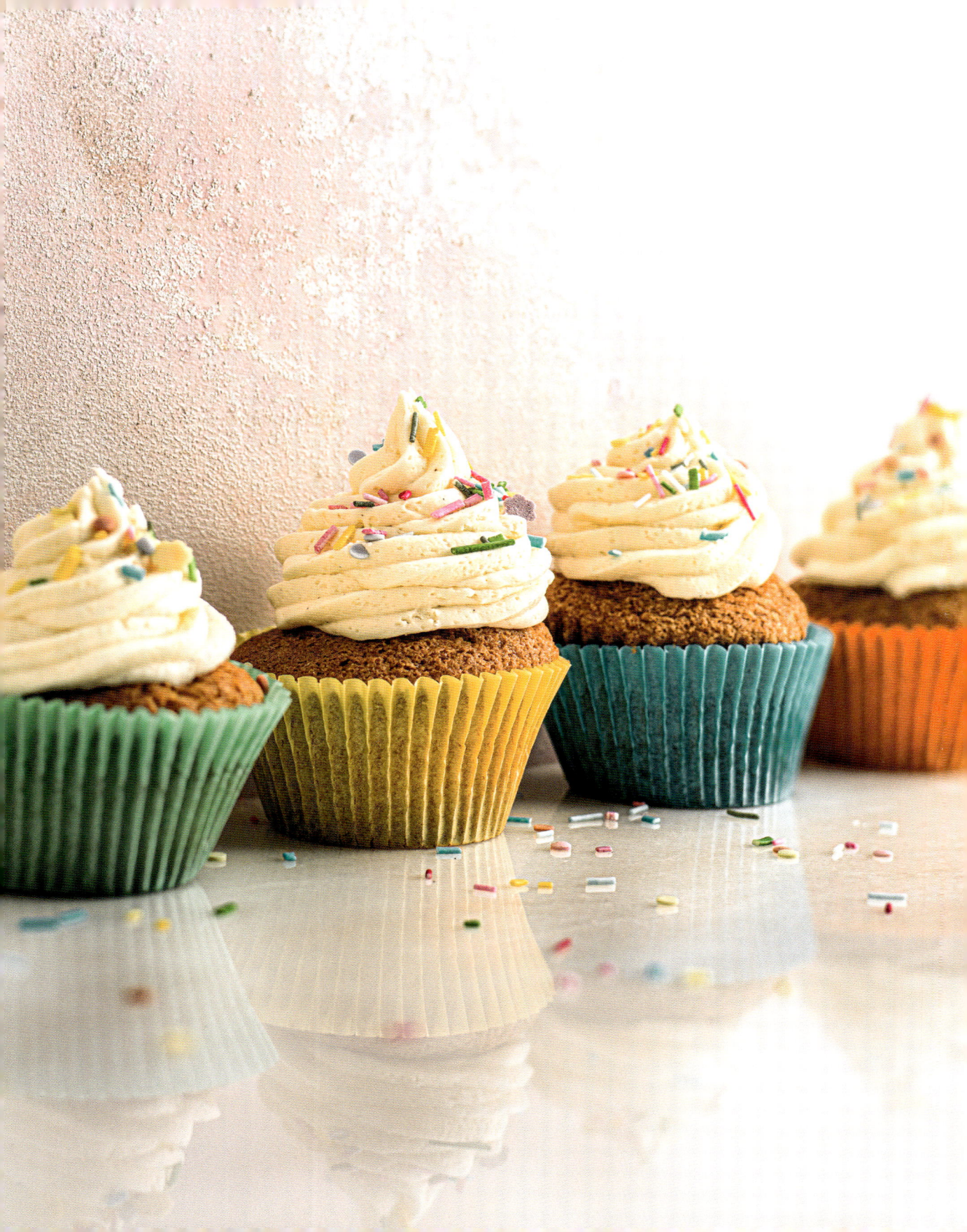

Cupcakes de vainilla

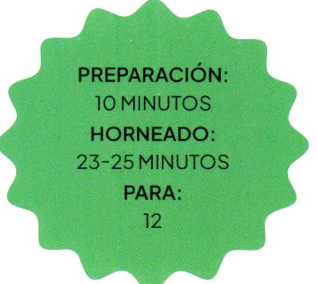

Habrá quien piense que los cupcakes han pasado un poco de moda, pero no hay nada mejor que uno de vainilla bien hecho. Volarán en cualquier fiesta infantil; además, es muy fácil prepararlos.

PARA LOS CUPCAKES

240 g de harina leudante
1 cucharada rasa de almidón
   de maíz
½ cucharadita de levadura
   química
250 g de azúcar extrafino
115 g de margarina,
   o de mantequilla sin sal,
   a temperatura ambiente
2 huevos
120 ml de leche entera
1 cucharadita de zumo de limón
1 cucharadita de extracto
   de vainilla

PARA LA COBERTURA
DE VAINILLA

260 g de azúcar glas tamizado
140 g de mantequilla sin sal,
   a temperatura ambiente
50 ml de nata
1 cucharadita de extracto
   de vainilla
Chispitas para decorar
   (opcional)

Prepara los cupcakes

- Tamiza en un bol la harina, el almidón de maíz, la levadura química y el azúcar.

- Agrega los demás ingredientes de los cupcakes en el bol y bate con una batidora eléctrica hasta que la masa esté bien lisa. Rebaña con una espátula la base y las paredes del bol para asegurarte de que todo esté bien integrado.

- Reparte la masa con un sacabolas o una cuchara en 12 cápsulas de papel para magdalena (aproximadamente, 55 g en cada una).

- Introduce los cupcakes en la cesta de la freidora y hornea a 160 °C durante 18–23 minutos. Tendrás que prepararlos de 6 en 6.

- Comprueba que hayan subido y estén dorados; al introducir un palillo en el centro, tiene que salir limpio. Si aún no están hechos, añade un par de minutos al tiempo de cocción. La temperatura interior debe ser al menos de 98 °C.

- Cubre los cupcakes con un paño de cocina 5 minutos; luego pásalos a una rejilla y espera a que se enfríen para poner la cobertura.

Prepara la cobertura

- Pon los ingredientes de la cobertura (excepto la nata y las chispitas) en un bol y bátelos a baja velocidad para que se mezclen los ingredientes.

- Aumenta la velocidad a media y sigue batiendo al mismo tiempo que vas añadiendo la nata, hasta que se formen picos.

- Pon la mezcla en una manga pastelera con una boquilla de estrella grande y escudilla un buen rosetón de cobertura sobre cada cupcake. Agrega las chispitas y sirve.

NOTA:

Introduce las cápsulas para magdalena
en flaneras para
que conserven la forma.
También puedes usar cápsulas
de silicona.

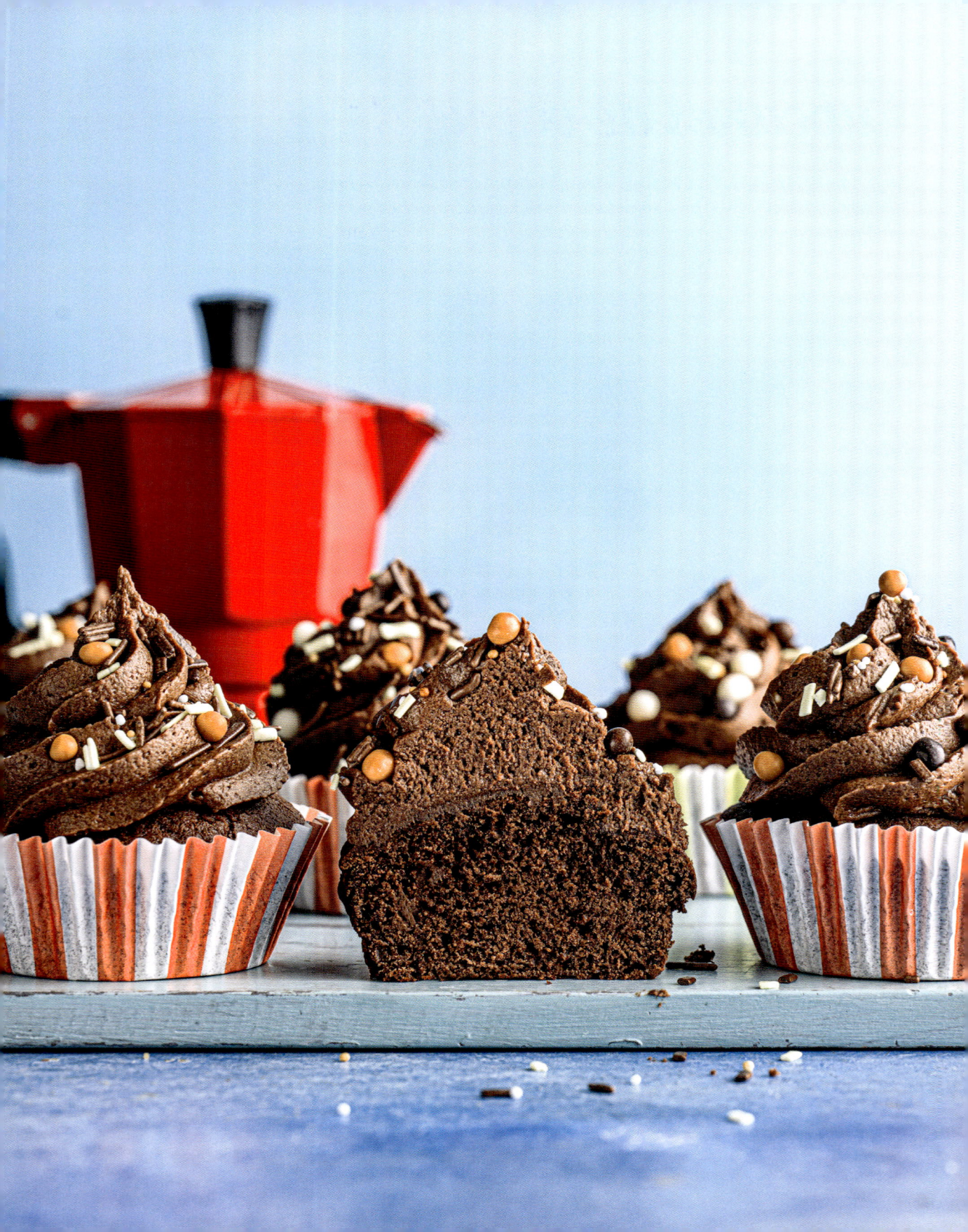

Cupcakes de chocolate

PREPARACIÓN:
10 MINUTOS
HORNEADO:
23-25 MINUTOS
PARA:
12-14

La receta de los cupcakes de chocolate no puede faltar en ningún libro de cocina; os presento la mía. Son deliciosos tal cual, pero se transforman en algo especial si se añade una cobertura de chocolate y unas chispitas.

PARA LOS CUPCAKES

200 g de harina leudante

50 g de cacao en polvo

1 cucharada de almidón de maíz

250 g de azúcar moreno

½ cucharadita de levadura química

115 g de margarina o de mantequilla sin sal a temperatura ambiente

2 huevos

120 ml de leche entera

1 cucharadita de zumo de limón

2 cucharaditas de extracto de vainilla

PARA LA COBERTURA

260 g de azúcar glas

30 g de cacao en polvo

115 g de mantequilla sin sal, a temperatura ambiente

50 ml de nata

1-2 cucharadas de café caliente

1 cucharadita de extracto de vainilla

Chispitas para decorar (opcional)

NOTA:
Introduce las cápsulas de papel para magdalena en flaneras para que mantengan la forma. También puedes usar cápsulas de silicona.

Prepara los cupcakes

- Pon en un bol la harina, el cacao en polvo, el almidón de maíz, el azúcar y la levadura química. Remueve bien para integrarlos y eliminar posibles pegotes.
- Agrega los demás ingredientes de los cupcakes y bate con una batidora eléctrica hasta que la masa esté bien lisa. Rebaña con una espátula la base y las paredes del bol para asegurarte de que todo esté bien integrado.
- Con la ayuda de un sacabolas o una cuchara, reparte la masa en 12-14 cápsulas de papel para magdalena. No las llenes en exceso; una altura de dos tercios es suficiente.
- Coloca los cupcakes en la cesta de la freidora y hornea a 160 °C durante 20-23 minutos. Tendrás que prepararlos de 6 en 6.
- Comprueba que estén bien cocidos introduciendo un palillo en el centro; tiene que salir limpio. Si aún no están del todo hechos, añade un par de minutos al tiempo de cocción.
- Ponlos en una rejilla para que se enfríen antes de añadir la cobertura.

Prepara la cobertura

- Tamiza en un bol el azúcar glas y el cacao en polvo. Agrega el resto de los ingredientes, excepto la nata y las chispitas, y bate a velocidad baja para mezclar.
- Aumenta la velocidad a media, ve incorporando gradualmente la nata y sigue batiendo hasta que se formen picos. Vierte la preparación en una manga pastelera con una boquilla grande de estrella.
- Escudilla un buen rosetón de cobertura sobre los cupcakes, añade chispitas, si lo deseas, y sirve.

Bizcocho de malta

PREPARACIÓN:
20 MINUTOS
HORNEADO:
55-60 MINUTOS
PARA: 1 BIZCOCHO
DE 900 G

Este bizcocho de malta, dulce y pegajoso, se prepara muy fácilmente con un solo bol. Una vez terminado, espera a que se enfríe, envuélvelo en papel de horno y deja que repose unos días para que madure y desarrolle sus deliciosos aromas. ¡La espera compensa!

200 g de pasas sultanas

100 g de dátiles finamente picados

2 cucharaditas de té Earl Grey (o 2 bolsitas de té)

160 ml de agua recién hervida

150 g de extracto de malta y un poco más para la cobertura

100 g de azúcar moreno

2 huevos

255 g de harina

1 cucharadita de levadura química

½ cucharadita de bicarbonato sódico

- Engrasa y forra un molde rectangular de 900 g.
- Pon en un bol los frutos secos y el té. Vierte el agua recién hervida, el extracto de malta y el azúcar. Remueve bien y deja que repose 10 minutos.
- Incorpora los huevos sin dejar de remover y, a continuación, tamiza la harina, la levadura química y el bicarbonato.
- Mezcla hasta que no queden vetas de harina y vierte en el molde ya preparado.
- Precalienta la freidora de aire a 160 °C durante 3 minutos. Hornea 55–60 minutos, o hasta que el bizcocho de malta haya subido y esté firme al tacto. Al introducir un palillo en el centro, tiene que salir limpio.
- Pincela el bizcocho aún caliente con el extracto de malta y deja que se enfríe dentro del molde.
- Envuelve el molde en 2 capas de papel de horno y deja que repose a temperatura ambiente 3 o 4 días, para que los sabores se desarrollen a medida que el bizcocho madura.

NOTAS:

* Si el bizcocho se oscurece en exceso, puedes reducir la temperatura 5–10 grados hacia la mitad de la cocción, o bien cubrirlo con papel de aluminio (recuerda fijarlo para que no salga volando).

* También puedes preparar 2 bizcochos pequeños.

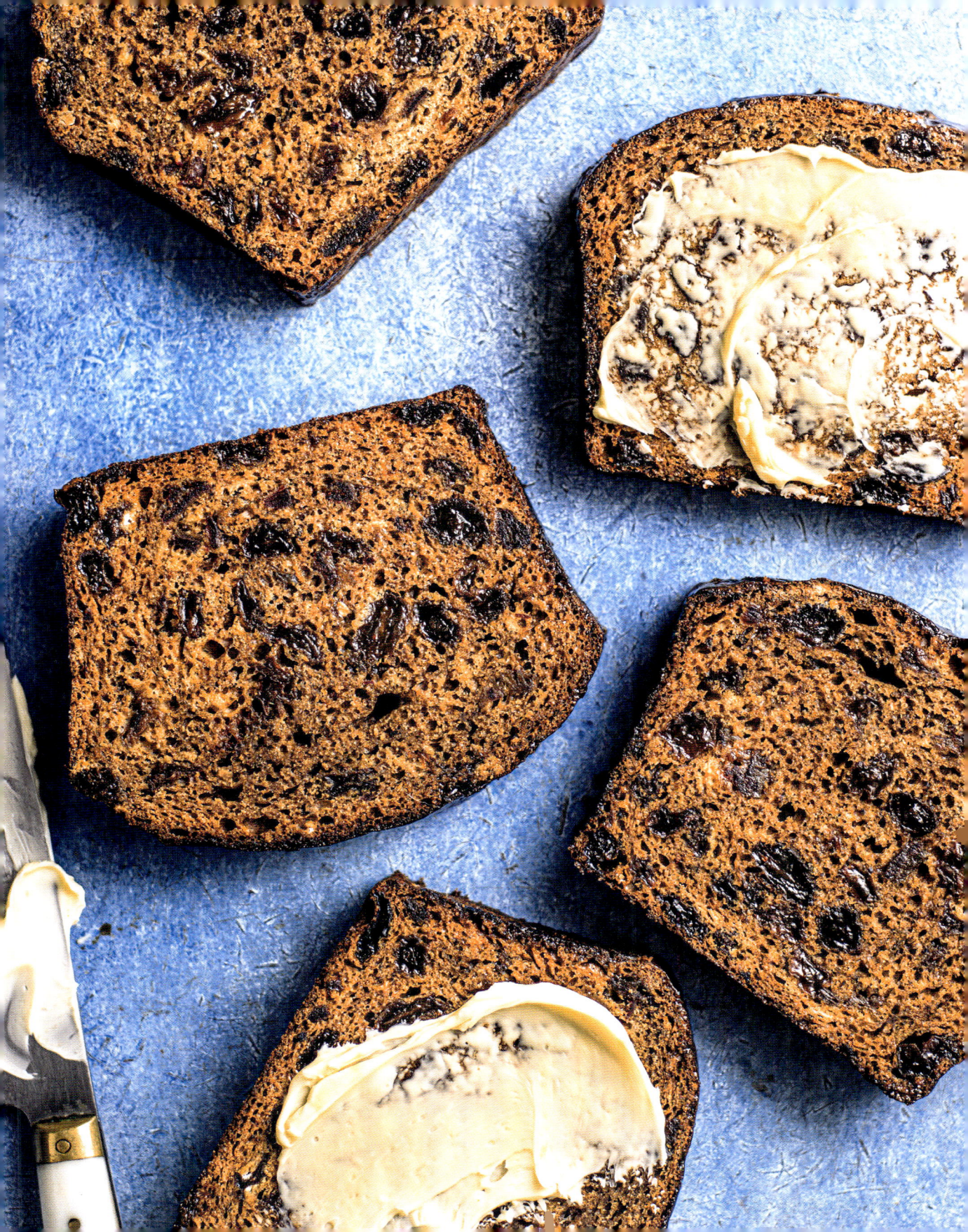

Banana bread

Aprovecha los plátanos demasiado maduros que ya nadie quiere y prepara el clásico Banana bread. Esparcir un poco de azúcar demerara por encima aporta chispa y un toquecito crujiente que es más que bienvenido.

PREPARACIÓN:
10 MINUTOS
HORNEADO:
40-45 MINUTOS
PARA:
2 BIZCOCHOS
PEQUEÑOS

180 g de plátanos (2 medianos)
80 ml de aceite de coco derretido
2 huevos
1 cucharadita de extracto de vainilla
200 g de azúcar moreno
250 g de harina
1 ½ cucharaditas de levadura en polvo
1 cucharadita de canela
¼ de cucharadita de sal

PARA EL TOQUE FINAL

2 plátanos pequeños, pelados y cortados en sentido longitudinal (opcional)
2 cucharadas de azúcar demerara

- Rocía 2 moldes rectangulares de 450 g con espray desmoldante de repostería y forra los lados con papel de hornear.
- Pon los plátanos, el aceite, los huevos, la vainilla y el azúcar en un robot de cocina y bate hasta que los plátanos se licúen. Vierte el líquido obtenido en un bol.
- Incorpora la harina, la levadura química, la canela y la sal, y mezcla hasta que esté todo bien integrado.
- Reparte la masa entre los 2 moldes. Coloca encima el plátano cortado y espolvorea con azúcar demerara.
- Precalienta la freidora de aire a 160 °C durante 5 minutos y hornea el Banana bread durante 40–45 minutos, o hasta que al introducir un palillo en el centro salga limpio y la temperatura interior sea de al menos 98 °C.
- Saca los bizcochos del molde tirando del papel y deja que se enfríen sobre una rejilla.

NOTA:
Se conserva hasta 5 días envuelto en papel de cocina en un recipiente hermético, o hasta 3 meses en el congelador.

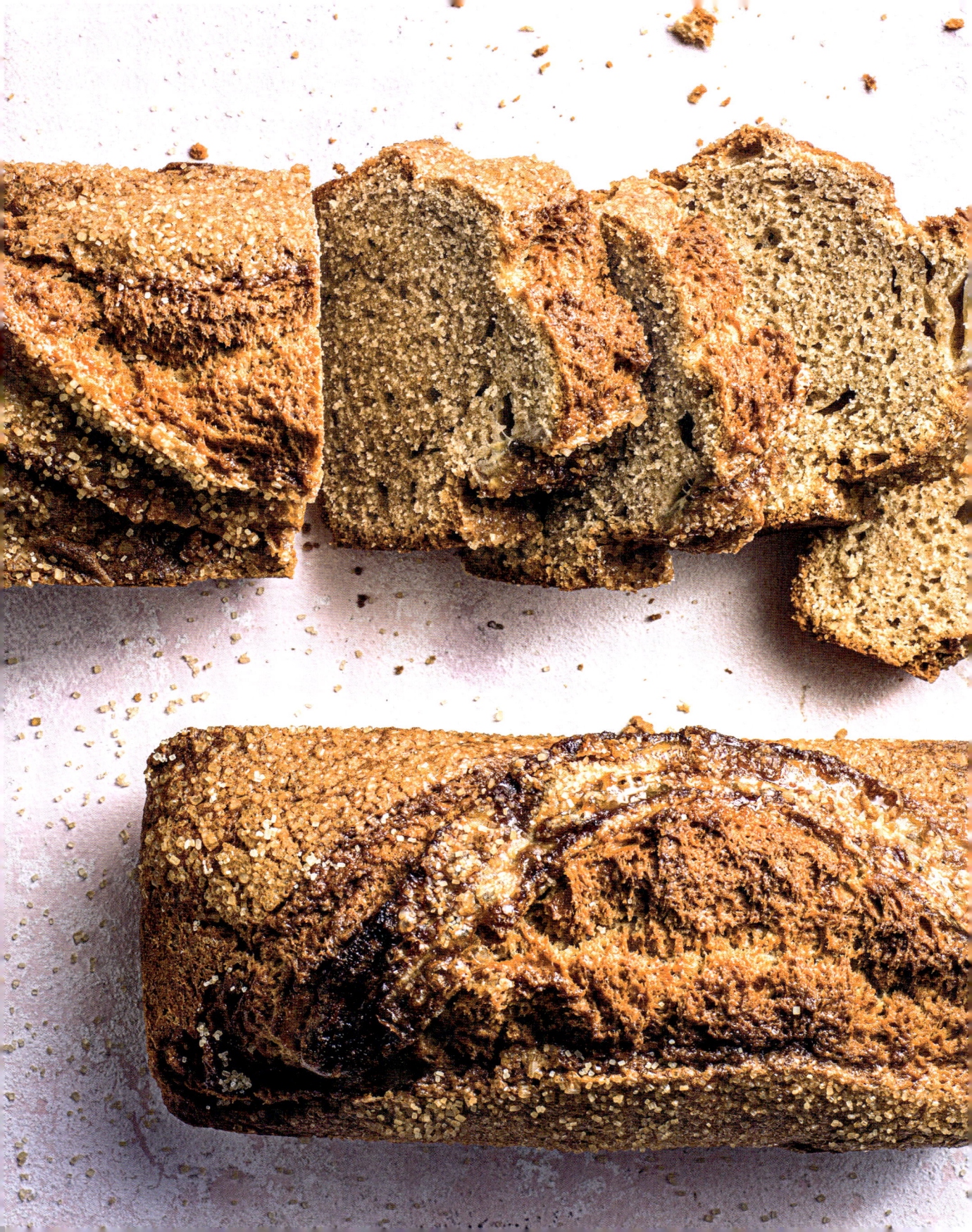

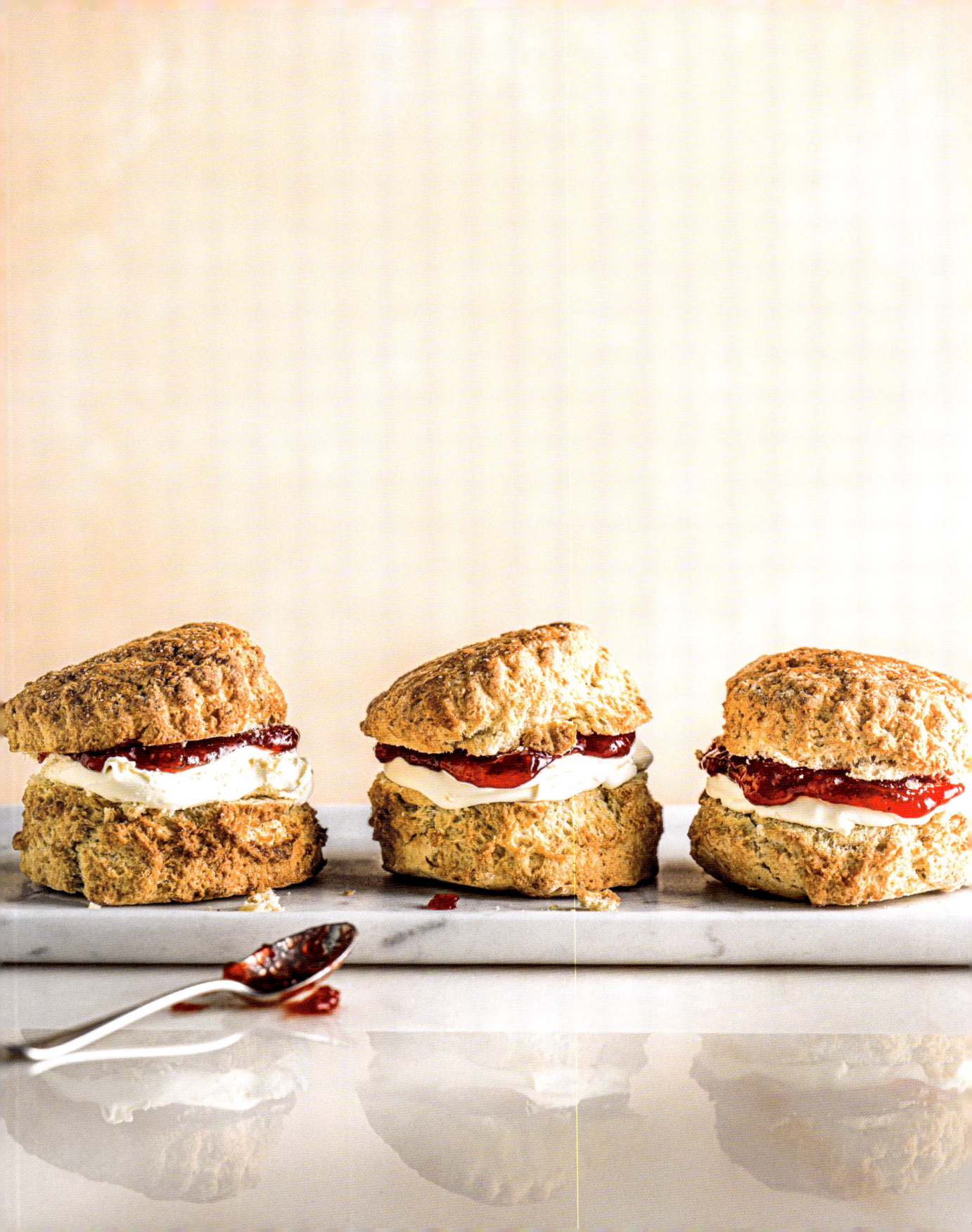

Scones de mascarpone y limón

PREPARACIÓN:
10 MINUTOS
HORNEADO:
15 MINUTOS
PARA:
8

¿Puede haber algo mejor que unos bollitos recién horneados servidos con mermelada y clotted cream (o, en su defecto, mantequilla o mascarpone)? No hace falta que contestes, ¡mejor corre a preparar una tanda de estas aromáticas delicias en la freidora de aire!

La ralladura de 1 limón
50 g de azúcar extrafino
260 g de harina leudante
1 cucharadita de levadura química
60 g de mantequilla sin sal, cortada en dados y fría
80 g de mascarpone frío
1 cucharada de zumo de limón
1 huevo
2 cucharadas de nata líquida o de leche, para pincelar
1 cucharada de azúcar para espolvorear

PARA SERVIR

Clotted cream (nata cuajada o crema coagulada) o, en su defecto, mantequilla o mascarpone
Mermelada de fresa

- Mezcla en un bol la ralladura de limón y el azúcar frotando. Incorpora la harina leudante y la levadura química y remueve.
- Añade la mantequilla en dados y amasa con la yema de los dedos (o usa un estribo de amasar) hasta que la preparación adquiera un aspecto arenoso.
- Mezcla el mascarpone, el zumo de limón y el huevo en una jarra medidora y, gradualmente y sin dejar de remover, agrega al bol hasta obtener una consistencia suave pero algo grumosa. Si la masa quedara demasiado seca, puedes añadir un poco de leche hasta obtener la consistencia adecuada.
- Vuelca la masa en la superficie de trabajo ligeramente enharinada y dale una forma cuadrada de alrededor de 3,5 cm de altura. Si la masa tuviera un excesivo aspecto de migas, amásala suavemente con las manos; tu calor ayudará a deshacer esas migas.
- Corta los scones con la ayuda de un cortapastas de 6 cm introduciéndolo a presión en línea recta en la masa y levantándolo sin girar.
- Repite la operación hasta terminar la masa. Recoge los recortes y vuelve a unirlos para aprovecharlos. Pincela la parte superior de los scones (pero no los lados) con la nata o la leche y espolvorea con el azúcar.
- Precalienta la freidora de aire a 180 °C durante 5 minutos; a continuación, coloca los scones en una alfombrilla en la cesta, espaciándolos bien para que el aire circule entre ellos.
- Hornea 15 minutos, o hasta que hayan subido y estén dorados.
- Saca los scones de la freidora de aire y cúbrelos con un paño limpio durante 5 minutos. Deja que se enfríen antes de servirlos con su acompañamiento.

NOTA:
Evita trabajar la masa en exceso; de lo contrario, los scones quedarán duros.

Carrot cake

El Carrot cake es un gran clásico y no podía faltar en este libro. Este dulce de aspecto algo rústico me encanta tal cual, pero si le añadimos una cobertura de queso crema lo elevamos a un nivel superior.

PREPARACIÓN: 30 MINUTOS
HORNEADO: 35-40 MINUTOS
PARA: 1 BIZCOCHO DE 2 O 3 CAPAS

PARA EL BIZCOCHO

- 250 g de zanahorias (4 grandes), ralladas
- 135 g de piña en conserva triturada (sin escurrir)
- 240 ml de aceite de oliva suave
- 4 huevos
- 350 g de azúcar moreno
- 1 cucharadita de extracto de vainilla
- 330 g de harina
- 2 cucharaditas de levadura química
- 1 cucharadita de bicarbonato sódico
- 1 cucharadita de canela en polvo
- 1 cucharadita de jengibre en polvo
- ¼ de cucharadita de clavo en polvo
- ¼ de cucharadita de nuez moscada en polvo
- ½ cucharadita de sal
- 50 g de coco deshidratado azucarado

PARA LA COBERTURA

- 500 g de azúcar glas
- 2 cucharadas de almidón de maíz
- 113 g de mantequilla sin sal, a temperatura ambiente
- 250 g de mascarpone
- 2 cucharadas de extracto de vainilla
- Una pizca de sal

SUGERENCIAS

Prepara el bizcocho

- Rocía 3 moldes de silicona de 15 cm para tarta (o 2 de 20 cm) con espray desmoldante de repostería y forra la base con papel de hornear.

- Pon las zanahorias ralladas en un bol. Incorpora la piña triturada, el aceite, los huevos, el azúcar y la vainilla, y mezcla. Remueve enérgicamente con una cuchara de madera. Tamiza en el bol la harina, la levadura química, el bicarbonato, las especias y la sal. Añade el coco y remueve hasta que la masa esté bien integrada. Repártela en los moldes.

- Precalienta la freidora de aire a 170 °C y hornea 30–35 minutos, o hasta que el bizcocho parezca firme al tacto y se separe un poco de los lados del molde. Deja que se enfríe 5 minutos. Pasa la hoja de un cuchillo por el borde de los moldes y vuélcalo con cuidado en una rejilla hasta que se enfríe por completo.

Prepara la cobertura

- Tamiza en un bol el azúcar glas y el almidón de maíz. Bate la mantequilla y el mascarpone durante 5 minutos a alta velocidad con una batidora eléctrica o en la amasadora. Asegúrate de que todos los ingredientes se incorporen bien.

- Añade poco a poco la preparación de azúcar glas tamizado; bate a velocidad media-baja cada vez que agregues un poco. Incorpora la vainilla y la sal y sigue batiendo hasta que se formen picos.

Monta la tarta

- Extiende la cobertura sobre la capa inferior de la tarta y cubre con la segunda capa. Repite la operación si has horneado 3 capas.

- Cubre la tarta extendiendo una fina envoltura de cobertura y alisa con una rasqueta de modo que no quede totalmente cubierta. Si te sobra cobertura, extiéndela por la parte superior de la tarta. Justo antes de servir, decora con flores comestibles, frutos secos o adornos comestibles en forma de zanahoria.

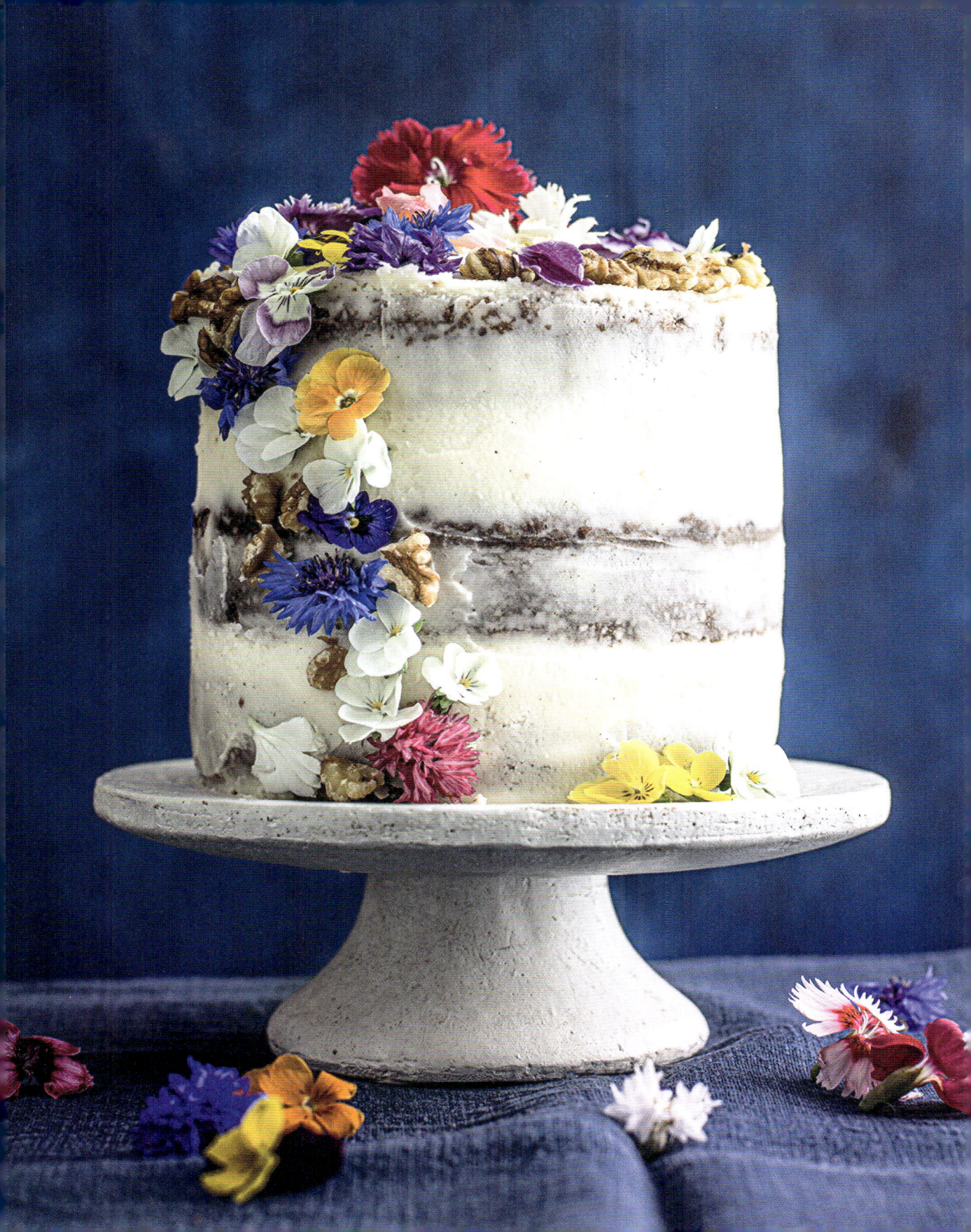

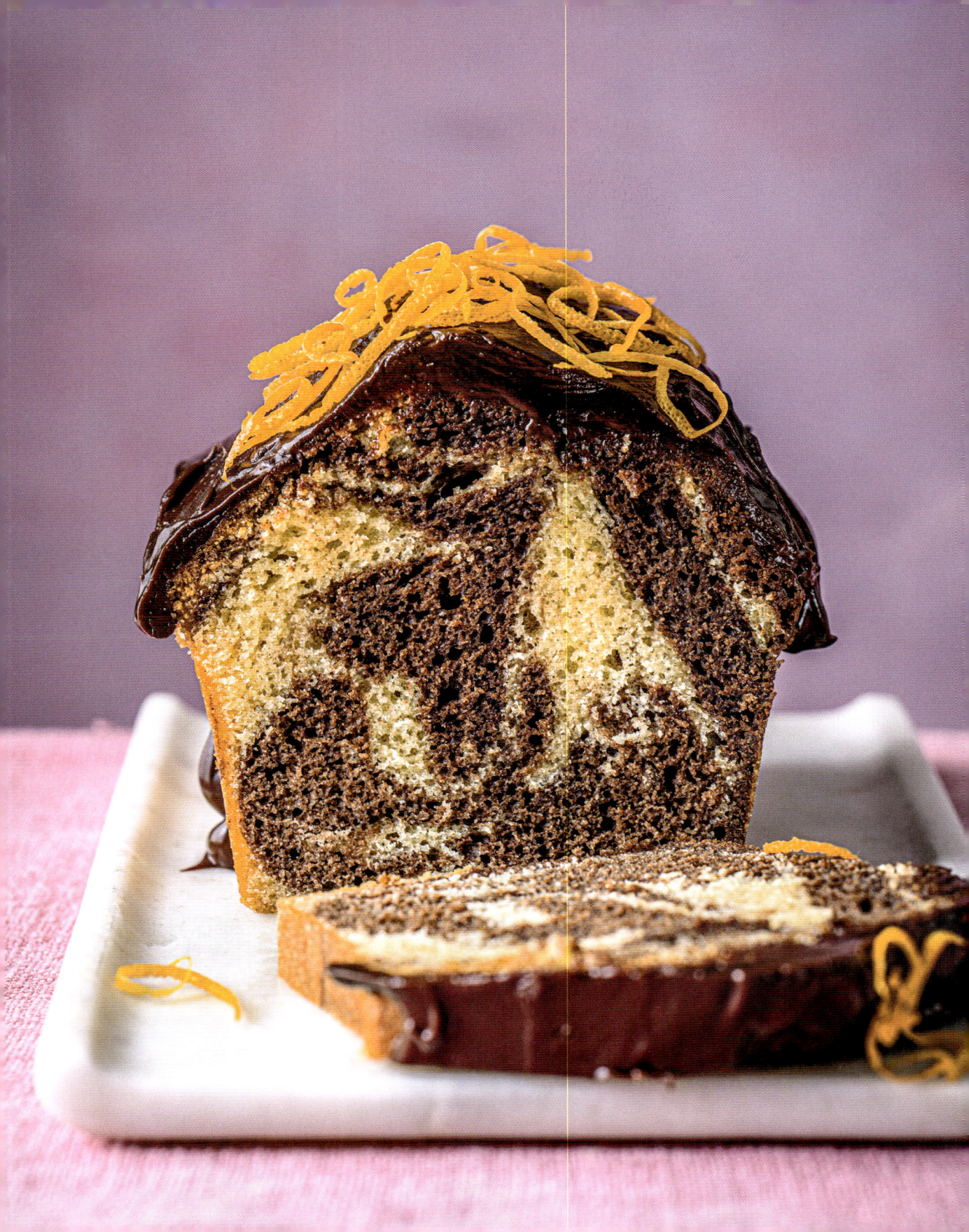

Bizcocho marmoleado

PREPARACIÓN:
20 MINUTOS
HORNEADO:
60-70 MINUTOS
PARA:
1 BIZCOCHO

El bizcocho marmoleado era el «bizcocho de diario» de mi madre, y lo preparaba muy a menudo para mi hermano y para mí. He modificado ligeramente su receta para hacer mi versión; el resultado es tan delicioso como el que recuerdo. Si te apetece, puedes introducir variaciones de sabor para divertirte.

PARA EL BIZCOCHO

230 g de harina leudante
250 g de azúcar extrafino
1 cucharadita de levadura
  química
80 ml de suero de mantequilla
4 huevos
115 g de margarina

PARA LA MASA
DE CHOCOLATE

2 cucharadas de cacao
  en polvo tamizado
La ralladura de una naranja
2 gotas de extracto de naranja

PARA LA MASA DE VAINILLA

1 cucharada de harina leudante
  tamizada
2 cucharaditas de extracto
  de vainilla

PARA EL GLASEADO
DE CHOCOLATE (OPCIONAL)

175 g de chips de chocolate
  negro
80 ml de nata
1 cucharada de sirope dorado

PARA EL TOQUE FINAL

Ralladura de naranja en tiras
  (opcional)

- Rocía un molde rectangular de 900 g con espray desmoldante de repostería y forra la base y los lados con papel de hornear, dejando que el papel cuelgue por los lados. Fija el papel por debajo.

- Mezcla la harina, el azúcar y la levadura química en un bol.

- Agrega el suero de mantequilla, los huevos y la margarina. Bate con una batidora eléctrica o en la amasadora hasta obtener una masa lisa, rebañando la base y los lados del bol cuando sea necesario.

- Vierte en otro bol la mitad de la masa. Añade en ella el cacao en polvo, la ralladura de naranja y el extracto; remueve enérgicamente para mezclar. Agrega la harina y la vainilla al primer bol y remueve.

- Pon la masa de chocolate en una manga pastelera, y la de vainilla, en otra. En el interior del molde preparado con anterioridad, traza líneas rectas para extender la masa alternando entre chocolate y vainilla.

- Al final, con la ayuda de un palillo, remueve un poco la masa para crear un efecto marmoleado.

- Precalienta la freidora de aire a 160 °C durante 3 minutos y, a continuación, pon el molde en la cesta. Hornea 60-70 minutos, o hasta que al introducir un palillo en el centro salga limpio y el pastel esté firme al tacto. Si aún no está listo, cocina 5 minutos más o el tiempo que precise.

- Saca el bizcocho del molde tirando del papel que sobresale y deja enfriar en una rejilla. Pon las pepitas de chocolate en un bol.

- Calienta la nata y el sirope dorado en un cazo hasta que empiecen a aparecer burbujitas en los bordes. Vierte sobre las pepitas de chocolate y deja reposar 2 minutos.

- Remueve hasta que el chocolate se derrita y obtengas un glaseado liso y brillante. Viértelo en un chorrito sobre el bizcocho, extendiéndolo, en caso necesario, con una espátula de codo. Si lo deseas, puedes decorarlo con tiras de piel naranja. Espera a que se asiente para cortarlo.

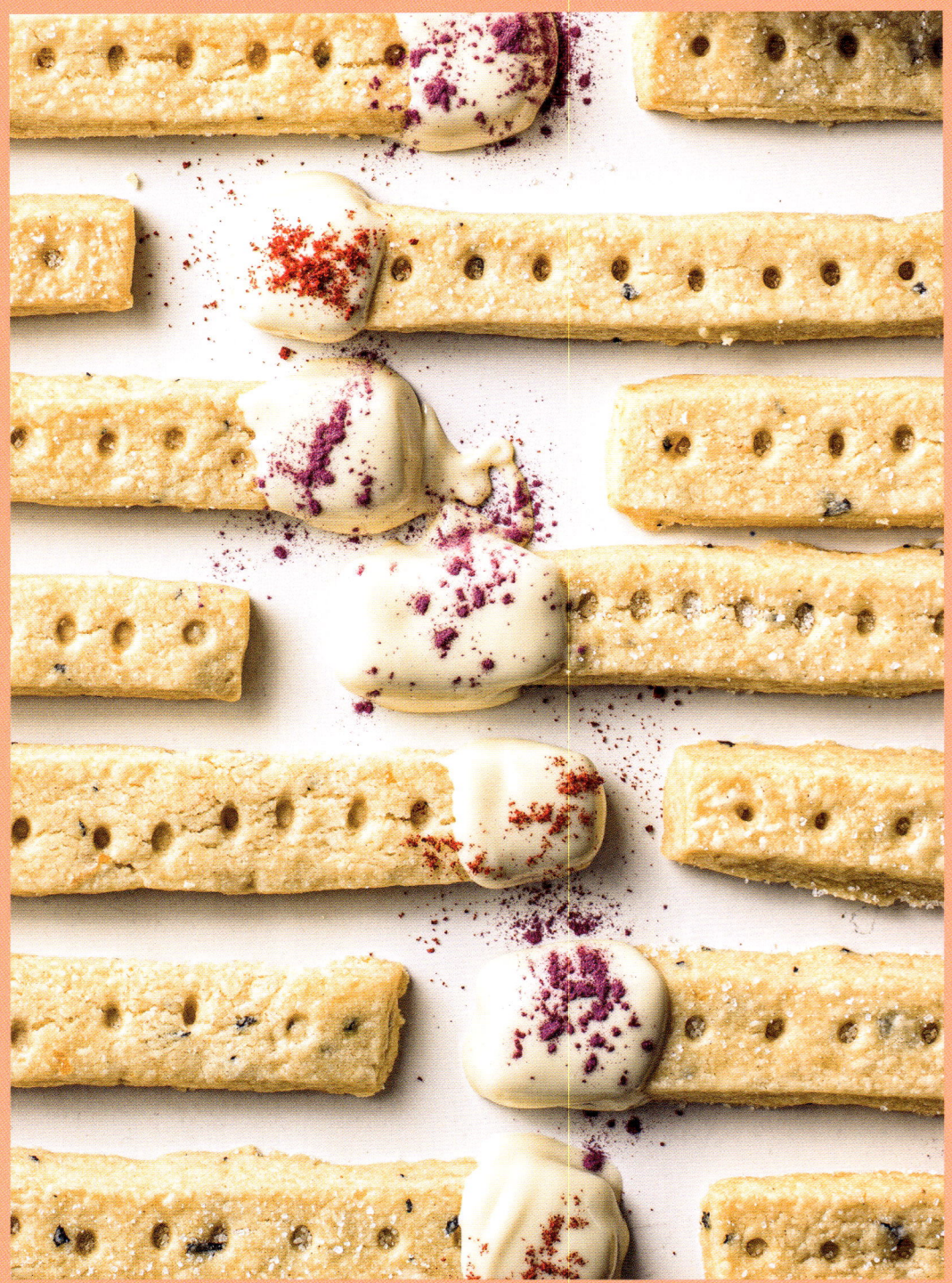

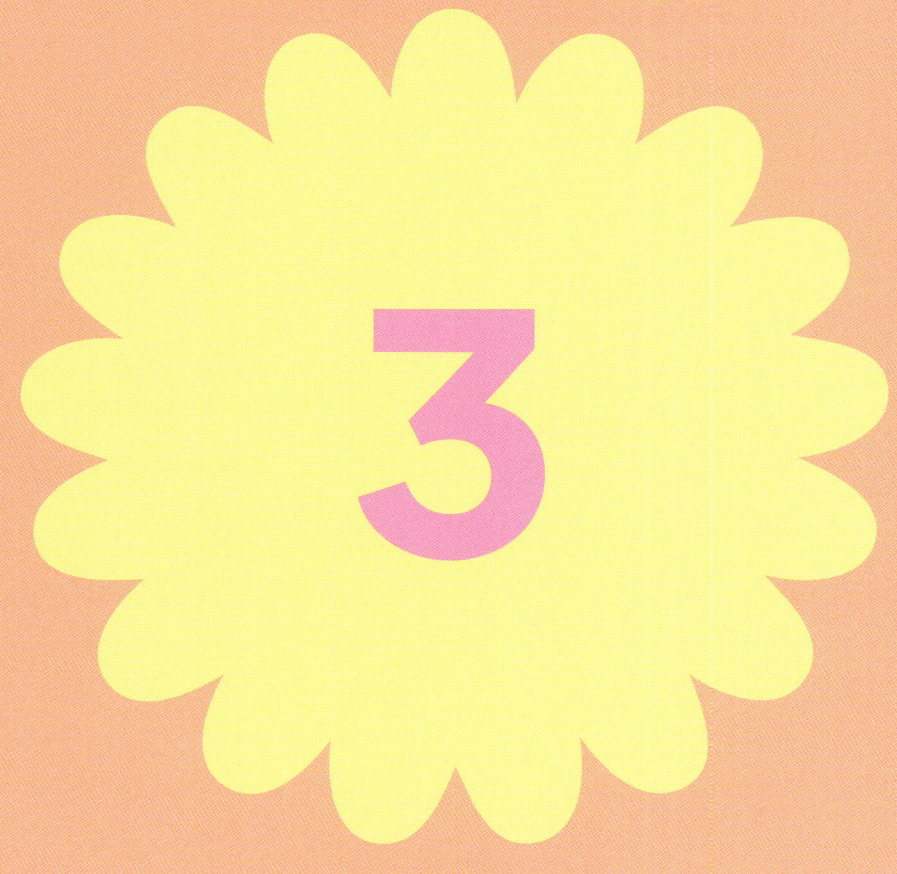

3

Galletas

Y BARRITAS

Cookies de chocolate

PREPARACIÓN:
10 MINUTOS
HORNEADO:
15-17 MINUTOS
PARA: 12-15

Con sus pepitas de chocolate, estas exquisitas cookies desaparecen prácticamente en cuanto salen de la cesta de la freidora de aire. Con esta receta también se puede hacer una cookie gigante y servirla como postre cubierta con helado de vainilla. ¡Advertencia: son terriblemente adictivas!

150 g de azúcar moreno
90 g de mantequilla sin sal a temperatura ambiente
1 huevo
1 cucharadita de extracto de vainilla
150 g de harina
½ cucharadita de sal
½ cucharadita de levadura química
½ cucharadita de bicarbonato sódico
½ cucharadita de canela
Una pizca de nuez moscada en polvo (opcional)
90 g de copos de avena
100 g de pepitas de chocolate grandes y un poco más para completar

- Bate el azúcar y la mantequilla en una amasadora equipada con la paleta (o usa una batidora eléctrica).
- Añade el huevo y la vainilla y mezcla, rebañando los lados del cuenco cuando sea necesario.
- Agrega la harina, la sal, la levadura química, el bicarbonato, la canela y, si la empleas, la nuez moscada. Remueve con una cuchara. Incorpora la avena y luego, con una cuchara de madera, integra las pepitas de chocolate.
- Coloca en la cesta de la freidora una alfombrilla o papel de hornear (en este caso asegúrate de que con el peso se sujete bien). Forma 4 bolas de masa de cookie (pon unas 2 cucharadas de masa en cada una) y ponlas en la cesta de la freidora, teniendo cuidado de que estén suficientemente separadas. Agrega unas cuantas pepitas de chocolate más en la masa.
- Hornea a 160 °C durante 15–17 minutos, o hasta que el borde de las cookies se dore. Comprueba la cocción cuando hayan transcurrido 12 minutos.
- Saca la cesta de la freidora y deja las cookies en su interior 2–3 minutos para que se endurezcan; después, deposítalas en una rejilla, donde se terminarán de enfriar.
- Repite la operación con el resto de la masa, o bien consérvala en la nevera para usarla otro día. También puedes congelar las cookies ya colocadas en una bandeja y sacarlas directamente para cocinarlas; en ese caso, añade un par de minutos al tiempo de cocción.

Para una cookie gigante

- Presiona la masa de cookie en el fondo de un molde desmontable para tartas de 20 cm de diámetro, previamente forrado. Hornea 30–35 minutos y comprueba la cocción al cabo de 25 minutos. Los bordes tienen que estar cocidos, pero la parte central puede estar un poco blanda y jugosa. Espera a que se enfríe antes de servir, así se endurecerá un poco.

NOTA:
Las cookies poco hechas son deliciosas, pero es indispensable dejar que se enfríen antes de sacarlas de la freidora, ya que, de lo contrario, se deshacen.

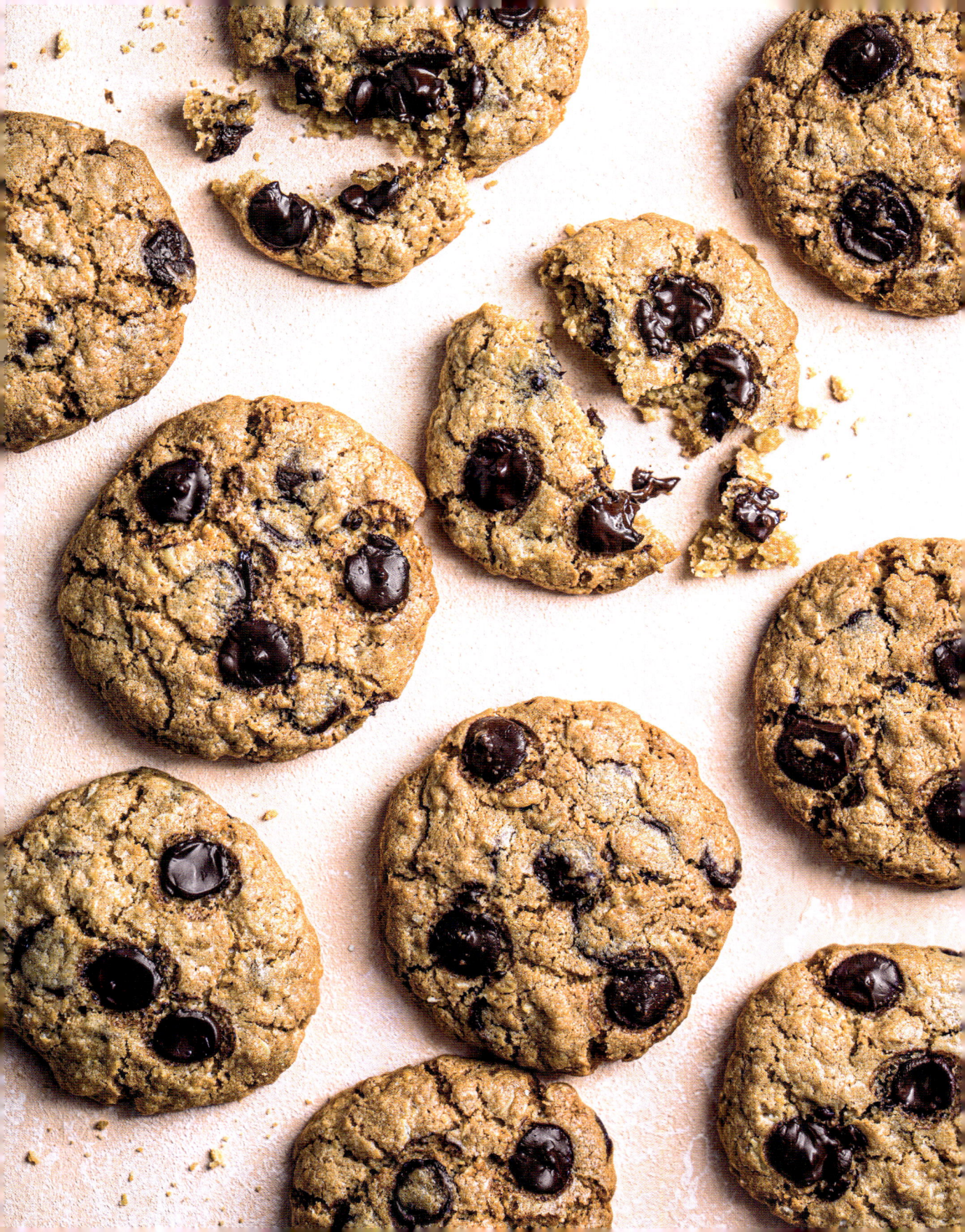

Pastelitos de manzana y pacanas

PREPARACIÓN:
10 MINUTOS
HORNEADO:
30-35 MINUTOS
PARA: 16

El aroma de estos pastelitos no es de este mundo: huelen que alimentan, y su sabor hace justicia a su olor. Son el acompañamiento perfecto para una taza de té o café.

PARA LAS MANZANAS

180 g de manzanas peladas y cortadas en dados (2 manzanas)
2 cucharadas de azúcar moreno
2 cucharadas de mantequilla sin sal, fría y cortada en dados
2 cucharaditas de canela
Una pizca de sal

PARA LOS PASTELITOS

200 g de azúcar moreno
115 g de mantequilla sin sal a temperatura ambiente o de margarina
1 huevo
1 cucharadita de extracto de vainilla
180 g de harina
½ cucharadita de levadura química
½ cucharadita de bicarbonato sódico
¼ de cucharadita de sal
50 g de pacanas picadas

PARA EL TOQUE FINAL

30 g de pacanas picadas
2 cucharadas de azúcar demerara
2 cucharadas de crema de tofe

- Pon en un cuenco pequeño la manzana, el azúcar, la mantequilla, la canela y la sal. Cocínalo 10 minutos a 180 °C en la freidora de aire; remueve cuando hayan transcurrido 5 minutos. Las manzanas tienen que quedar tiernas pero no pastosas. Reserva para que se enfríe.

- Bate el azúcar y la mantequilla hasta que adquieran un tono pálido y una consistencia cremosa.

- Añade el huevo y la vainilla y bate hasta que estén bien incorporados.

- Agrega la harina, la levadura química, el bicarbonato y la sal, y bate hasta obtener una masa de galletas suave. Incorpora las pacanas picadas.

- Pon tres cuartas partes de la masa en una fuente cuadrada de 20 cm de lado previamente engrasada y forrada. Extiende la mezcla de manzanas y cubre con el resto de la masa.

- Esparce las pacanas y añade el azúcar y la crema de tofe, y hornea a 180 °C durante 20 minutos; transcurrido ese tiempo, baja la temperatura a 160 °C y mantén otros 10 minutos más.

- Saca la fuente de la freidora y espera a que se haya enfriado por completo para cortar los pastelitos.

NOTA:
Se conservan hasta 3 días a temperatura ambiente en un envase hermético forrado con papel de cocina.

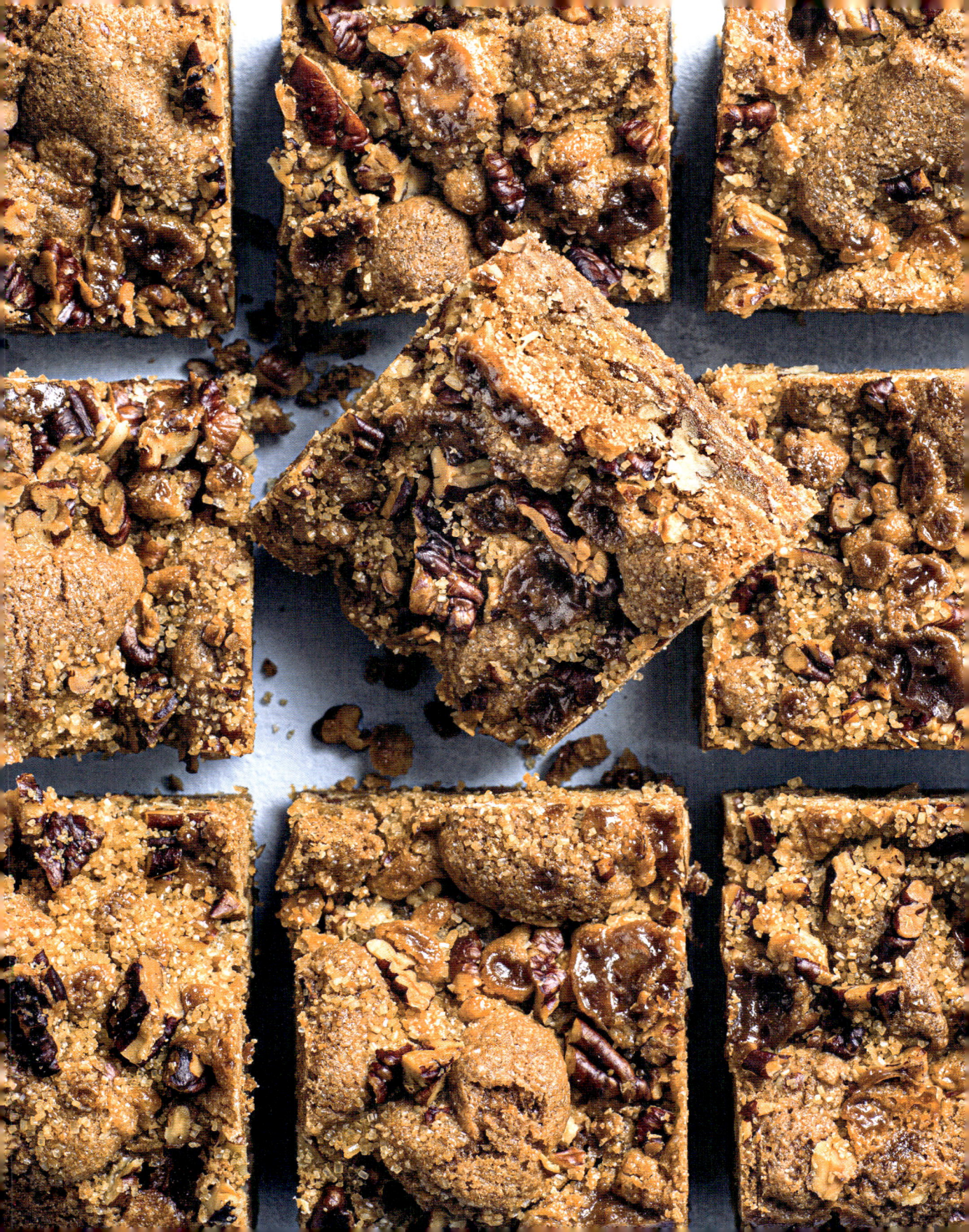

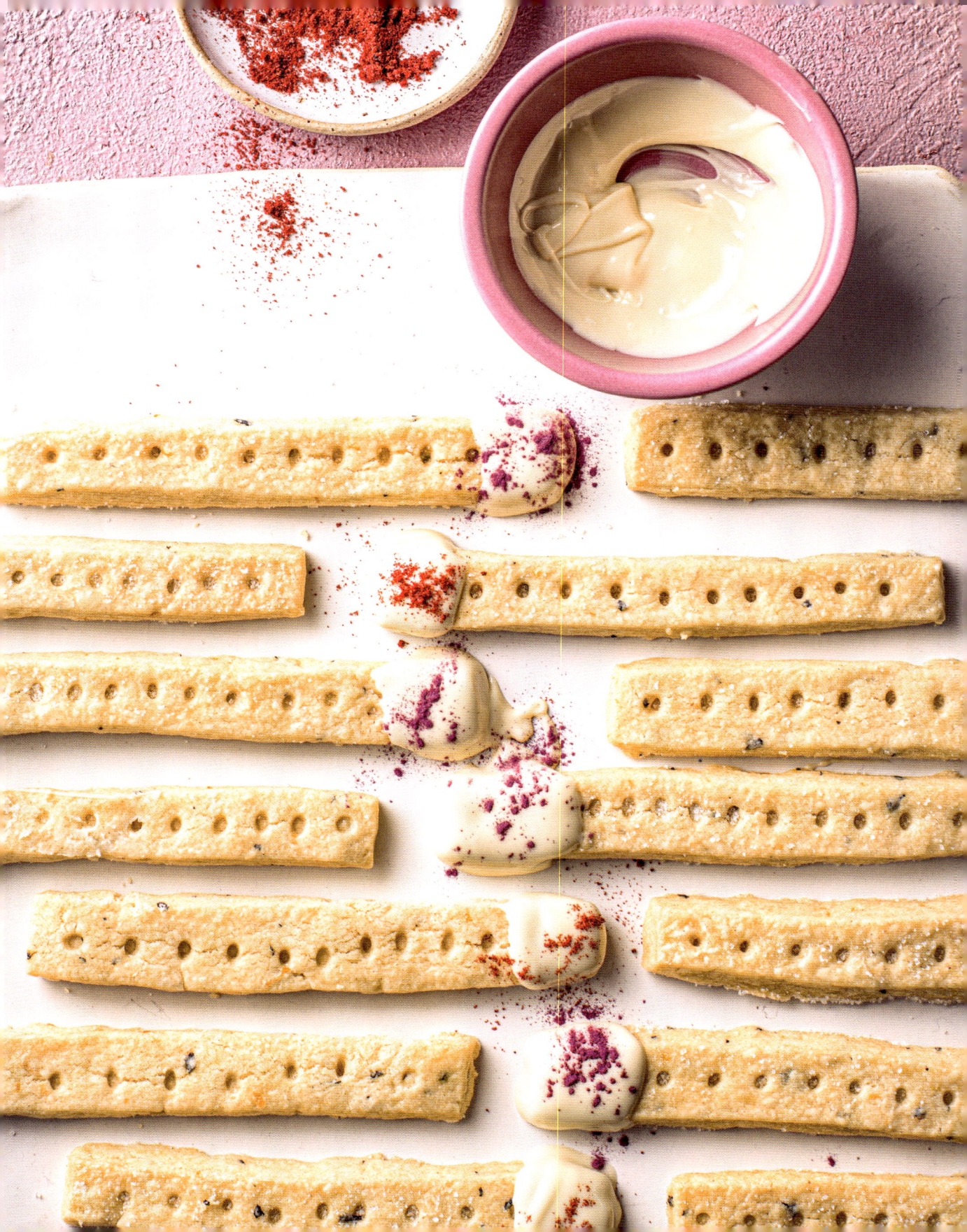

Shortbreads

Con su irresistible desmigado y deliciosas con su sensación de mantequilla, estas galletas aromatizadas con té Earl Grey y ralladura de naranja son el capricho ideal para acompañar una taza de té y quedan estupendas para ofrecerlas como obsequio.

PREPARACIÓN:
10 MINUTOS
REPOSO: 30 MINUTOS
HORNEADO:
13-15 MINUTOS
PARA: 24-30

La ralladura de una naranja
Una bolsita de té Earl Grey
125 g de azúcar extrafino
225 g de mantequilla sin sal, a temperatura ambiente
1 cucharadita de extracto de vainilla
300 g de harina
50 g de harina de arroz
1 cucharada de almidón de maíz
¼ de cucharadita de levadura química
¼ de cucharadita de sal
1 cucharada de zumo de naranja, o lo que pida
Azúcar glas, el que pida, y otro poco más para espolvorear y amasar
1–2 cucharadas de azúcar blanquilla (opcional)

PARA DECORAR
150 g de chocolate blanco derretido
Fruta deshidratada en polvo o chispitas (opcional)

PARA MOJAR EN CHOCOLATE
150 g de pepitas de chocolate blanco, derretido
Fruta deshidratada en polvo o chispitas para decorar (opcional)

- Pon en un bol la ralladura, el té y el azúcar. Mezcla frotando con la yema de los dedos para que se desprendan y liberen los aceites de la ralladura.
- Añade la mantequilla a temperatura ambiente y la vainilla, y bate con una batidora eléctrica o en la amasadora hasta obtener una preparación cremosa. Rebaña con una espátula la base y los lados del bol a medida que sea necesario.
- En otro bol, mezcla la harina, la harina de arroz, el almidón de maíz, la levadura química y la sal.
- Agrega poco a poco esta preparación al bol y bate a baja velocidad hasta que esté bien incorporada. Vierte el zumo de naranja si la mezcla queda demasiado seca.
- Vuelca la masa sobre un trozo amplio de film transparente y forma una bola. Puede que la masa quede algo arenosa, pero el calor de las manos ayudará a que se incorpore bien.
- Envuelve la masa en el film transparente y deja enfriar en la nevera al menos durante 30 minutos.
- Separa la masa en 3 partes y extiende cada una con un rodillo hasta que alcance un grosor de 3 mm. Corta las galletas con tus cortapastas preferidos, recogiendo y volviendo a extender la masa a medida que vayan sobrando recortes.
- Pon las galletas en un tapete de silicona o papel de horno. Precalienta la freidora de aire a 150 °C durante 3 minutos y hornea 13–15 minutos, o hasta que los bordes empiecen a adquirir color.
- Espolvorea con el azúcar, si lo deseas. Deja reposar las galletas 2 minutos en la cesta de la freidora antes de pasarlas con suma delicadeza a una rejilla para que se enfríen. Se conservan hasta 2 semanas en un recipiente hermético.

NOTAS:
* Moja las galletas en el chocolate blanco derretido y colócalas sobre papel sulfurizado. Esparce fruta deshidratada en polvo o chispitas antes de que el chocolate se endurezca.
* Se conservan hasta una semana en un recipiente hermético.

Galletas de canela

PREPARACIÓN:
15 MINUTOS
HORNEADO:
9 MINUTOS
PARA: 20 O MÁS

Además de resultar deliciosamente aromáticas, estas galletas son muy crujientes. Puedes tomarlas solas o convertirlas en galletas rellenas de crema Biscoff.

130 g de mantequilla sin sal a temperatura ambiente o de margarina

225 g de azúcar moreno

1 huevo batido

2 cucharadas de miel

300 g de harina, y un poco más para amasar

2 cucharadas de germen de trigo

2 cucharaditas de canela

⅛ de cucharadita de clavo en polvo

⅛ de cucharadita de cardamomo en polvo

Una pizca de sal

Una pizca de levadura química

PARA EL RELLENO (OPCIONAL)

Crema para untar Biscoff

- Bate la mantequilla y el azúcar en la amasadora o con una batidora eléctrica hasta obtener una mezcla cremosa. Hacia la mitad del proceso, deja de batir y rebaña bien el recipiente. Añade poco a poco el huevo batido y la miel, y vuelve a batir hasta que estén bien incorporados.

- Agrega la harina, el germen de trigo, las especias, la sal y la levadura química y bate para mezclarlos, pero no demasiado o las galletas quedarán duras. Si lo prefieres, puedes integrar los ingredientes usando una espátula.

- Vuelca la masa en una superficie de trabajo ligeramente enharinada y forma una bola. Aplánala para crear un disco, envuélvelo en film transparente y deja enfriar al menos 30 minutos.

- Espolvorea un poco de harina en la superficie de trabajo y en el rodillo. Extiende la masa para darle un grosor de 3 mm y, después de enharinar el cortapastas, corta las galletas.

- Precalienta la freidora de aire a 170 °C. Introduce un papel apto en la cesta de la freidora y coloca las galletas dejando entre ellas cierto espacio. Asegúrate de que el papel esté bien sujeto en los bordes colocando estratégicamente las galletas.

- Hornea por tandas de 9 minutos, hasta que los bordes de las galletas empiecen apenas a tomar color. Pásalas a una rejilla para que se enfríen.

- Puedes untarlas con un poco de crema de untar Biscoff y obtener unas 20 galletas rellenas.

- Se conservan hasta una semana en un recipiente hermético a temperatura ambiente. Si están rellenas se conservan algo menos, unos 3 o 4 días.

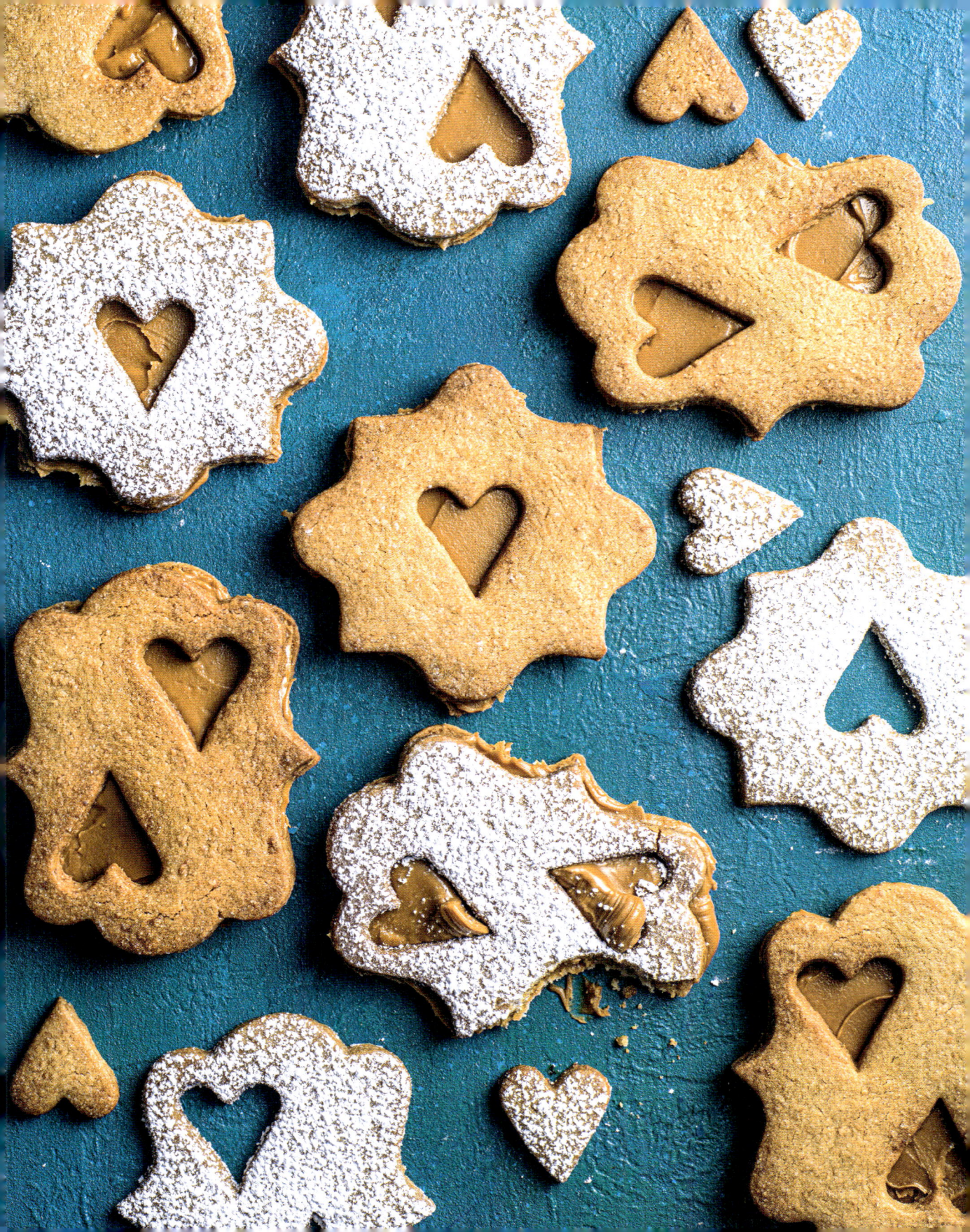

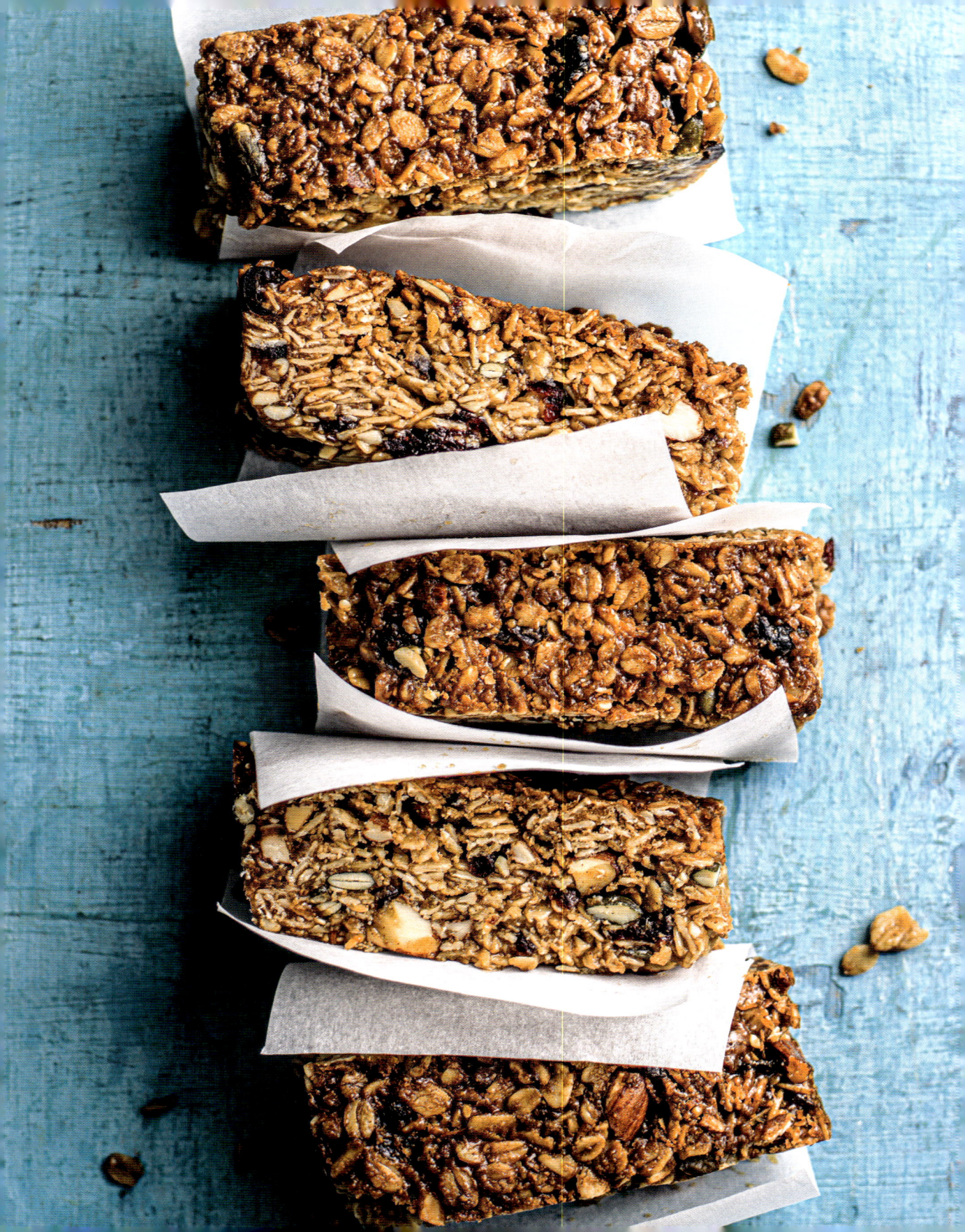

Barritas energéticas

PREPARACIÓN:
10 MINUTOS
HORNEADO:
40 MINUTOS
PARA: 12-14

Estas barritas veganas están repletas de frutos secos, fruta deshidratada y semillas: son sanas y deliciosas. Llévate una para desayunar un día de prisas o para saborearla con placer a la hora de merendar.

200 g de mantequilla vegana cortada en dados
150 g de azúcar moreno
150 g de sirope dorado
1 cucharada de sirope de arce
3 cucharadas de crema de almendras
1 cucharadita de extracto de vainilla
La ralladura de una naranja
320 g de copos de avena
30 g de almendras molidas
100 g de almendras crudas, troceadas groseramente
100 g de arándanos deshidratados picados
50 g de una mezcla de semillas (calabaza, girasol, lino, sésamo)
1 cucharadita de canela
Una pizca de sal

- Pon en un cazo la mantequilla vegana, el azúcar, el sirope dorado, el sirope de arce, la crema de almendras, la vainilla y la ralladura de naranja. Remueve a fuego lento hasta que la mantequilla vegana se derrita, el azúcar se disuelva y obtengas una preparación lisa. Asegúrate de que no llegue a hervir.
- Pon en un bol los copos de avena, la almendra molida, la almendra laminada, los arándanos, la mezcla de sem llas, la canela y la sal, y remueve.
- Vierte los ingredientes líquidos sobre los secos y mezcla.
- Vierte la preparación en un molde cuadrado de 20 cm previamente engrasado y forrado, presiona y alisa. Asegúrate de que esté bien compactado y nivelado. Marca las líneas por donde quieras cortar después.
- Precalienta la freidora de aire a 160 °C durante 3 minutos, introduce el molde en la cesta y hornea durante 40 minutos; al cabo de los 15 primeros minutos (o cuando se haya dorado, la superficie esté dura y los bordes crujientes), cubre con papel de aluminio.
- Saca la preparación del molde y colócala en una rejilla para que se enfríe.
- Corta por las líneas marcadas e introduce las barritas en un envase hermético. Se conserva un máximo de 5 días a temperatura ambiente; en la nevera, hasta una semana.

NOTAS:
* En lugar de almendras puedes usar cacahuetes o anacardos; la crema de almendras también se puede sustituir por crema de cacahuete.
* Para congelar las barritas, envuélvelas individualmente con papel sulfurizado e introdúcelas en un recipiente hermético.

Pastelitos de crema de cacahuete

PREPARACIÓN: 20 MINUTOS
REPOSO: 2 HORAS O MÁS
HORNEADO: 35-40 MINUTOS
PARA: 16 PASTELES

La combinación de chocolate, caramelo y crema de cacahuete convierte a estos pastelitos en un dulce absolutamente irresistible. Corta tu preparación en cuadraditos pequeños y reparte sabor.

PARA LA CAPA DE GALLETA

200 g de harina
1 cucharada de almidón de maíz
100 g de azúcar extrafino
¼ de cucharadita de sal
170 g de mantequilla sin sal, cortada en dados

PARA LA CAPA DE CARAMELO

395 g de dulce de leche
100 g de azúcar moreno
100 g de mantequilla sin sal, cortada en dados
70 g de crema de cacahuete
Una pizca de sal generosa

PARA LA CAPA DE CHOCOLATE

200 g de pepitas de chocolate negro
50 g de pepitas de chocolate con leche
1 cucharada de mantequilla sin sal

PARA EL CHORRITO DE CREMA DE CACAHUETE

3 cucharadas de crema de cacahuete sin trocitos
2 cucharadas de mantequilla sin sal

Prepara la galleta de masa quebrada

- Rocía un molde cuadrado para tartas de 20 cm con espray desmoldante de repostería y fórralo con papel de horno.
- Pon la harina, el almidón de maíz, el azúcar y la sal en un robot de cocina y acciónalo brevemente para mezclarlos. Añade la mantequilla cortada en dados y pulsa intermitentemente hasta obtener una masa de consistencia arenosa.
- Presiona la masa en el interior del molde para compactarla bien; asegúrate de que esté bien nivelada. Pincha la superficie con un tenedor.
- Precalienta la freidora de aire a 160 °C. Introduce el molde en la cesta de la freidora y hornea durante 35–40 minutos, o hasta que la galleta adquiera un ligero tono dorado. Espera a que se enfríe por completo sin sacarlas del molde.

Prepara el caramelo

- Pon el dulce de leche, el azúcar, la mantequilla, la crema de cacahuete y la sal en un cazo a fuego medio sin dejar de remover hasta que la mantequilla se derrita.
- Baja el fuego y deja que cueza a fuego lento 7–10 minutos removiendo con suavidad. La temperatura debe estar apenas por encima de 110 °C.
- Vierte la mezcla sobre la capa de galleta y reserva en la nevera hasta que se asiente.

Continúa en la página siguiente

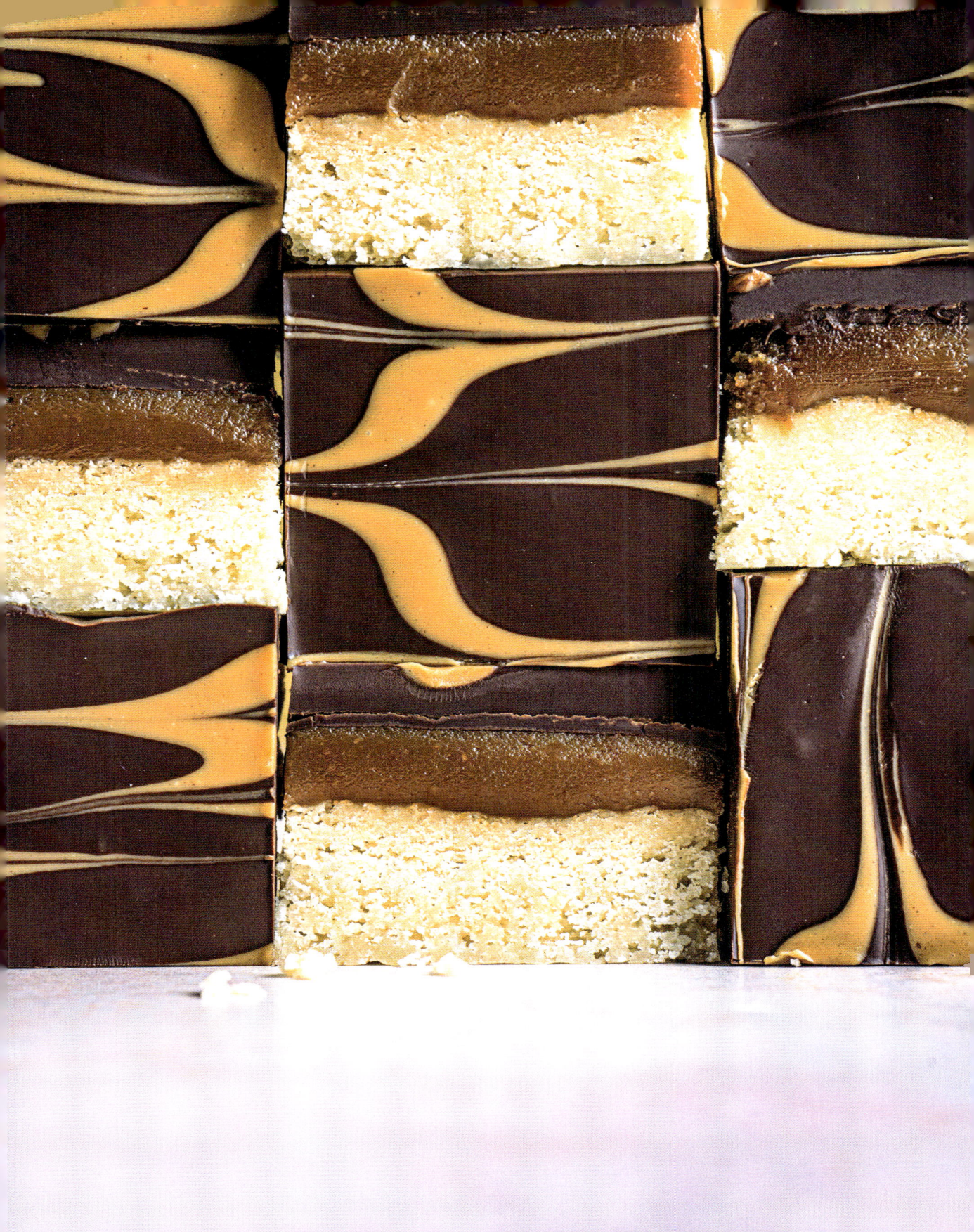

Prepara el toque final

- Pon el chocolate y la mantequilla en un bol, introdúcelo en el microondas y da golpes breves de calor hasta que el chocolate empiece a derretirse. Remueve hasta que la mezcla esté completamente lisa.
- Vierte el chocolate derretido sobre la capa de caramelo y nivela con la ayuda de una espátula de codo.
- Pon en un cazo pequeño la crema de cacahuete y la mantequilla y derrítelas sin dejar de remover. Pasa la preparación a una bolsa pequeña para sándwiches y recorta una punta de la esquina para practicar un agujerito.
- Traza 4 o 5 líneas rectas de crema de cacahuete sobre el chocolate.
- Gira el molde y pasa suavemente un palillo sobre las líneas de crema de cacahuete para crear así el efecto marmoleado.
- Deja que se enfríe en la nevera al menos 2 horas, o hasta que esté totalmente asentado.

Corta y sirve

- Saca la preparación del molde con el papel de horno. Moja un cuchillo grande con agua caliente y sécalo. Pásalo con firmeza por el dulce para trocearlo, limpiando el cuchillo entre corte y corte.
- Se conserva en la nevera un máximo de una semana.

Barritas de frutos del bosque

PREPARACIÓN: 30 MINUTOS
HORNEADO: 55 MINUTOS
REPOSO: 8 HORAS O MÁS
PARA: 16 BARRITAS

Con su crumble y sus frutos del bosque, estas barritas son divinas. El relleno contrasta maravillosamente con una cobertura crujiente y dorada. Puedes usar la combinación de frutos del bosque que prefieras; la sección de congelados es para mí la mejor aliada en estos casos.

PARA EL RELLENO DE FRUTOS DEL BOSQUE

600 g de frutos del bosque congelados
1 cucharada de zumo de limón
1 cucharada de mermelada de frambuesa o de fresa sin semillas
1 cucharadita de extracto de vainilla
2 ½ cucharadas de almidón de maíz

PARA LA BASE

113 g de mantequilla sin sal, a temperatura ambiente
175 g de azúcar extrafino
2 huevos
½ cucharadita de extracto de almendra
200 g de harina
1 cucharadita de levadura química
½ cucharadita de bicarbonato sódico
Una pizca de sal

Prepara el relleno

- Pon los frutos del bosque en un cazo; si son congelados, no es necesario descongelarlos. Agrega los demás ingredientes del relleno y lleva a ebullición.
- Baja a fuego lento y mantén hasta que los frutos empiecen a abrirse y la consistencia se vuelva espesa y brillante. Deja que se enfríe antes de usarlo; lo ideal es que repose varias horas en la nevera, o incluso toda la noche.

Prepara la base

- Rocía un molde desmontable cuadrado de 20 cm con espray desmoldante de repostería y forra con papel de hornear.
- Bate la mantequilla y el azúcar en la amasadora o con una batidora eléctrica hasta que obtengas una consistencia ligera y esponjosa.
- Bate los huevos y el extracto de almendra hasta que estén bien integrados.
- Tamiza la harina, el azúcar, la levadura química, el bicarbonato y la sal, y bate.
- Con la ayuda de una espátula de codo, extiende la masa en el molde.
- Precalienta la freidora de aire a 160 °C durante 3 minutos. Pon el molde en la cesta de la freidora y hornea 15–20 minutos, o hasta que se dore.

Prepara el crumble

- Mezcla en un bol la harina, los distintos tipos de azúcar, la canela, la levadura química y la sal.
- Incorpora la mantequilla hasta obtener una preparación de consistencia arenosa pero que se mantenga unida al pellizcarla.

77

Continúa en la página siguiente

PARA LA COBERTURA DE CRUMBLE

220 g de harina
50 g de azúcar moreno
50 g de azúcar blanquilla
1 cucharadita de canela
  en polvo
1 cucharadita de levadura
  química
Una pizca de sal
113 g de mantequilla sin sal,
  cortada en dados
2 cucharadas de azúcar
  demerara

Añade el relleno y la cobertura

- Extiende el relleno por la base y cúbrelo con la cobertura de crumble. Espolvorea con el azúcar demerara.
- Hornea 30 minutos, o hasta que el crumble se dore y el relleno empiece a burbujear por los lados.

Corta y disfruta

- Espera a que se enfríe del todo; lo ideal es dejarlo reposar una noche en la nevera para asegurarte de que el relleno esté bien asentado.
- Pasa un cuchillo por el interior del molde y desmóldalo. Con la ayuda de un cuchillo de sierra grande, corta la preparación en cuadrados; limpia el cuchillo entre corte y corte.
- Se conserva hasta 5 días en la nevera en un recipiente hermético.

NOTAS:

* Asegúrate de que el relleno esté espeso y tenga consistencia de mermelada; de lo contrario, empapará la base y no se asentará bien.
* Si la cobertura se oscurece demasiado en el momento de hornear, puedes cubrirla con papel de aluminio, siempre asegurándolo con el propio peso del molde o colocando algún peso encima.
* Si compraste frutos rojos frescos y te han sobrado, puedes congelarlos para otra ocasión.

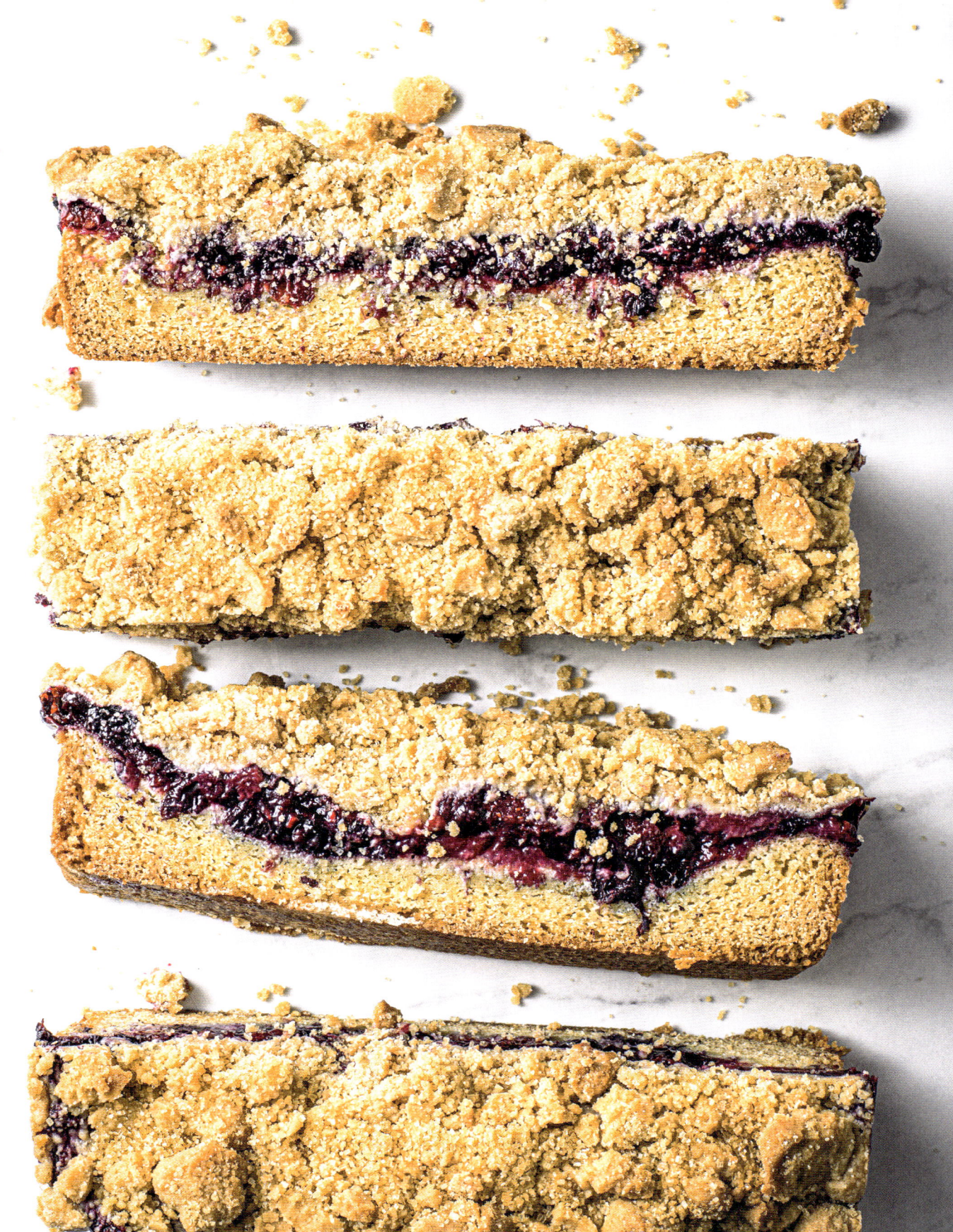

Tartas de mermelada

PREPARACIÓN:
20-30 MINUTOS
REPOSO: 1 HORA
HORNEADO:
24-26 MINUTOS
PARA: 3, 6 U 8 RACIONES
POR TARTA

Estas tartas rellenas de mermelada son mi versión de la pasta flora griega, que a su vez recuerda a la tarta linzer austriaca y a la pastafrola del cono sur americano. Sea cual sea su origen y las llamemos como las llamemos, siempre son deliciosas. Solo tienes que ser un poco paciente y esperar a que se enfríen antes de cortarlas.

PARA LA MASA PRINCIPAL

100 g de almendras molidas
330 g de harina
120 g de azúcar glas
225 g de mantequilla sin sal,
  a temperatura ambiente
1 huevo
1 cucharada de zumo
  de naranja recién exprimido,
  colado
½ cucharadita de extracto
  de vainilla
½ cucharadita de sal
¼ de cucharadita de canela
  en polvo
Azúcar glas, el que pida, y un
  poco más para espolvorear
  y amasar

PARA EL TOQUE FINAL

1 yema de huevo
1 cucharada de leche
2 cucharadas de azúcar

PARA EL RELLENO

160-200 g de mermelada
  sin semillas, de fresa o la
  que desees

Prepara la masa

- Mezcla en un robot de cocina la almendra molida, la harina y el azúcar glas, o bien tamízalos en un bol; así eliminarás posibles grumos.

- Pon la mantequilla en un bol o en el recipiente de la amasadora. Bate hasta que esté cremosa, rebañando la base y las paredes del bol cuando sea necesario.

- Añade una cucharada de la preparación de almendra y azúcar, el huevo, el zumo de naranja y la vainilla. Bate para mezclar y luego, gradualmente, agrega el resto de los ingredientes secos.

- Vuelca la masa sobre un trozo grande de film transparente y forma un disco. Envuélvelo muy bien y deja que repose en la nevera como mínimo 1 hora, o incluso toda la noche.

Prepara las tartas

- Divide la masa en 2 partes; envuelve la que no vayas a usar y guárdala en la nevera.

- Espolvorea la superficie de trabajo con azúcar glas. Estira la masa hasta obtener un grosor de 6 mm (para ello es ideal disponer de un rodillo con anillas niveladoras).

- Usa un aro para tartas de 16 cm (o la parte superior de un molde desmontable) para cortar 3 discos. Colócalos en una alfombrilla de hornear y pínchalos superficialmente con un tenedor sin llegar a perforarlos. Introdúcelos en la cesta y, si es posible, deja que se enfríen un poco en la nevera.

- Estira el resto de la masa y, con un cortador de rueda para pasta, corta tiras de 1 cm de ancho. Como alternativa, puedes estirar la masa formando un disco de 18 cm, extraer formas con un cortapastas y luego usar ese disco calado como tapa de la tarta. Presiona los bordes y pellízcalos para sellarlos; si los hubiera, recorta los sobrantes de masa.

Continúa en la página siguiente

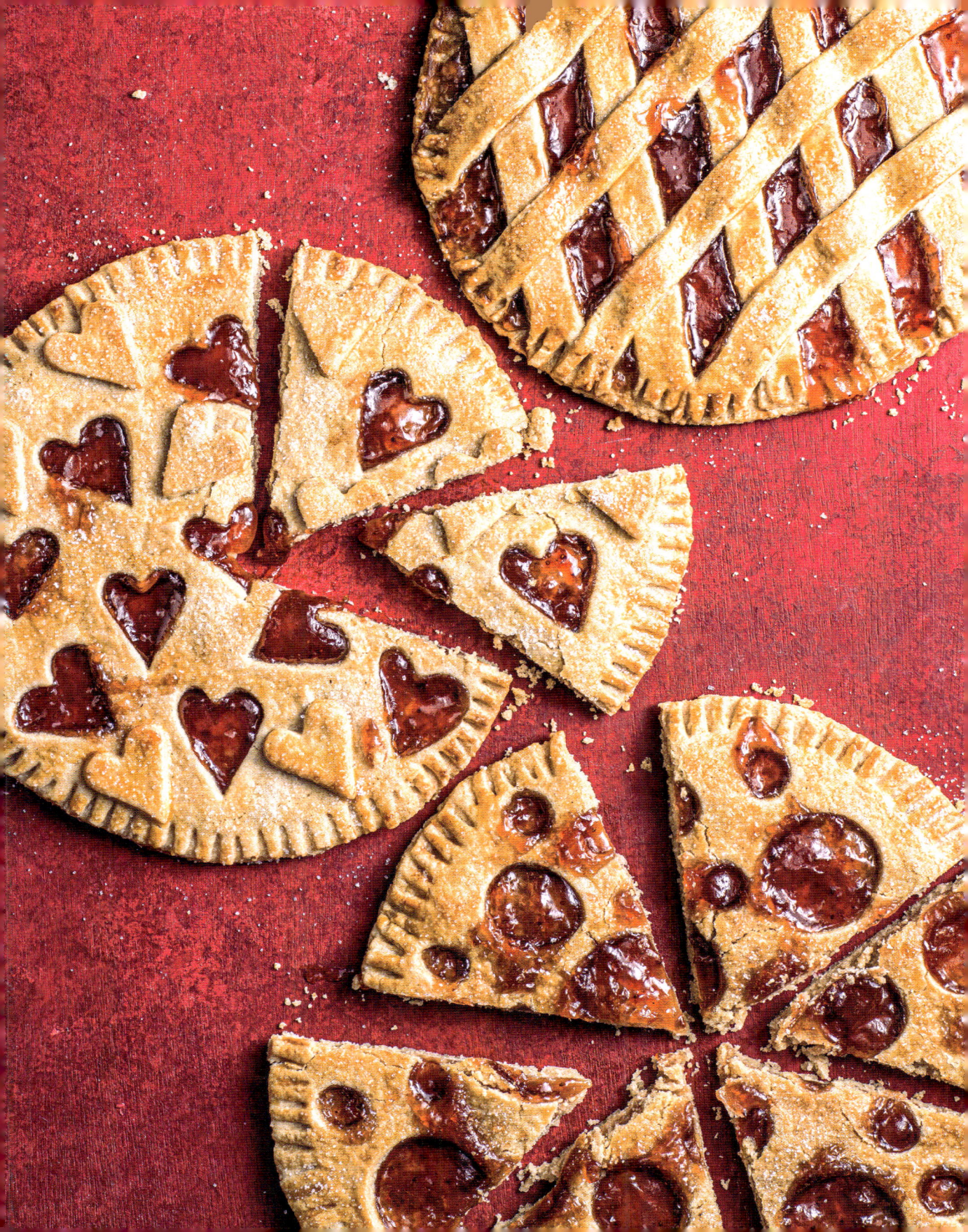

- Extiende la mermelada con una cuchara sobre las bases de tarta dejando un pequeño margen alrededor.
- Bate ligeramente la yema de huevo y la leche en un cuenco pequeño. Pincela el borde de las tartas con esta mezcla.
- Dispón las tiras de masa sobre la base de la tarta creando un motivo de enrejado y presiona los bordes para sellar. Recorta la masa sobrante, haz con ella una bola y vuelve a estirarla. Como alternativa, cubre la tarta con la tapa calada.
- Pincela las tiras de masa con el huevo y espolvorea con el azúcar. Tendrás que cocinarlas por tandas. Coloca cuidadosamente la primera tarta sobre una rejilla.
- Precalienta la freidora de aire a 150 °C durante 3 minutos. Pon la rejilla en la cesta de la freidora y hornea 24–26 minutos. Si la tarta se dorara demasiado rápido, baja la temperatura a 145 °C.
- Deja que la tarta se enfríe antes de cortarla y servirla. Se conserva 3 o 4 días envuelta en papel de cocina en un envase hermético.

NOTAS:

* Esta masa sirve también para preparar galletas rellenas. Usa cortapastas tipo Linzer para dar forma a las galletas y únelas con mermelada o crema.
* Hornea por tandas a 145–150 °C durante 8–9 minutos, o hasta que los bordes de las galletas empiecen apenas a tomar color. Pásalas a una rejilla para que se enfríen.
* Espolvorea las galletas caladas con azúcar glas. Unta las demás con mermelada y cubre con la parte calada.
* Se conservan 3 o 4 días en un envase hermético. El relleno puede reblandecer las galletas, por lo que no aguantarán más tiempo. Las galletas sin rellenar se pueden conservar hasta una semana.

Macarons

Además de delicados y deliciosos, los macarons son preciosos. Sin embargo, hacerlos no es tan sencillo; no te desanimes si no te quedan muy bonitos. Tanto si eres principiante como si llevas mucho tiempo entre fogones, lo que es seguro es que sabrán a gloria.

PREPARACIÓN: 30 MINUTOS
SECADO: 30-40 MINUTOS
HORNEADO: 18 MINUTOS
PARA: 20-25

SIN GLUTEN

PARA LAS CONCHAS
150 g de almendras molidas
150 g de azúcar glas
120 ml de claras de huevo envasadas
150 g de azúcar extrafino
Unas gotitas de extracto de vainilla
Unas gotitas de colorante alimentario (opcional)

PARA EL RELLENO
150 g de pepitas de chocolate negro
100 ml de nata
30 g de mantequilla sin sal
2 cucharadas de sirope dorado

Prepara las conchas

- Pon la almendra molida y el azúcar glas en un robot de cocina y acciona la máquina unas cuantas veces para que se mezclen. Tamiza la preparación en un bol grande; desecha todo lo que no pase por el tamiz.

- Añade 60 ml de claras de huevo e incorpora vigorosamente con una espátula de silicona hasta obtener una pasta lisa.

- En el recipiente de la amasadora, pon el azúcar extrafino, el resto de las claras de huevo, la vainilla y, si lo deseas, e colorante. Coloca el bol sobre un cazo con agua a punto de ebullición (asegúrate de que la base del bol no toque el agua). Remueve con la ayuda de unas varillas durante unos minutos, hasta que se disuelva el azúcar. Comprueba con un dedo que el azúcar se haya disuelto.

- Acopla el bol a la amasadora y bate a máxima velocidad hasta obtener un merengue brillante y que se formen picos

- Añade un tercio del merengue al bol con la pasta de almendras y mezcla con una espátula de silicona para aligerar a pasta.

- Incorpora con la espátula el merengue restante con movimientos suaves y envolventes, rebañando la base y las paredes del bol a medida que vas trabajando. Prosigue hasta que la masa tenga una consistencia espesa y fluida y caiga lentamente de la espátula. Evita mezclar en exceso.

- Pasa la preparación a una manga pastelera grande equipada con una boquilla redonda lisa.

- Puedes usar una alfombrilla de silicona de 20 cm o una hoja de cocción reutilizable. Sostén la manga en vertical y forma los macarons dejando cierto espacio entre ellos; haz un movimiento circular rápido en el momento en que dejes de presionar la manga.

- Levanta la alfombrilla y déjala caer para deshacer posibles burbujas.

Continúa en la página siguiente

- Si aparecen puntitas en los macarons, aplástalas con cuidado con un dedo limpio y húmedo. Deja que los macarons se sequen; las conchas perderán su brillo y estarán secas al tacto.
- Precalienta la freidora de aire a 100–110 °C. Cocina 18–20 minutos, o hasta que los macarons tengan la superficie suave, seca y firme al tacto. Deja secar los macarons al menos 10 minutos antes de despegarlos de la alfombrilla.

Rellena los macarons

- Pon en un bol las pepitas de chocolate, la nata, la mantequilla y el sirope dorado. Caliéntalo en el microondas con golpes de calor de 30 segundos, removiendo tras cada uno hasta que el chocolate esté derretido. Espera a que se enfríe y ponlo en una manga pastelera equipada con una boquilla pequeña redonda.
- Rellena con esta preparación la mitad de las conchas, dejando margen suficiente para que se expanda, y luego cubre con la otra mitad, cerrando suavemente el macaron.
- Se conservan hasta 2 días en un envase hermético (por lo general, las conchas se reblandecen con el relleno).

NOTAS:
* Puedes usar las claras sobrantes para preparar la masa de los pastelitos de manzana y pacanas de la página 66.
* Lo más difícil a la hora elaborar macarons es encontrar el punto en que conviene dejar de batir la masa.
* Si mezclas con demasiada fuerza o lo haces durante demasiado tiempo, quedará excesivamente fluida y se esparcirá mucho en el momento de utilizar el relleno. Hasta que no adquieras experiencia, es preferible batir de menos que de más.

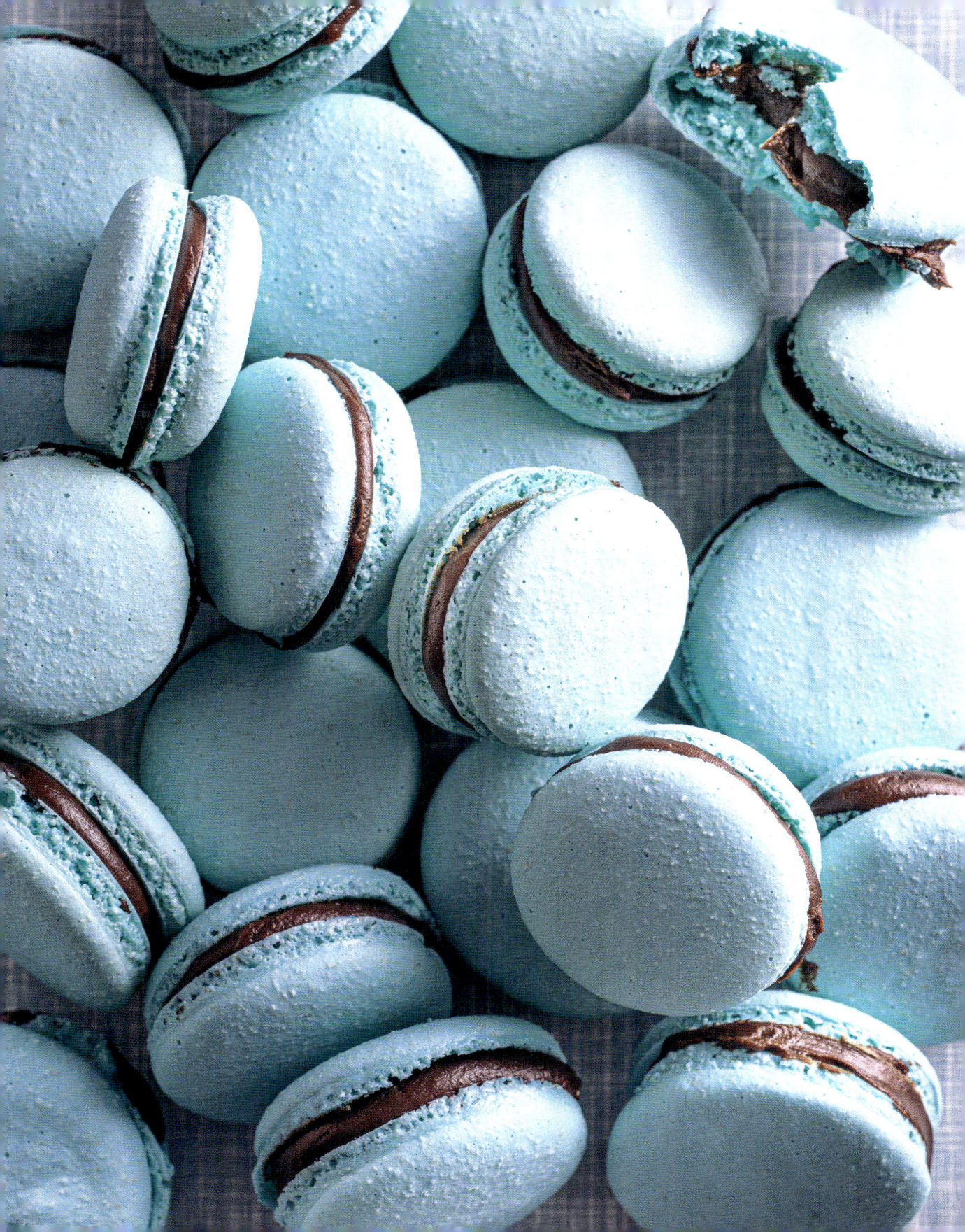

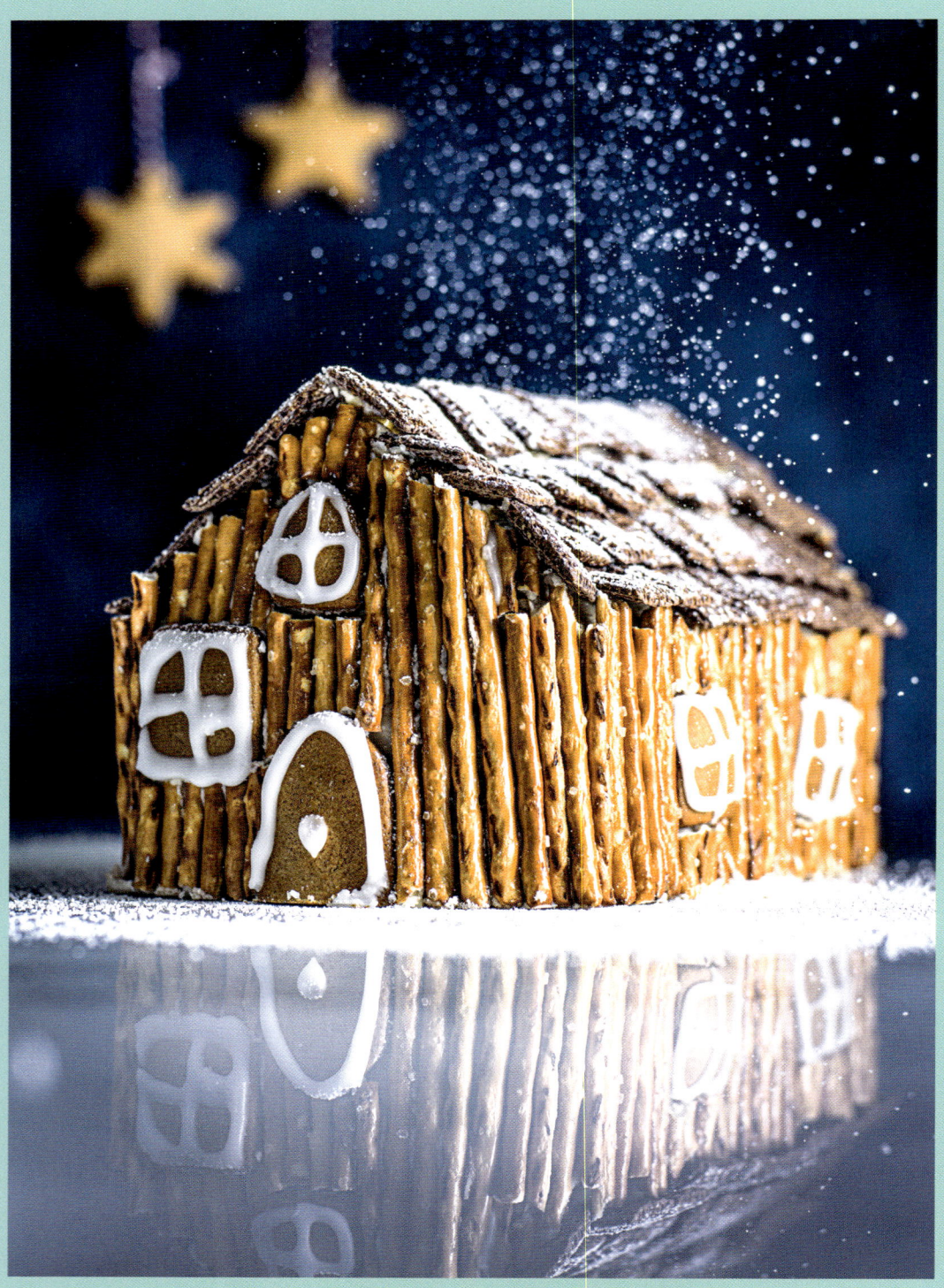

Repostería
PARA FESTIVIDADES

Hot cross bun

Que no te asuste la larga lista de ingredientes; este bollo de Pascua tradicional británico bien merece el esfuerzo. Suave, esponjoso y delicioso, se convierte en exquisitas tostadas típicas de la Semana Santa británica, aunque si de mí dependiera lo consumiría todo el año.

PREPARACIÓN:
30 MINUTOS
LEUDADO: 3 HORAS O MÁS
HORNEADO:
40-45 MINUTOS
PARA:
1 HOT CROSS BUN

PARA LOS FRUTOS
100 g de frutos secos variados
50 g de piel de cítricos
Agua hirviendo, la que precise

PARA LA MASA INICIAL
120 ml de leche entera
20 g de harina de fuerza
(2 cucharadas rasas)

PARA LA MASA PRINCIPAL
80 ml de leche entera
40 ml de zumo de naranja
natural
1 huevo
55 g de mantequilla sin sal,
cortada en dados
360 g de harina de fuerza, y un
poco más para espolvorear
80 g de azúcar moreno
2 cucharaditas de levadura
seca de panadería
1 cucharadita de mezcla
de especias (por ejemplo:
canela, clavo, jengibre, nuez
moscada)
½ cucharadita de sal
La ralladura de 1 naranja
La ralladura de 1 limón

PARA PINCELAR CON HUEVO
1 huevo poco batido

Pon la fruta en remojo

- Pon los frutos secos y la piel de los cítricos en un cuenco pequeño y vierte agua hirviendo hasta cubrirlos. Espera a que se rehidraten y escurre el exceso de líquido, si lo hubiera, antes de usar.

Prepara la masa inicial

- Pon la leche y la harina en un cazo a fuego medio. Remueve con unas varillas pequeñas para que vaya espesando; la preparación estará lista cuando obtengas una pasta espesa y las varillas dejen un rastro al pasarla por la superficie. Si no vas a usarla inmediatamente, cúbrela con film transparente para evitar que se forme una costra en la superficie.

Prepara la masa principal

- Añade la leche al cazo que contiene la masa inicial y ponlo al fuego hasta que empiecen a aparecer burbujitas en los bordes.
- Retira el cazo del fuego y espera a que se enfríe un poco para incorporar el zumo de naranja, el huevo y la mantequilla, Deja reposar hasta que la mantequilla empiece a derretirse y remueve para mezclar.
- Pon en la amasadora el gancho amasador y vierte en el bol la harina, el azúcar, la levadura, las especias, la sal y la piel de cítricos. Mezcla.
- Agrega el contenido del cazo sin dejar de mezclar a velocidad baja. Obtendrás una masa pegajosa y de aspecto irregular.
- Aumenta ligeramente la velocidad y amasa 2–4 minutos, o hasta que la masa esté elástica y empiece a formar una bola alrededor del gancho. Si la masa está demasiado pegajosa incorpora un poco de harina, cucharada a cucharada. Estira entre los dedos una pequeña porción de masa: si se forma una membrana traslúcida que no llegue a rasgarse, está lista para levar.

Continúa en la página siguiente

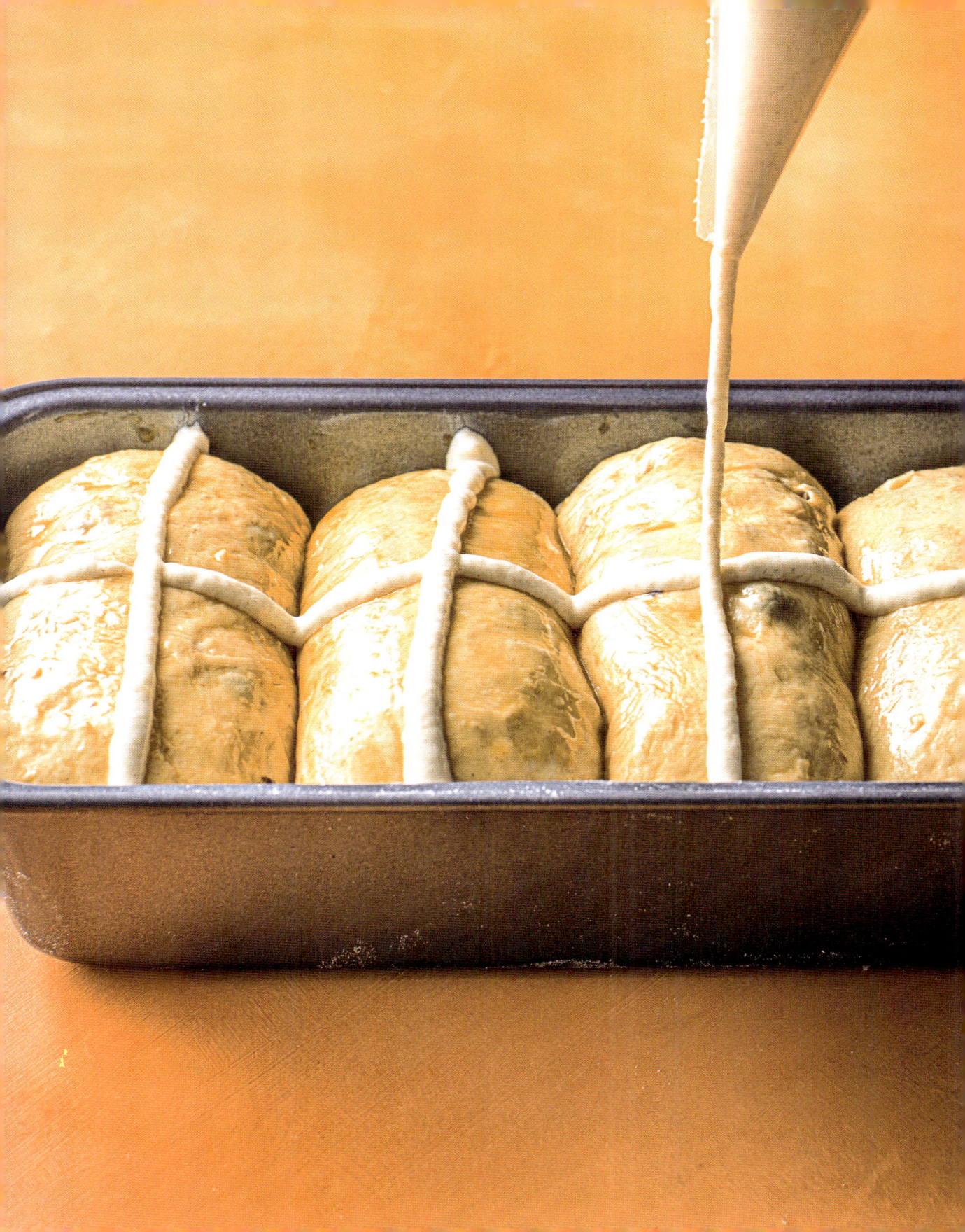

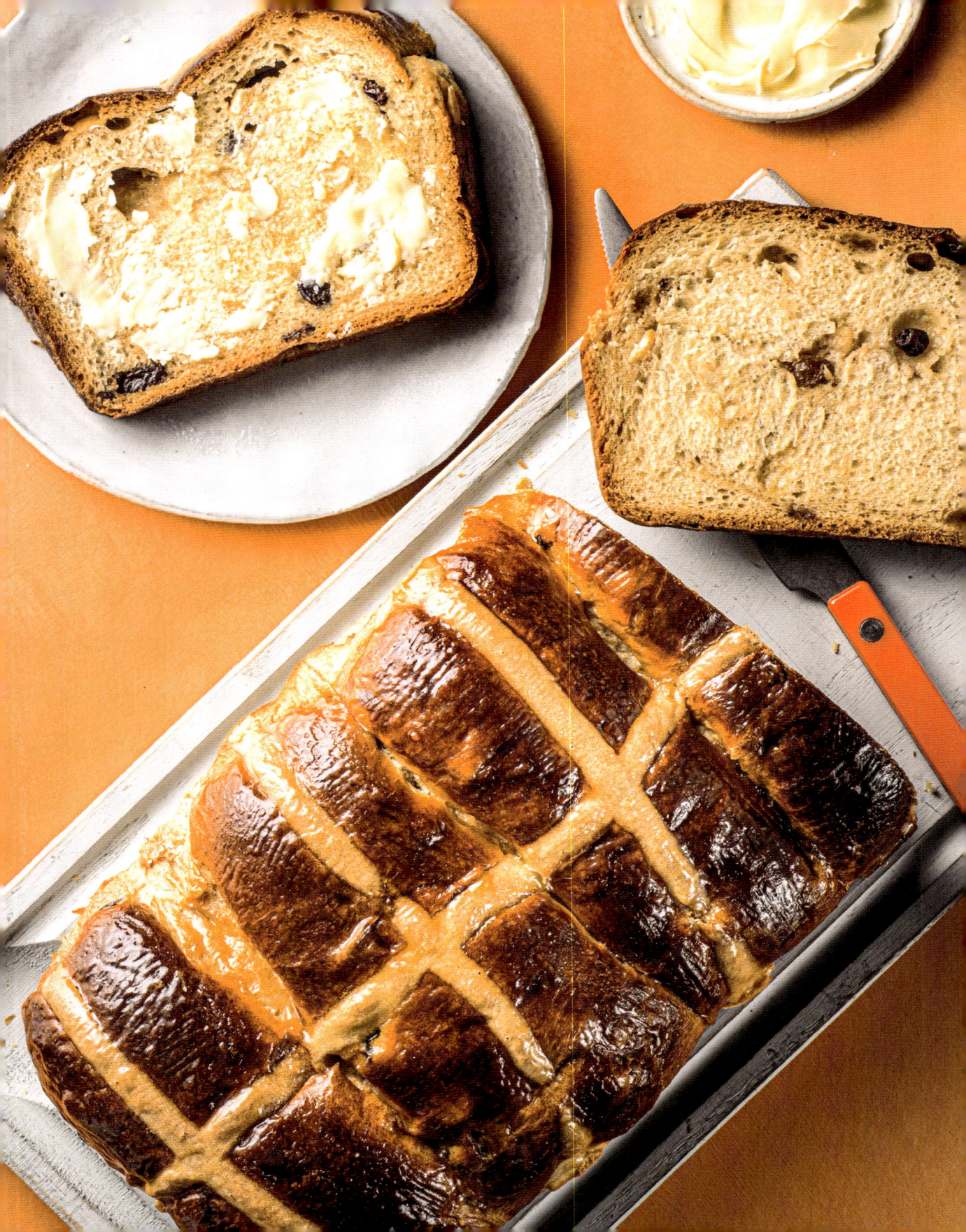

PARA LA CRUZ
2 cucharadas de leche entera
2 cucharadas de harina, o la
que precise

PARA GLASEAR
2–3 cucharadas de mermelada
de albaricoque

Primera fermentación

- Rocía aceite en el bol. Cubre con film transparente que habrás engrasado y deja que suba 60–90 minutos, hasta que doble su tamaño.

Formar y segunda fermentación

- Desgasifica la masa y vuélcala en una superficie ligeramente enharinada. Deja que repose unos minutos y luego forma un rectángulo ancho.
- Esparce parte de los frutos escurridos sobre la masa y pliega las esquinas hacia el centro, para envolver el relleno. Sigue hasta incorporar todos los frutos, sin dejar de amasar, para que se repartan de manera uniforme.
- Divide la masa en 4 porciones iguales. Aplasta cada una de ellas para formar rectángulos y luego enróllalas por el lado más largo, como un brazo de gitano, hasta tenerlas todas.
- Rocía un molde rectangular de 900 g con espray desmoldante de repostería y forra los lados con papel de hornear. Introduce las piezas de masa ya formadas en el molde. Si algunos de los frutos secos sobresale de la masa, presiona para introducirlo, o bien retíralo; de lo contrario, se podría quemar.
- Cubre holgadamente el molde con film transparente y deja que suba durante 45 minutos.

Horneado

- Pincela con el huevo.
- Mezcla en un cuenco la leche y la harina para hacer la cruz hasta obtener una pasta espesa y suave pero fluida. Vierte la preparación en una bolsa pequeña para sándwiches y recorta una punta de la esquina para abrir un agujerito.
- Traza una cruz con la ayuda de la bolsa sobre cada sección del bollo.
- Precalienta la freidora de aire a 200 °C durante 5 minutos. Baja la temperatura a 160 °C e introduce el molde en la cesta. Hornea 40–45 minutos, o hasta que el bollo adquiera un color marrón oscuro y su temperatura interior ascienda a 98 °C. Mientras todavía esté caliente, pincélalo con la mermelada para glasear.
- Espera a que se enfríe antes de cortarlo en porciones. Queda delicioso si lo tuestas y lo acompañas con mantequilla.

NOTA:
Se puede cortar en porciones
y conservar
en el congelador hasta
3 meses. Se puede tostar
recién sacado
del congelador.

Simnel cake

PREPARACIÓN:
20 MINUTOS
HORNEADO:
60-75 MINUTOS
PARA: 12 RACIONES

La historia de este bizcocho tradicional de origen anglosajón se remonta a muchos años atrás; se dice que las jóvenes criadas se lo llevaban a sus madres el Día de la Madre, conocido en algunos lugares como *Simnel Day*. En nuestros días se asocia a la Semana Santa y es frecuente encontrarlo decorado con once bolitas de mazapán en representación de los apóstoles, pero quitando a Judas. Yo he añadido una bolita por Jesús, para que sean doce, y que así ninguna porción se quede sin mazapán.

PARA LOS FRUTOS

250 g de frutos secos variados
1 cucharada de agua hirviendo
1 naranja (la ralladura y el zumo)
1 cucharada de harina leudante

PARA EL BIZCOCHO

200 g de harina leudante
250 g de azúcar moreno
60 g de almendras molidas
1 cucharadita de mezcla de especias (por ejemplo: canela, clavo, jengibre, nuez moscada)
1 cucharadita de levadura química
4 huevos
115 g de margarina
80 ml de suero de mantequilla
½ cucharadita de extracto de almendra
½ cucharadita de extracto de vainilla
3 cucharadas de almendras laminadas

PARA DECORAR

120 g de fondant de almendras amarillo
3 cucharadas de mermelada de albaricoque

- Rocía un molde desmontable cuadrado de 20 cm con espray desmoldante de repostería y forra la base con papel de hornear.

- Pon en un bol los frutos secos y agrega el agua, la ralladura de naranja y el zumo. Deja reposar 20 minutos para que los frutos secos se ablanden un poco. Si sobra líquido, escurre para desecharlo. Añade la harina a la preparación y remueve.

- Pon en un bol la harina, el azúcar, las almendras, la mezcla de especias y la levadura química, y remueve.

- Agrega los huevos, la margarina, el suero de mantequilla y los extractos, y bate con una batidora eléctrica o una amasadora hasta que la preparación esté lisa. Rebaña con una espátula la base y los lados del bol cuando sea necesario.

- Incorpora los frutos secos y vierte la masa al molde ya preparado. Esparce las almendras laminadas.

- Precalienta la freidora de aire a 160 °C durante 3 minutos. Introduce el molde en la cesta de la freidora y hornea 1 hora, o hasta que al introducir un palillo en el centro salga limpio.

- Divide el fondant de almendra en 12 trozos y forma una bolita con cada uno de ellos.

- Sin sacar el pastel del molde, pincélalo con la mermelada de albaricoque. Coloca sobre el pastel, a la misma distancia, las bolas de fondant de almendra. Si lo deseas, puedes dorar ligeramente la parte superior de las bolas con un soplete de cocina.

- Deja que se enfríe 10 minutos y luego pasa la hoja de un cuchillo alrededor de las paredes el molde. Coloca el pastel en una rejilla y espera a que se enfríe antes de cortar.

NOTA:
Se conserva 3 o 4 días en un recipiente hermético.

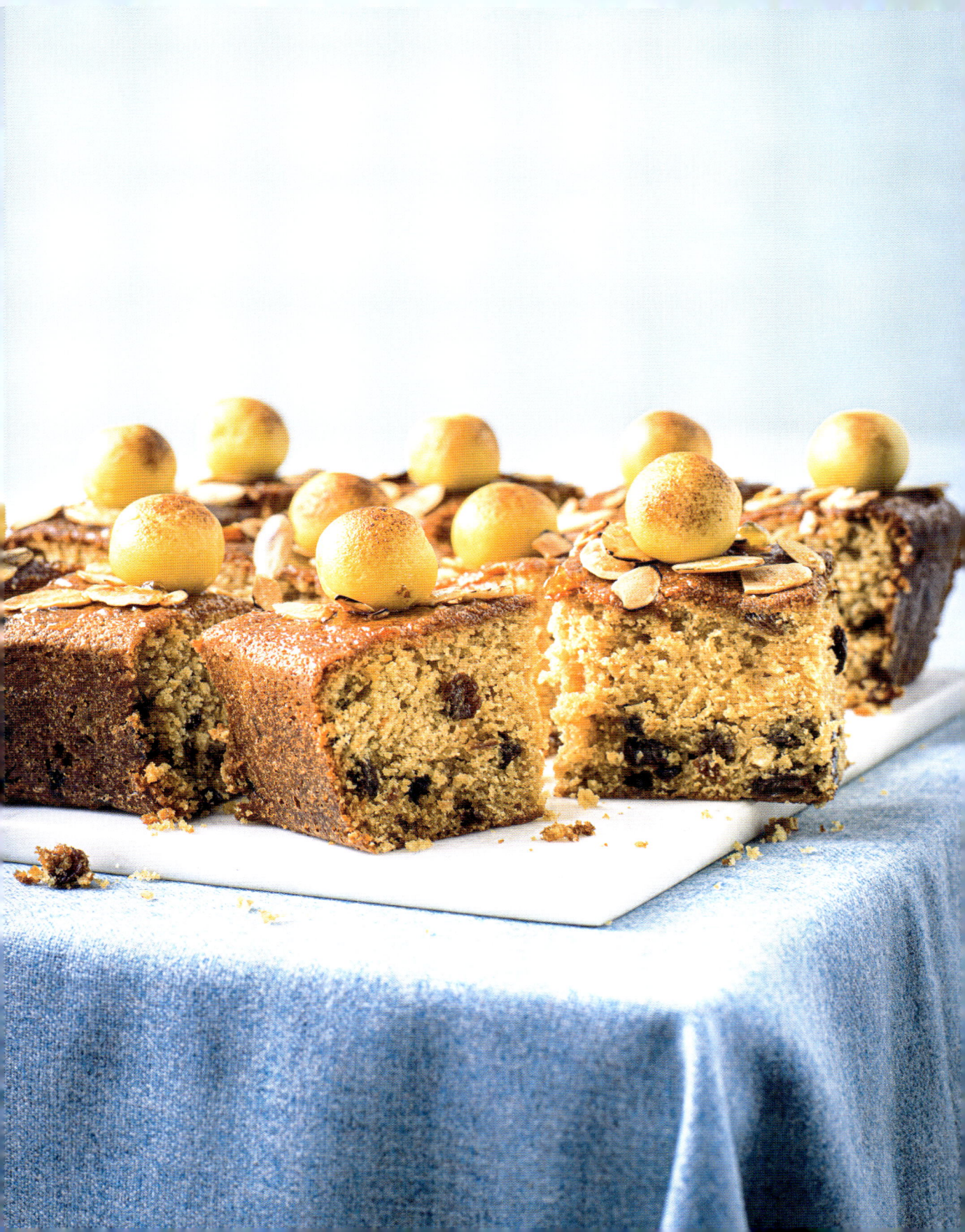

Red velvet de Halloween

PREPARACIÓN: 20 MINUTOS
HORNEADO: 40-50 MINUTOS
PARA: 10-12 RACIONES

Convierte un gigantesco bizcocho Red velvet en un espectáculo tétrico con un montón de huesos (de merengue) y sangre (de arándanos). Que su siniestra apariencia no te engañe: está delicioso. Cuando termine la fiesta de Halloween no quedarán ni las migas.

PARA LA SANGRE COMESTIBLE

- 80 ml de zumo de arándanos
- 2 cucharadas de almidón de maíz
- 240 g de sirope dorado
- 1 cucharadita de extracto de vainilla
- 1 cucharadita de colorante alimentario rojo en pasta, o la cantidad que precise

PARA LOS HUESOS DE MERENGUE

- 120 ml de claras de huevo envasadas
- 240 g de azúcar extrafino
- ½ cucharadita de crémor tártaro
- 1 cucharadita de extracto de vainilla

Prepara la sangre comestible

- Mezcla en un cazo el zumo y el almidón de maíz. Añade el sirope dorado y la vainilla y, sin dejar de remover, mantén el hervor a fuego lento hasta que espese.
- Retira del fuego y agrega el colorante alimentario rojo para darle color. Vierte la preparación en un tarro y espera a que se enfríe antes de usar.

Prepara los huesos de merengue

- Mezcla en el recipiente de la amasadora las claras de huevo, el azúcar, el crémor tártaro y la vainilla. Colócalo sobre un cazo con agua a punto de ebullición (asegúrate de que la base del bol no toque el agua). Remueve a fuego lento hasta que se disuelva el azúcar.
- Monta el bol en la amasadora equipada con el batidor. Bate a velocidad máxima hasta que se formen picos firmes y obtengas un merengue brillante y consistente. Pon el merengue en una manga pastelera con una boquilla redonda lisa.
- Corta una pieza de papel de horno que encaje en la cesta de la freidora de aire. Colócala en la cesta y forma los huesos, dejando cierto espacio entre ellos. Hazlos de varias formas y tamaños, para que te den juego a la hora de cubrir los costados de la tarta o apilarlos sobre ella. Tendrás que prepararlos por tandas, así que es preferible tenerlos listos el día anterior.
- Hornea a 100 °C durante 30–40 minutos, o hasta que estén secos y se desprendan del papel con facilidad. Consérvalos en un envase hermético hasta que los vayas a usar.

Continúa en la página siguiente

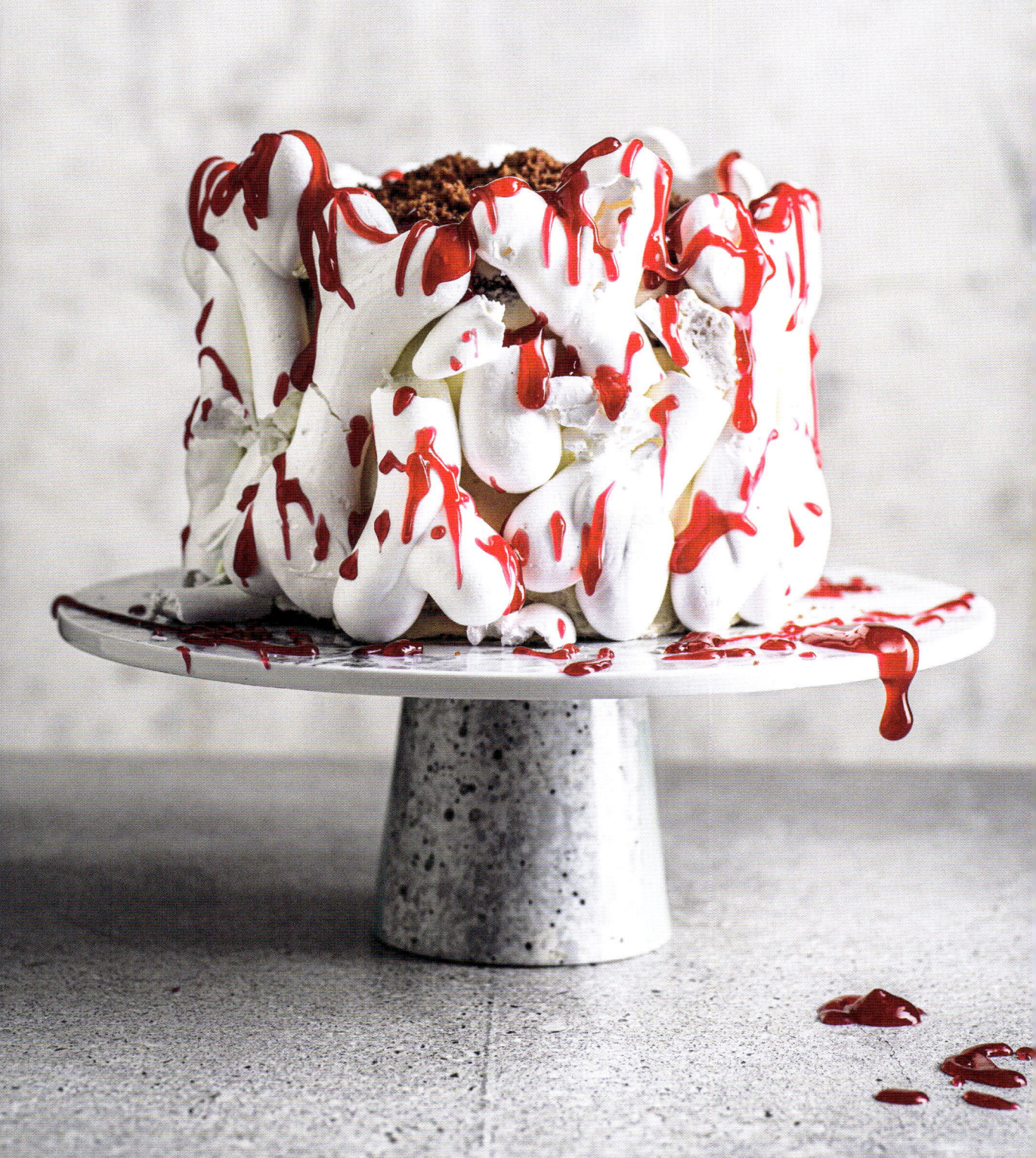

PARA EL BIZCOCHO

180 ml de suero de mantequilla

2 cucharaditas de colorante alimentario rojo en pasta, o la cantidad que precise

1 cucharada de vinagre de vino tinto

2 cucharaditas de bicarbonato sódico

1 cucharadita de extracto de vainilla

300 g de azúcar extrafino

200 g de mantequilla sin sal a temperatura ambiente, o de margarina

3 huevos

2 cucharadas de cacao en polvo

320 g de harina

¼ de cucharadita de sal

PARA LA CREMA DE MANTEQUILLA

250 g de mantequilla sin sal, a temperatura ambiente

395 g de leche condensada

2 cucharaditas de extracto de vainilla

⅛ de cucharadita de sal

Prepara el bizcocho

- Mezcla el suero de mantequilla y el colorante en un bol grande; añade el colorante necesario para conseguir un color sangre perfecto. Incorpora el vinagre de vino y el bicarbonato.

- Agrega la vainilla, el azúcar, la mantequilla a temperatura ambiente y los huevos, y bate con una batidora eléctrica (o en la amasadora) para mezclar.

- Tamiza el cacao en polvo, la harina y la sal, incorpóralos y bate hasta obtener una masa bien integrada.

- Reparte la masa en 3 moldes de 15 cm engrasados y forrados. Precalienta la freidora de aire a 160 °C y hornea por tandas durante 40–45 minutos, o hasta que los bizcochos suban, estén esponjosos al tacto y, al introducir un palillo en el centro, salga limpio. Puedes comprobar cómo avanza la cocción para ver si están listos antes del tiempo previsto o si se colorean excesivamente, en cuyo caso tendrás que bajar la temperatura.

- Deja que se enfríen 5 minutos y luego, con delicadeza, vuélcalos en una rejilla. Espera a que se enfríen por completo antes de poner la cobertura.

Prepara la crema de mantequilla

- Bate la mantequilla hasta que esté ligera y esponjosa, y luego, poco a poco, añade la leche condensada sin dejar de batir bien. Añade la vainilla y la sal y bate a máxima velocidad hasta que la crema de mantequilla esté suave y se formen picos.

- Viértela en una manga pastelera equipada con una boquilla redonda lisa.

Monta la tarta de Halloween

- Nivela las capas de bizcocho; después, puedes triturar las sobras para agregar esas miguitas en la cobertura.

- Pon una capa generosa de crema de mantequilla para unir las 3 capas de bizcocho. Agrega también una capa de crema de mantequilla en la superficie del pastel. Completa con las migas que quedaron al nivelar.

- Pega los huesos en la tarta usando crema de mantequilla cuando lo necesites; puedes romper alguno para que encaje. Rocía con la sangre comestible y sirve inmediatamente.

NOTAS:

* Usa colorante alimentario en pasta o en gel. Si es posible, adquiere un colorante con la etiqueta «Red velvet», ya que está pensado para este tipo de dulce y aportará un intenso color rojo.

* La sangre comestible y las capas de bizcocho se pueden preparar el día anterior. Los huesos de merengue también se pueden elaborar antes; se conservan en un recipiente hermético.

* Añade los elementos decorativos justo antes de servir la tarta. De lo contrario, se reblandecerán por la humedad.

Calabacitas

PREPARACIÓN:
15 MINUTOS
LEUDADO: 2 HORAS O MÁS
HORNEADO:
25-27 MINUTOS
PARA: 8

Estos panecillos no solo tienen un aspecto adorable, sino que además ocultar puré de calabaza y están sazonados con cálidas especias. Templados y untados con mantequilla, son irresistibles y acompañan de maravilla sopas y guisos.

PARA LA MASA INICIAL
120 ml de leche entera
20 g (2 cucharadas rasas)
  de harina de fuerza

PARA LA MASA PRINCIPAL
120 ml de leche entera
1 huevo
55 g de mantequilla sin sal
  a temperatura ambiente
50 g de puré de calabaza
350 g de harina de fuerza, y un
  poco más para espolvorear
  y amasar
1 cucharada de azúcar extrafino
2 cucharaditas de levadura
  seca de panadería
1 cucharadita de sal
Una pizca de nuez moscada
  recién rallada
Una pizca de mezcla
  de especias (canela, clavo,
  nuez moscada y jengibre)

PARA PINCELAR CON HUEVO
1 huevo batido con un chorrito
  de leche

**PARA EL TOQUE FINAL
(OPCIONAL)**
Semillas de amapola
  o de sésamo
Canela en rama o pretzels, para
  los tallos

Prepara la masa inicial

- Pon la leche y la harina en un cazo a fuego lento. Remueve con unas varillas pequeñas para que vaya espesando; la preparación estará lista cuando obtengas una pasta espesa y las varillas dejen un rastro al pasarla por la superficie. Si no vas a usarla inmediatamente, cúbrela con film transparente para evitar que se forme una costra.

Prepara la masa principal

- Añade la leche al cazo de la masa inicial y ponlo al fuego hasta que empiecen a aparecer burbujitas en los bordes. Retira el cazo del fuego y espera a que se enfríe un poco para incorporar el huevo, la mantequilla y el puré de calabaza. La mantequilla debe derretirse con el calor residual.
- Pon en el bol de la amasadora, equipada con el gancho amasador, la harina, el azúcar, la levadura y la sal, y mezcla.
- Vierte el contenido del cazo mientras la máquina trabaja a velocidad baja. Obtendrás una masa pegajosa y de aspecto irregular.
- Aumenta ligeramente la velocidad y sigue amasando 2–4 minutos, o hasta que la masa esté elástica y empiece a formar una bola alrededor del gancho. Si la masa quedara demasiado pegajosa, añade un poco de harina, cucharada a cucharada.
- Estira entre los dedos una pequeña porción de masa: si se forma una membrana traslúcida que no llegue a rasgarse, está lista para usar.

Primera fermentación

- Rocía aceite en el bol. Cúbrelo con film transparente engrasado y deja que suba durante 60–90 minutos, o hasta que doble su volumen (el tiempo dependerá de la temperatura ambiente).

Continúa en la página siguiente

Formar y segunda fermentación

- Desgasifica la masa y vuélcala en una superficie de trabajo ligeramente enharinada. Deja que repose unos minutos y divídela en 8 partes del mismo peso para formar 8 bollos.

- Aplasta cada pieza para formar un disco. Lleva los bordes hacia la parte interior para hacer una bola, dale la vuelta y trabájala con la palma de la mano para redondearla. Repite la operación con cada trozo.

- Corta 4 trozos de cordel de 30 cm de largo. Humedécelo en aceite vegetal y luego escurre con los dedos para eliminar el aceite sobrante.

- Pon los cordeles sobre la superficie de trabajo creando una red, con 2 en sentido vertical y otros 2 en sentido horizontal. Pon la primera bola en el centro de la red y pincélala con huevo batido.

- Ata los cordeles sobre la bola (sin presionar demasiado para que el pan pueda expandirse en el horno), de modo que esté dividido en 8 secciones iguales. Si sobra cordel, córtalo. Haz lo mismo con las demás bolas.

- Coloca en la cesta de la freidora una alfombrilla engrasada y rocía aceite por los lados de la cesta. Introduce las bolas en la cesta dejando cierto espacio entre ellas.

- Cubre con un paño limpio y deja que reposen 45 minutos, o hasta que doblen su tamaño, se hayan hinchado y se toquen.

Horneado

- Pincela los panecillos con el huevo y esparce los ingredientes que hayas elegido si lo deseas. Hornea durante 25 minutos a 160 °C. Dales la vuelta y prosigue la cocción otro par de minutos más para que se doren.

- Retira el cordel antes de servir. Añade trocitos de canela en rama o pretzel para crear los tallos.

NOTA:
Se conservan hasta 3 días en un recipiente hermético. Recaliéntalos unos minutos antes de servir.

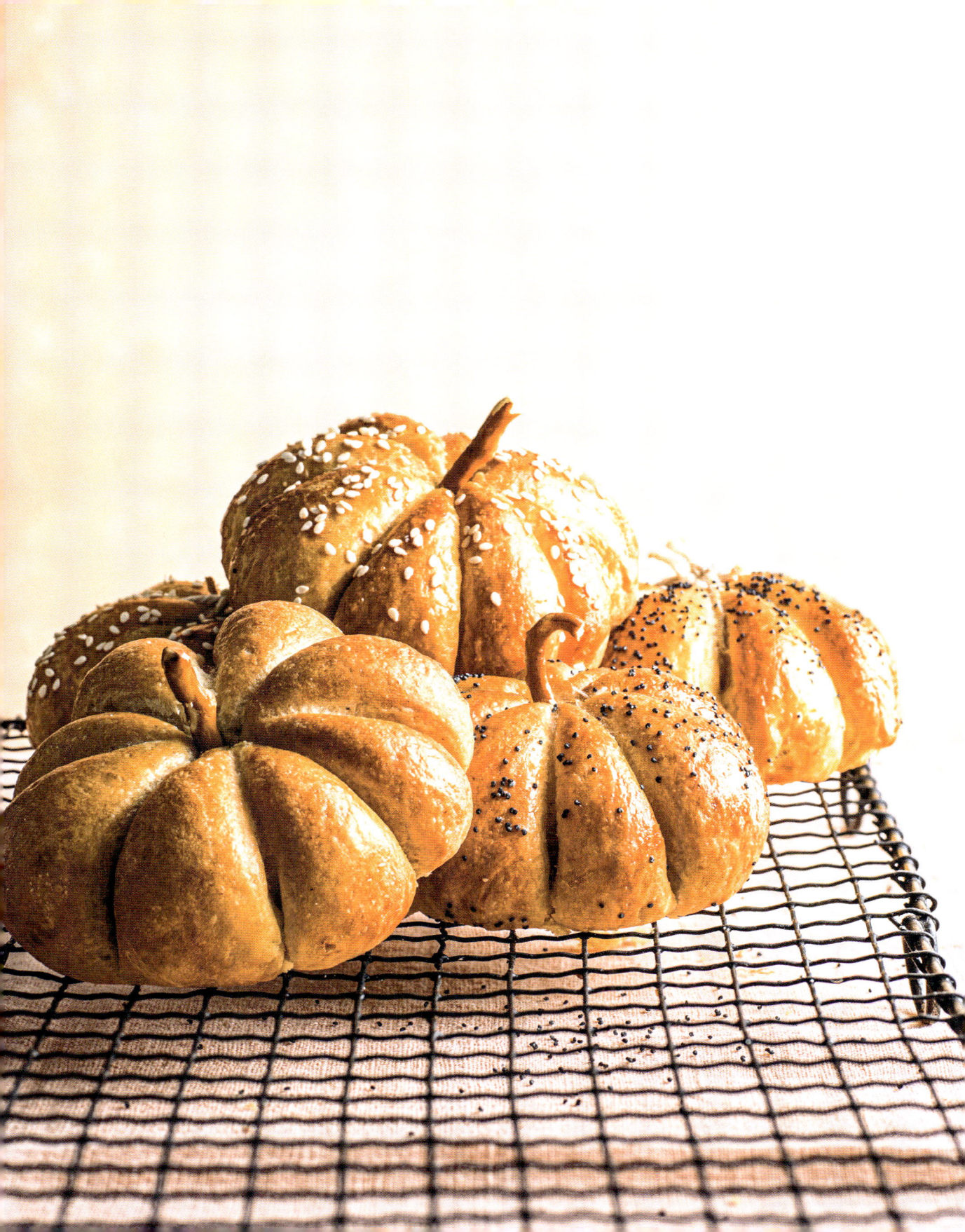

Tarta de calabaza

PREPARACIÓN:
20 MINUTOS
HORNEADO:
40-45 MINUTOS
PARA:
10-12 RACIONES

Esta tarta de calabaza es extraordinaria. Primero se hornea la pasta filo para que se dore y esté crujiente; a continuación, se cubre con crema de calabaza y se remata con un horneado final para aportarle todo su sabor. Sírvela templada, con un chorrito de sirope de arce.

PARA LA MASA HOJALDRADA

150 g de mantequilla sin sal, derretida
7 hojas de pasta filo

PARA EL RELLENO

400 g de leche condensada
100 g de puré de calabaza
2 huevos
1 cucharada de sirope de arce
1 cucharadita de extracto de vainilla
2 cucharaditas de mezcla de especias (canela, clavo, jengibre, nuez moscada)
1 cucharadita de canela en polvo
¼ de cucharadita de nuez moscada molida
¼ de cucharadita de sal

PARA COMPLETAR

20 g de pacanas troceadas groseramente
1 cucharada de azúcar blanquilla
Sirope de arce, para servir

- Forra un molde desmontable de 20 cm con papel de horno y pincélalo con mantequilla derretida.

- Saca de la nevera la pasta filo y deja que se atempere durante 10 minutos. Mantenla cubierta con un paño de cocina húmedo para que no se reseque.

- Coloca una lámina de pasta filo en la superficie de trabajo, situando el lado más largo hacia ti. Pincélala con la mantequilla derretida y cubre con otra lámina.

- Pincélala también con mantequilla derretida y presiona un poco para que se vaya doblando en forma de acordeón, empezando por el lado que tienes más cerca. Enróllalo como una espiral e introdúcelo en el centro del molde ya preparado.

- Repite la operación de pincelar con mantequilla y doblar la pasta filo para ir colocándola alrededor de la pieza central. La cantidad debe bastar para llenar el molde. Asegúrate de que la pasta filo tenga espacio para expandirse en el momento de la cocción.

- Precalienta la freidora de aire a 160 °C. Pon el molde en la cesta de la freidora y hornea 20 minutos, o hasta que la pasta filo esté crujiente y dorada.

- Mezcla los ingredientes del relleno en un cuenco y viértelos sobre la pasta ya cocida asegurándote de que penetre entre los pliegues. Esparce las pacanas y espolvorea con el azúcar.

- Hornea 25–30 minutos más, o hasta que la crema se haya asentado. Espera a que se enfríe un poco para desmoldar. Esta tarta se sirve templada, acompañada de un chorrito de sirope de arce.

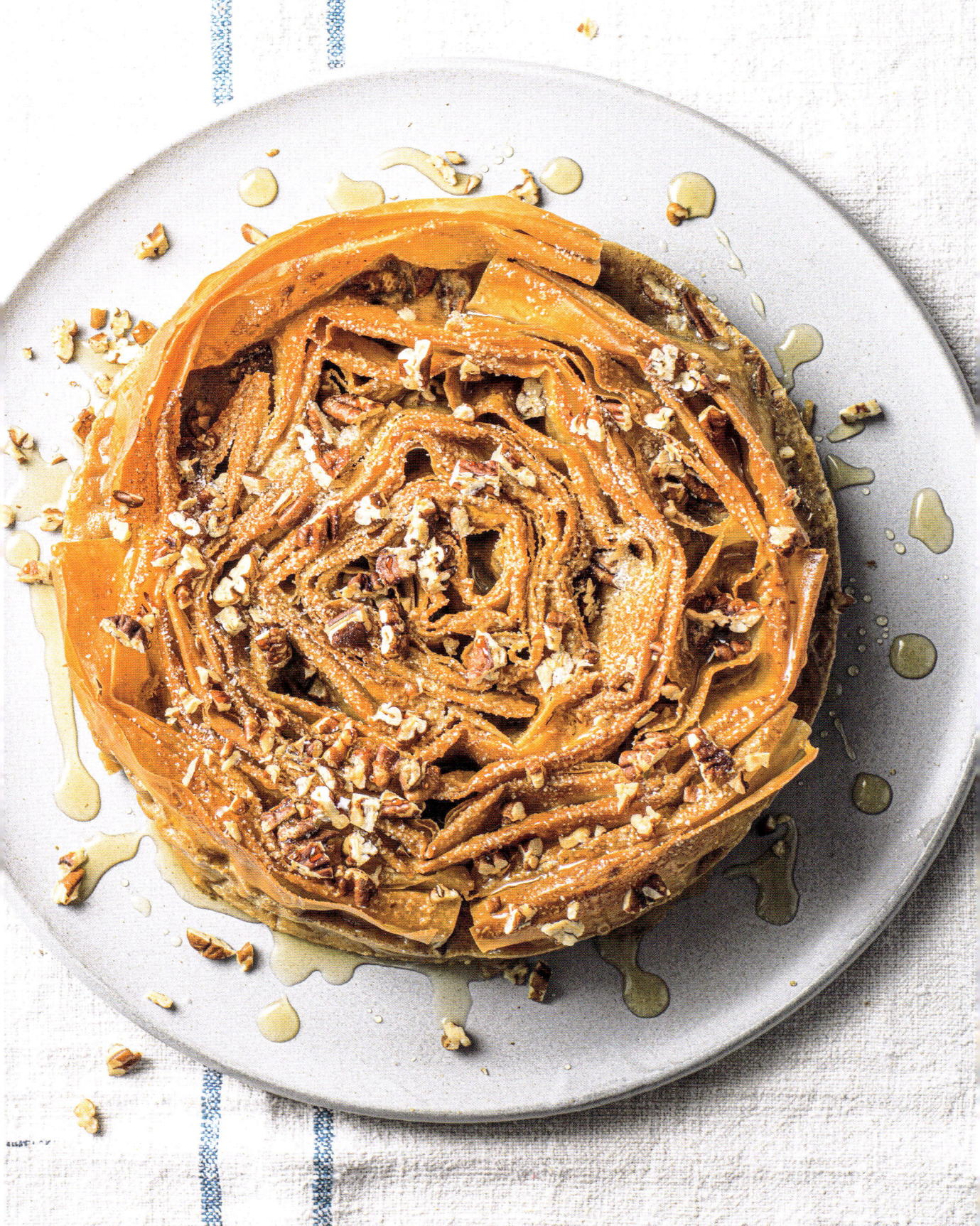

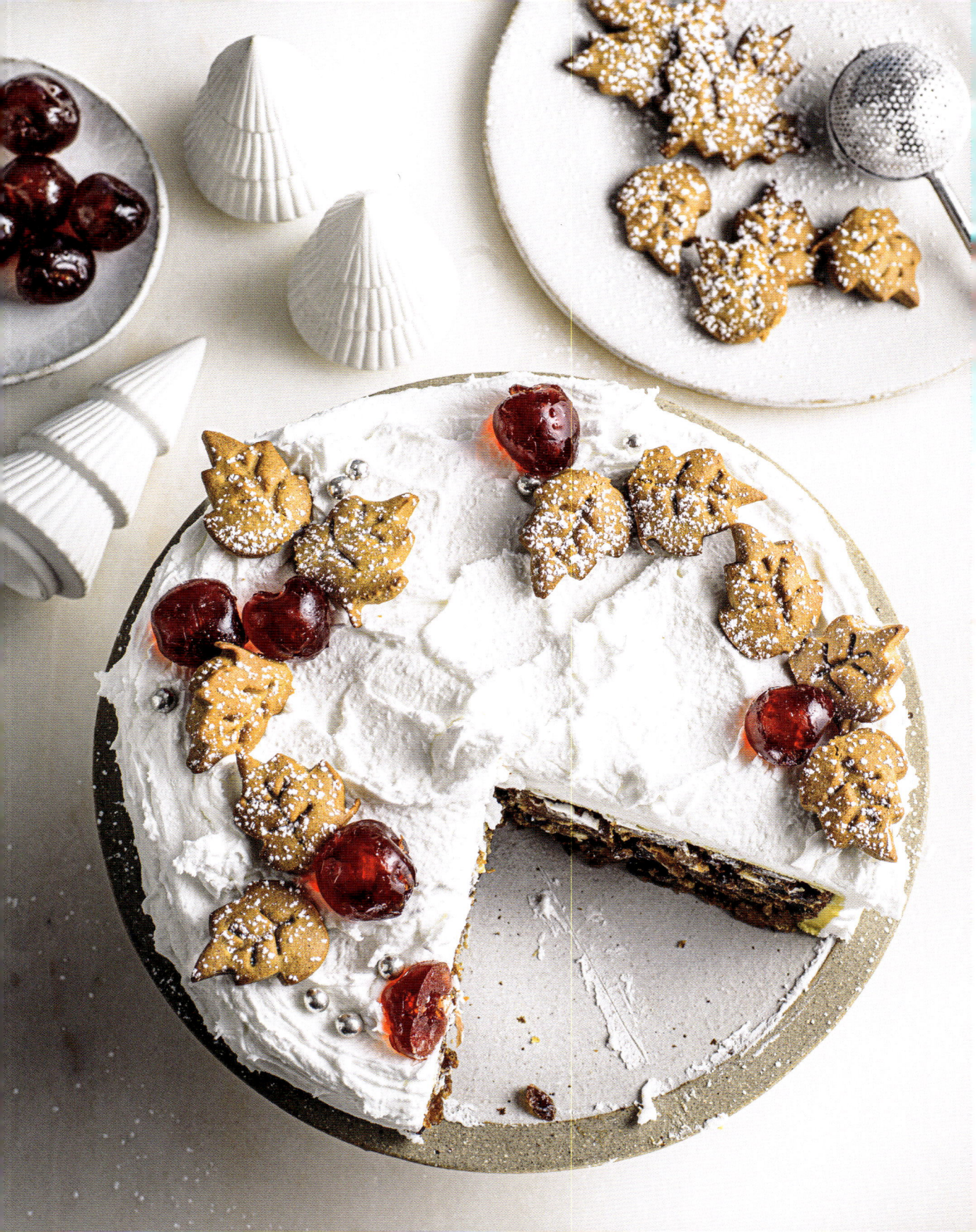

Pastel de frutas navideño

PREPARACIÓN: 15 MINUTOS
HORNEADO: 55-60 MINUTOS
PARA: 8-10 RACIONES

No hay pastel más sencillo de hacer, ¡ni más exquisito! Prepáralo tres o cuatro semanas antes de Navidad para permitir que sus sabores se desarrollen plenamente.

PARA EL BIZCOCHO

500 g de fruta deshidratada variada
75 ml de té negro caliente (2 bolsitas)
75 ml de brandi, ron u oporto
200 g de leche condensada
125 g de harina leudante
2 cucharadas rasas de almendras molidas
1 cucharadita de mezcla de especias (canela, clavo, jengibre, nuez moscada)
1 cucharadita de bicarbonato
La ralladura de 1 naranja

PARA EMBORRACHAR EL PASTEL

Brandi, el que precise

PARA CUBRIR

4 cucharadas de mermelada de albaricoque, o la que precise para glasear
500 g de fondant de almendras amarillo
Azúcar glas para amasar, el que precise

PARA LA GLASA REAL

60 ml de claras de huevo envasadas

Prepara el molde para el bizcocho

- Rocía un molde desmontable de 17 cm con espray desmoldante de repostería y forra la base con papel de hornear. Coloca, asimismo, 2 bandas de este papel a los lados del molde, dejando que sobresalga medio centímetro sobre el borde. Fíjalo con unas pinzas pequeñas.

Prepara la masa del pastel

- Pon la fruta en un bol y vierte el té caliente. Deja la fruta en remojo durante 1 hora, o hasta que se reblandezca. Si necesitas acelerar este paso, puedes calentarlo 30 segundos en el microondas. Agrega el brandi y la leche condensada.
- Incorpora la harina, las almendras, la mezcla de especias, el bicarbonato y la ralladura de naranja, removiendo bien para que no quede ninguna veta seca.

Horneado

- Vierte la masa en el molde ya preparado y nivela. Precalienta la freidora de aire a 150 °C durante 3 minutos y pon el molde en la cesta. Hornea durante 55–60 minutos, o hasta que la temperatura interior del pastel alcance 98 °C.

Reserva y emborracha

- Saca el pastel de la cesta de la freidora y espera a que se enfríe del todo. Pincha la parte superior del pastel con una brocheta y rocíalo con un poco de brandi.
- Sácalo del molde desmontable, pero sin retirar el papel del bizcocho. Envuélvelo en 2 capas de papel de horno y otra más de papel de aluminio.

Continúa en la página siguiente

450 g de azúcar glas
1 cucharada de zumo de limón
1 cucharadita de glucosa
    líquida

**IDEAS DE DECORACIÓN
(OPCIONAL)**
Galletas de jengibre (ver
    página 108)
Almendras repeladas
Guindas

- Una vez a la semana, a lo largo de 3 o 4 semanas (o incluso hasta 3 meses), rocía el pastel con un poco de brandi y envuélvelo siempre después.

Decora (opcional)

- Da la vuelta al bizcocho, de manera que la parte plana de abajo quede arriba. Calienta la mermelada en un cazo y pincela todo el bizcocho. Usa trocitos de fondant para rellenar los agujeritos que pueda haber en la superficie.
- Espolvorea generosamente la superficie de trabajo con azúcar glas y ablanda el fondant con las manos. Extiéndelo para formar un círculo de alrededor de 25 cm de radio.
- Colócalo sobre el bizcocho y presiona para que se pegue.
- Alisa la parte superior y los laterales y deja secar durante unas horas o incluso toda la noche.

Prepara la glasa real

- Monta las claras a punto de nieve y, a continuación, ve añadiendo el azúcar glas, cucharada a cucharada, mezclando a baja velocidad con una batidora eléctrica o el batidor de la amasadora.
- Añade el zumo de limón y la glucosa líquida, y bate ajustando a velocidad alta hasta que en la glasa se formen picos firmes. Si no vas a usarla de inmediato, cubre la superficie con film transparente para que no se reseque.

Toque final

- Extiende la glasa real sobre el fondant de almendras con una espátula de codo de modo que parezca que hay montículos de nieve. Deja que se seque y se endurezca y luego decora con almendras repeladas y guindas o galletas de jengibre.

NOTA:
Dado que esta receta no contiene huevos, es fácil adaptarla para que sea vegana agregando leche condensada vegana y omitiendo el glaseado.

Casita de galletas de jengibre

PREPARACIÓN:
15 MINUTOS
HORNEADO:
35–40 MINUTOS
MONTAJE: 20 MINUTOS
PARA: 9 RACIONES

Esta rústica casita de galleta de jengibre es, en realidad, un bizcocho de jengibre de varias capas con cobertura de queso crema con canela. Es una receta ideal para pedir ayuda a los más pequeños y pasar un rato estupendo decorándola. Queda tan bonita que… ¡está para comérsela!

INGREDIENTES SECOS

185 g de harina

185 g de azúcar moreno

2 cucharaditas de levadura química

½ cucharadita de bicarbonato sódico

2 cucharaditas de jengibre en polvo

1 cucharadita de canela en polvo

¼ de cucharadita de clavo en polvo

¼ de cucharadita de sal

INGREDIENTES HÚMEDOS

100 g de mantequilla sin sal, cortada en dados y fría

2 huevos

2 cucharadas de melaza

1 cucharadita de extracto de vainilla

85 ml de leche entera

15 ml de zumo de naranja natural

1 cucharadita de ralladura de naranja

PARA LA COBERTURA

250 g de mascarpone

Prepara el bizcocho

- Mezcla todos los ingredientes secos en un bol o en el recipiente de la amasadora. Añade la mantequilla fría en dados y bate a velocidad baja hasta que la preparación parezca arena mojada.

- Mezcla en una jarra medidora los huevos, la melaza, la vainilla, la leche, el zumo y la ralladura de naranja. Vierte esta preparación en el bol y bate hasta obtener una masa muy lisa, sin olvidar rebañar los lados y la base del bol a medida que sea necesario.

- Pon la masa en un molde desmontable metálico cuadrado de 20 cm previamente engrasado y forrado. Introdúcelo en la cesta de la freidora a 160 °C y hornea 35–40 minutos, o hasta que al introducir un palillo en el centro salga limpio.

- Deja que se atempere en el molde y luego pásalo a una rejilla para que se enfríe.

Prepara la cobertura

- Pon el mascarpone, la mantequilla y la vainilla en un bol o en el recipiente de la amasadora. Bate hasta que esté ligero y esponjoso, rebañando el bol de vez en cuando.

- Tamiza en un bol el azúcar glas, el almidón de maíz, la canela y la sal. Cucharada a cucharada, añade esta mezcla a la preparación anterior sin dejar de batir a velocidad baja, hasta que se integre bien.

- Sube a velocidad máxima y sigue batiendo 3–4 minutos, hasta que en la cobertura se formen picos. Reserva en la nevera, excepto si lo vas a usar inmediatamente.

Continúa en la página siguiente

113 g de mantequilla sin sal,
a temperatura ambiente
2 cucharaditas de extracto
de vainilla
480 g de azúcar glas
1 cucharada de almidón
de maíz
1 cucharadita de canela
en polvo
Una pizca de sal

IDEAS DE DECORACIÓN
Para las paredes de la casita,
barquillos de chocolate,
pretzels o palitos Mikado
Para el tejado, chocolate
o galletas
Galletas Oreo, barquillos
de chocolate
Azúcar glas, para espolvorear

Monta la tarta

- Recorta los bordes del bizcocho para darle una forma perfectamente cuadrada. Usa una lira de repostería o un cuchillo para cortar el bizcocho por la mitad en sentido horizontal. Corta cada mitad en vertical en 2 trozos iguales, de modo que obtengas 4 piezas rectangulares. Usa una regla para que el corte sea preciso.

- Unta un poco de cobertura en una tabla o fuente rectangular como pegamento para fijar sobre ella el bizcocho. Coloca la capa inferior de la tarta y extiende la cobertura por encima. Cubre con la segunda capa y repite la operación hasta que el bizcocho forme el cuerpo principal de la casita, con 3 capas.

- Corta verticalmente la última capa en 2 para crear la base del tejado, una con una anchura de 7 cm y otra de 3 cm. Coloca la pieza más ancha en el centro del bizcocho ya ensamblado y úntala con la cobertura.

- Deposita sobre ella el trozo más estrecho y extiende cobertura en los lados para ir dando forma al tejado; amplía con generosidad el revestimiento de cobertura a toda la casita.

Decora

- Usa barquillos de chocolate, pretzels o palitos de Mikado para cubrir el frente y los lados de la casita, cortándolos a medida para ajustarlos a su forma. Deja huecos para las ventanas y la puerta. Para construir la puerta puedes usar trocitos de pretzel o la parte sin chocolate de los palitos Mikado; en las notas encontrarás más pistas para hacerla.

- Pega en el tejado el material que hayas elegido, espolvorea con azúcar glas ¡y listo!

NOTAS:
- * Puedes usar galletas de jengibre para las ventanas y la puerta (ver página 108).
- * Este bizcocho se puede preparar con un par de días de antelación; así estará más firme en el momento de ensamblarlo. Envuélvelo con film transparente y consérvalo a temperatura ambiente.

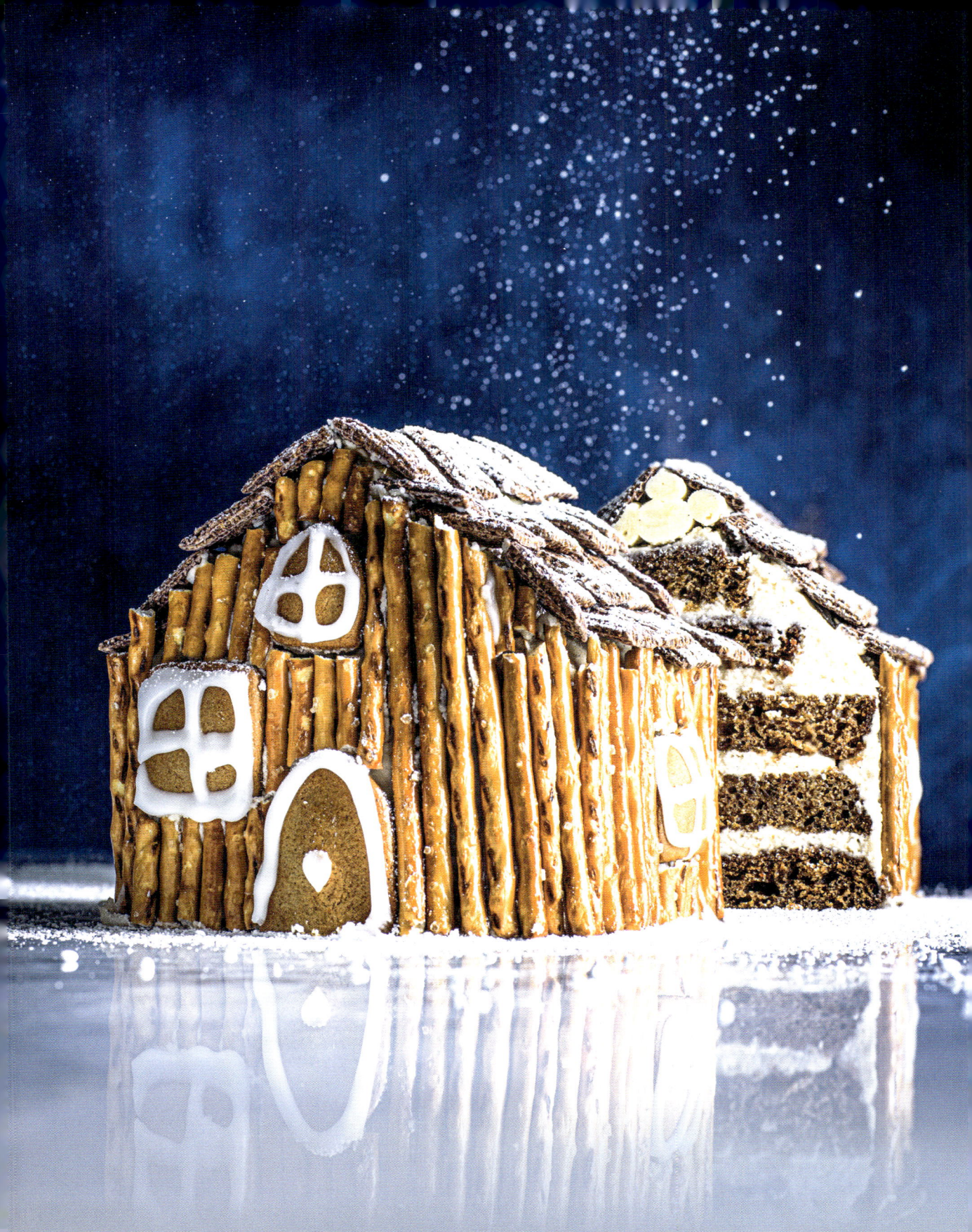

Galletas de jengibre

Son deliciosas, fáciles de elaborar y perfectas para decorar.
Pon villancicos, saca del armario tus mejores galas navideñas
¡y empieza a hornear!

PREPARACIÓN:
10 MINUTOS
HORNEADO:
8-9 MINUTOS
PARA:
12 O MÁS

50 g de azúcar moreno
70 g de sirope dorado
30 g de melaza
60 g de mantequilla sin sal
1 cucharadita de mezcla
    de especias
1 cucharadita de canela
1 cucharadita de jengibre
    en polvo
Una pizca de clavo en polvo
1 cucharadita de bicarbonato
    sódico
1 huevo
280–300 g de harina, y un
    poco más para espolvorear
    y amasar

PARA LA GLASA REAL

30 ml de claras de huevo
    envasadas
225 g de azúcar glas tamizado
1 cucharada de zumo de limón

- Pon el azúcar, el sirope dorado, la melaza, la mantequilla y las especias en un bol mezclador y calienta en el microondas durante 30–40 segundos, hasta que la mantequilla se derrita. También puedes hacerlo en un cazo a fuego lento. Espera a que se atempere.

- Incorpora el bicarbonato y el huevo (asegúrate de que no esté demasiado caliente para que el huevo no se cuaje). Agrega poco a poco la harina; añade la cantidad necesaria para crear una masa elástica, con consistencia de plastilina. Forma una bola y cubre con film transparente. Hornea durante 10 minutos.

- Espolvorea un poco de harina en la superficie de trabajo. Estira la masa por partes con un rodillo. Corta las galletas con tus cortapastas de fiesta favoritos y ponlas en papel de horno colocado en una rejilla, dejando cierto espacio entre ellas.

- Precalienta la freidora de aire y hornea por tandas de 8–9 minutos, hasta que las galletas empiecen a ponerse marrones en los bordes. Pásalas con delicadeza a una rejilla y espera a que se enfríen.

- Para elaborar la glasa real, bate las claras hasta que estén espumosas y luego ve añadiendo el azúcar glas, cucharada a cucharada, mezclando a velocidad baja con una batidora eléctrica o el batidor de la amasadora. Agrega el zumo de limón y bate a velocidad alta hasta que en la glasa se formen picos. Si no vas a usarla de inmediato, cubre la superficie con film transparente para que no se reseque.

- Vierte la glasa en un biberón de repostería para decorar las galletas; una vez secas, consérvalas en un recipiente hermético.

NOTA:
Si deseas que las ventanas de tu casita parezcan vidrieras, abre en la galleta destinada a ventana un hueco y colócala sobre una alfombrilla previamente engrasada. Pon en el hueco un caramelo duro del color brillante que prefieras y hornea siguiendo los pasos que se indican en esta misma página. Deja que las galletas se enfríen por completo antes de despegarlas de la alfombrilla.

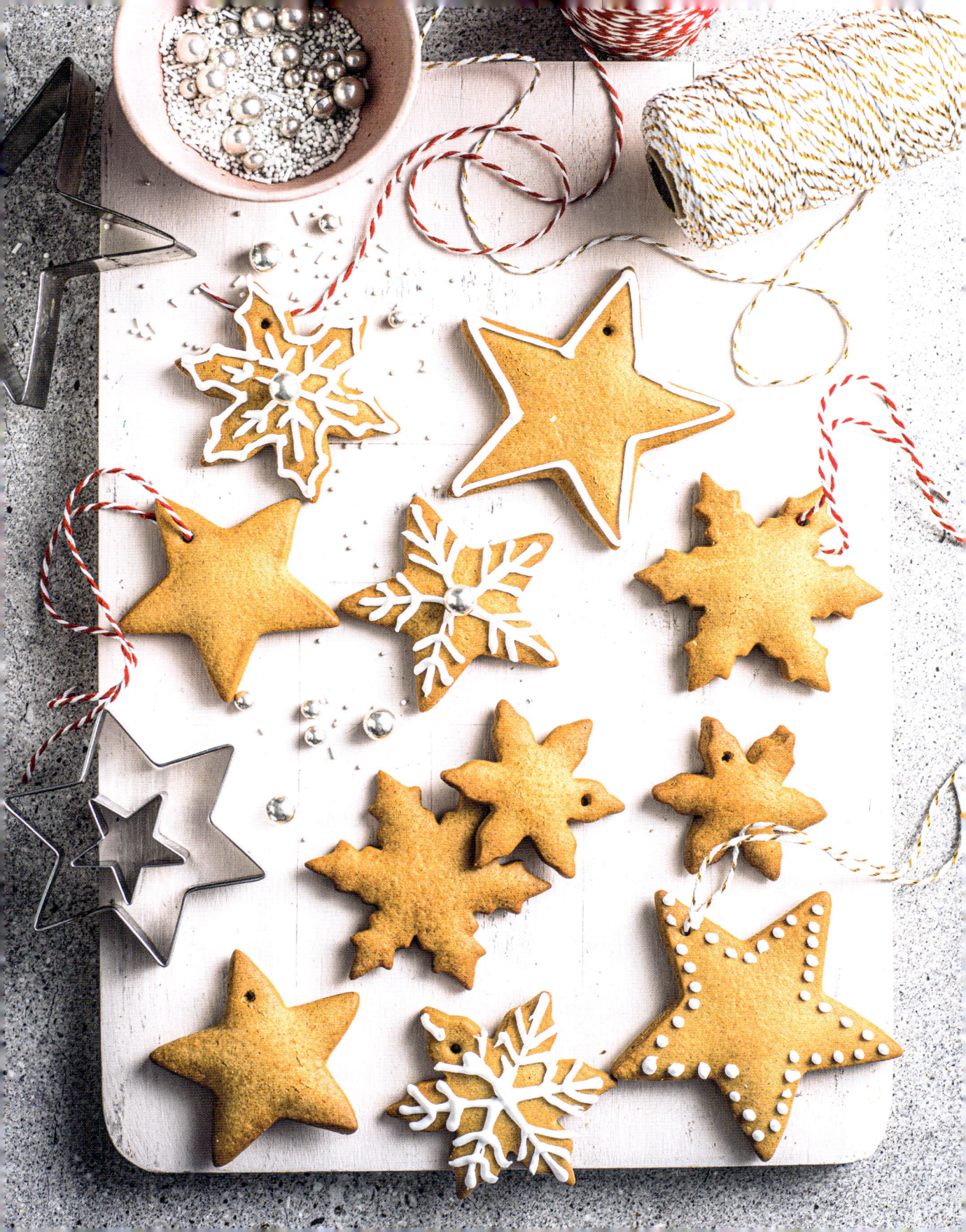

Pastelitos de fruta

Me encantan estos pastelitos caseros, conocidos en el Reino Unido como *mince pies*. Con esta receta para freidora de aire se preparan con poco esfuerzo y quedan deliciosos. No se necesita molde. La masa, mantecosa y a la vez crujiente, es el acompañamiento perfecto para su dulce relleno.

PREPARACIÓN:
20 MINUTOS
REPOSO:
30 MINUTOS O MÁS
HORNEADO:
12-14 MINUTOS
PARA: 12-14

PARA LA MASA HOJALDRADA
230 g de harina
50 g de azúcar glas, y un poco más para espolvorear y amasar
Una pizca de sal
125 g de mantequilla sin sal, cortada en dados y fría
2 yemas de huevo
2 cucharadas de nata
1 cucharadita de extracto de vainilla

PARA EL RELLENO
250 g de mezcla de manzana, fruta deshidratada y frutos secos, todo ello picado, macerado en licor y escurrido

PARA PINCELAR CON HUEVO
1 yema de huevo poco batida

Prepara la masa

- Tamiza en un bol la harina, el azúcar glas y la sal. Añade la mantequilla y bate a velocidad baja hasta obtener una preparación como de migas.

- Mezcla las yemas de huevo, la nata y la vainilla en una jarra medidora. Incorpóralo al bol y remueve solo un poco para que se mezcle.

- Extiende un trozo generoso de film transparente en la superficie de trabajo. Pon la masa de migas y usa el film transparente para unirla, amasando con las manos hasta formar un disco. Antes de usarla, deja que se atempere al menos durante 30 minutos o incluso toda la noche.

Prepara el relleno de fruta

- Divide la masa en 2 partes; si no vas a usar inmediatamente una de ellas, resérvala en la nevera, envuelta en film transparente.

- Espolvorea azúcar glas en la encimera y estira la masa para darle un grosor de 3 mm. Corta círculos con un cortapastas acanalado de 7,5 cm. Haz un agujerito en la mitad de los círculos: se convertirán en la tapa de los pastelitos.

- Pon aproximadamente ½ cucharada de relleno en el centro del círculo de masa y pincela los bordes con la yema de huevo. Cubre con una tapa de masa y presiona para sellar. Puedes pellizcar los bordes con las yemas de los dedos o con un tenedor. Pincela con el huevo.

- Repite la operación hasta terminar el relleno y la masa; recoge los recortes que puedan sobrar de esta última y vuelve a estirarlos a medida que sea necesario.

- Precalienta la freidora de aire a 180 °C. Coloca una alfombrilla en la cesta de la freidora y dispón los pastelitos por encima con cuidado, dejando espacio entre ellos. Hornea de 6 en 6 durante 12–14 minutos, o hasta que adquieran un bonito tono dorado y el relleno burbujee. Deja que se enfríen en una rejilla, espolvorea con azúcar glas y sirve.

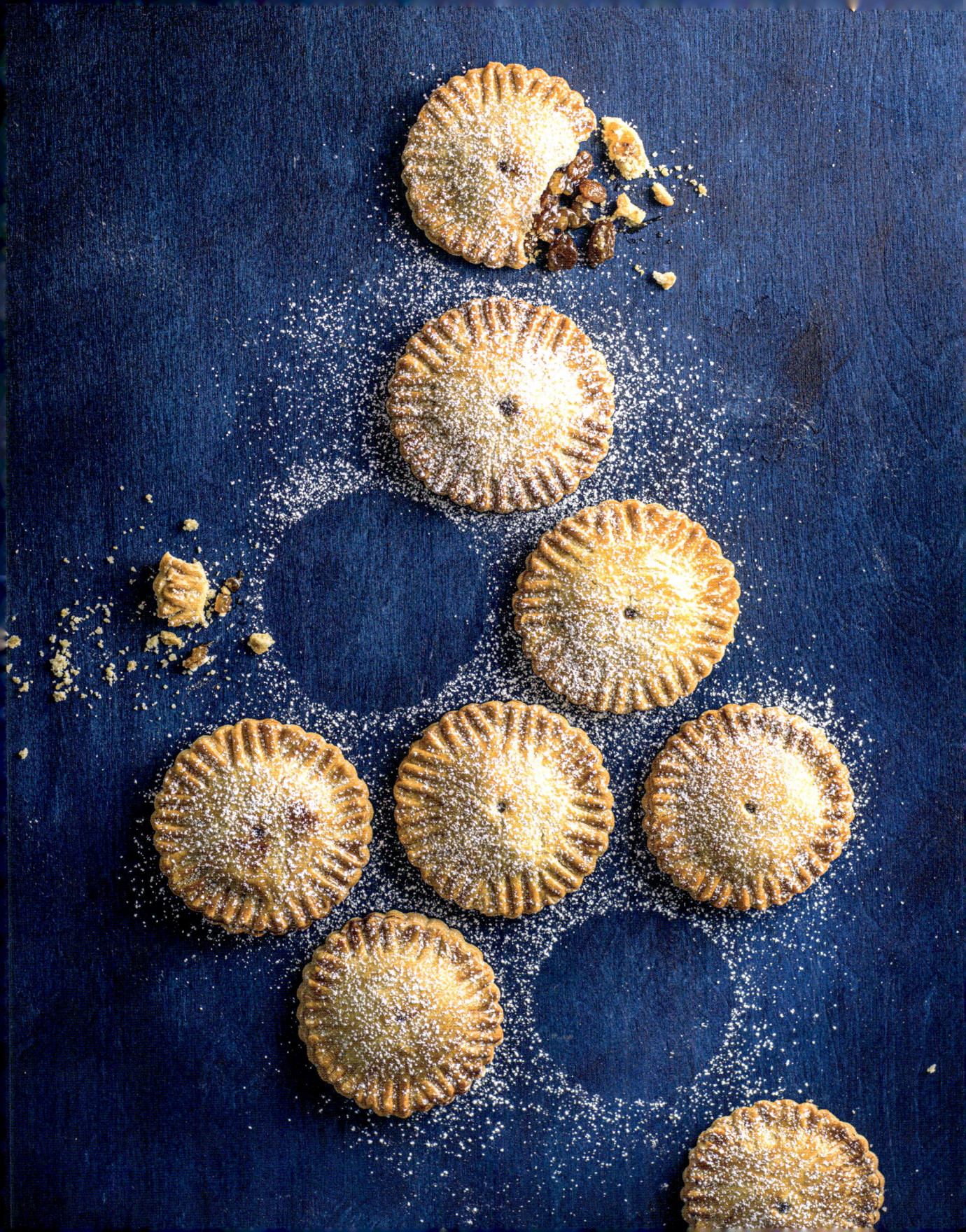

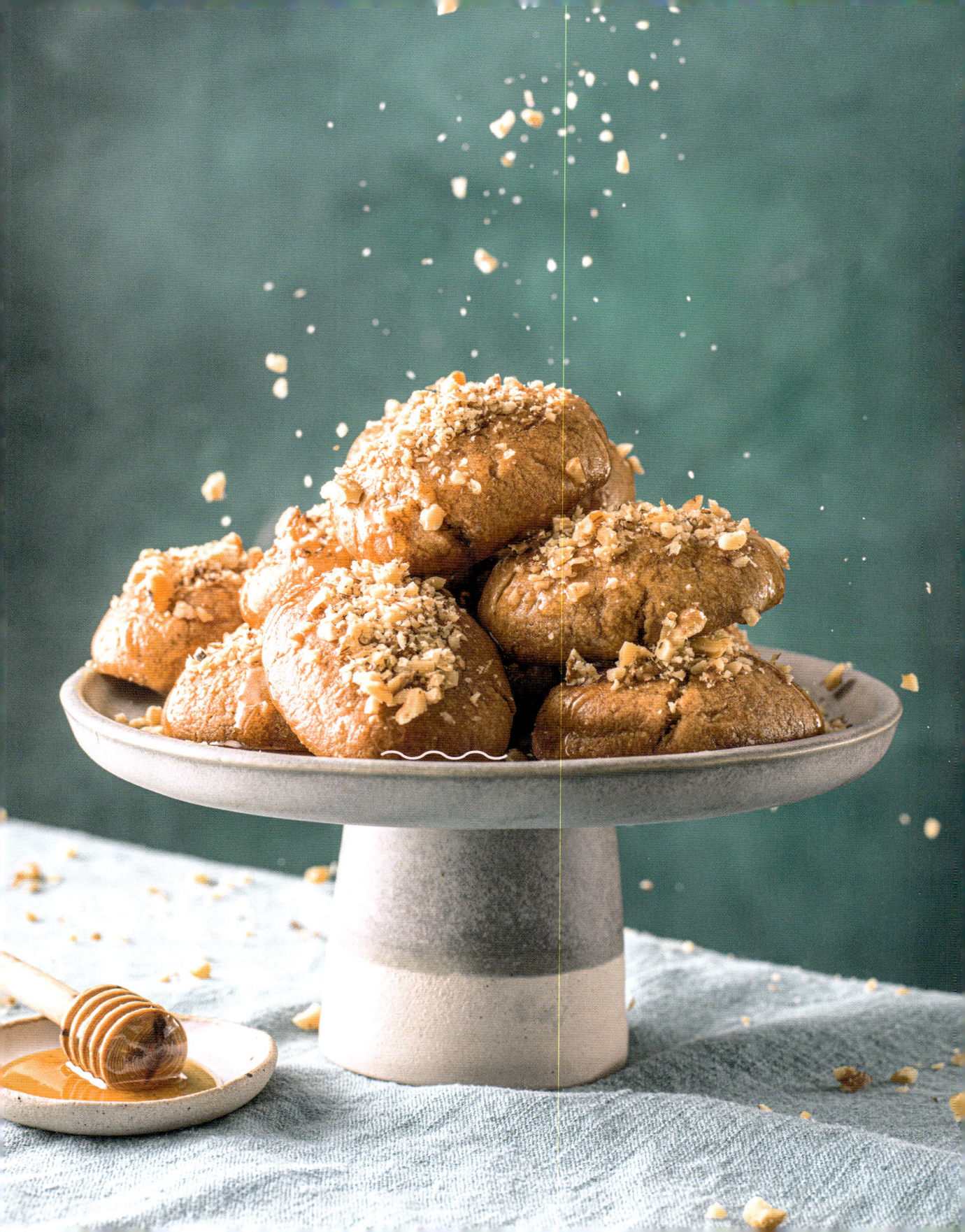

Pastelitos griegos de miel

PREPARACIÓN:
10 MINUTOS
HORNEADO:
25 MINUTOS
PARA:
12

Me crie en Grecia, donde estos pastelitos, denominados *melomakárona*, son muy conocidos. En muchos hogares se preparan por Navidad estos dulces repletos de miel, para tomarlos en casa y para regalarlos. Un mordisquito me devuelve a la infancia.

PARA EL ALMÍBAR

125 ml de agua

125 g de azúcar blanquilla

150 g de miel o de sirope dorado

1 rama de canela

1 trozo de piel de naranja

PARA LAS GALLETAS

60 ml de aceite de oliva suave

60 g de mantequilla sin sal o de un producto untable vegano para repostería

60 g de azúcar extrafino

2 cucharadas de zumo de naranja recién exprimido

2 cucharadas de brandi

1 cucharada de ralladura de naranja

½ cucharadita de levadura química

½ cucharadita de bicarbonato sódico

1 cucharadita de canela en polvo

⅛ de cucharadita de clavo en polvo

⅛ de cucharadita de nuez moscada molida

½ cucharadita de sal

250 g de harina

PARA EL TOQUE FINAL

60 g de nueces finamente picadas

Prepara el almíbar

- Pon los ingredientes del almíbar en una cazuela, remueve y lleva a ebullición. Baja el fuego y deja que hierva a fuego lento, sin dejar de remover, 5–10 minutos, o hasta que espese un poco. Retira la espuma sobre el almíbar, la canela y la piel de naranja.

Prepara las galletas

- Pon en un bol el aceite, la mantequilla y el azúcar, y bate 5 minutos con una batidora eléctrica o en la amasadora equipada con la paleta.

- Mezcla en una jarra medidora el zumo de naranja, el brandi, la piel de naranja, la levadura química, el bicarbonato, las especias y la sal. Añade la preparación al bol y bate a velocidad media.

- Agrega harina hasta que la masa forme una bola elástica pero no pegajosa. Forma un cilindro con la masa y córtala en 12 trozos iguales. Haz pastelitos ovalados y, para crear un motivo en la superficie, presiónalos contra un rallador.

- Precalienta la freidora de aire a 170 °C. Pon los pastelitos sobre papel de horno e introdúcelos en la cesta de la freidora dejando cierto espacio entre ellos. Hornea por tandas 20–25 minutos, hasta que hayan adquirido un tono uniforme y estén firmes.

Empapa en el almíbar

- Sácalos de la freidora de aire y sumérgelos en el almíbar asegurándote de que estén totalmente cubiertos. Repite la operación con todos.

- Colócalos en una fuente, cubiertos con almíbar sobrante y nueces. Se conservan un mes en un recipiente hermético a temperatura ambiente.

NOTA:

Consigue una versión vegana, usando mantequilla vegana y sirope de agave o dorado.

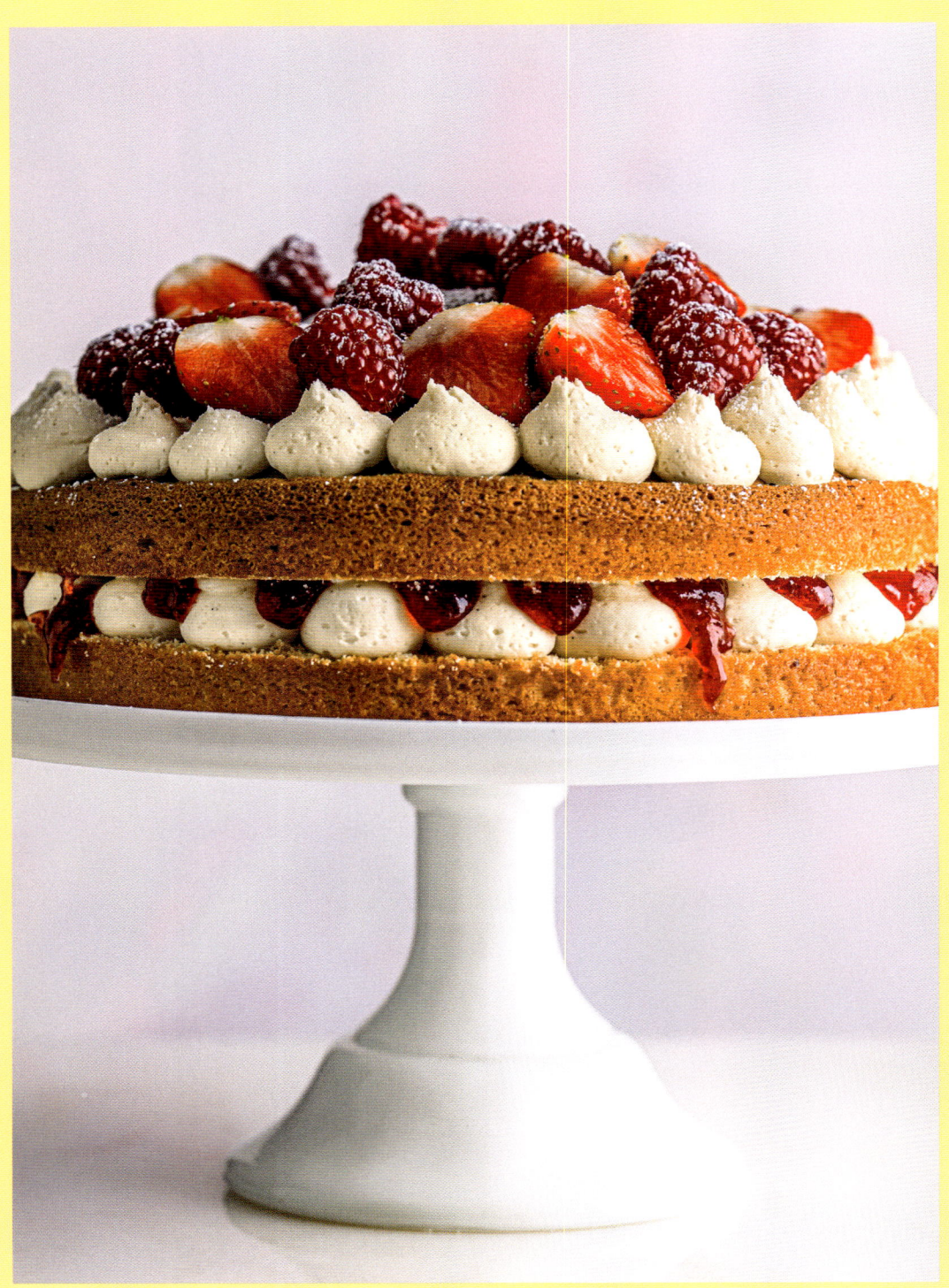

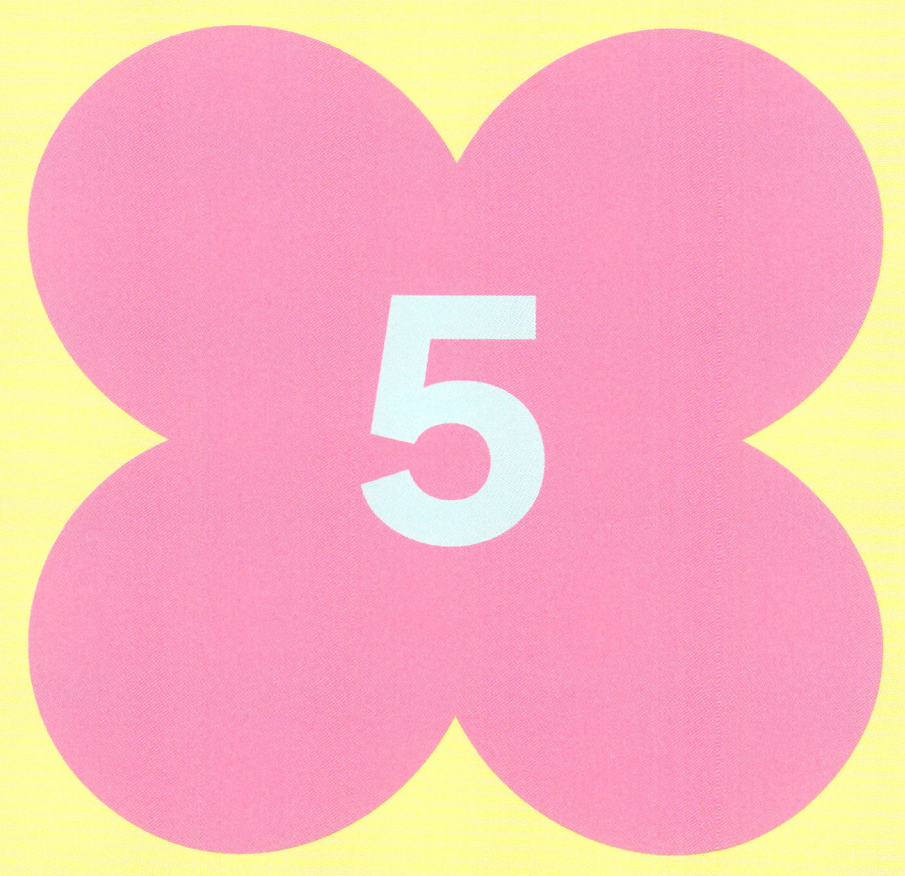

5

Tartas
DE FIESTA Y CUMPLEAÑOS

Tarta Victoria

Este dulce británico preside con orgullo la mesa a la hora del té o en cualquier otro momento. La tarta Victoria es de una sencillez extrema, pero la combinación de suave bizcocho con crema de mantequilla y mermelada la hacen realmente digna de una reina.

PREPARACIÓN:
15 MINUTOS
HORNEADO:
45-50 MINUTOS
PARA:
10 RACIONES

PARA EL BIZCOCHO
250 g de harina leudante
1 cucharada de almidón de maíz
250 g de azúcar extrafino
1 cucharadita de levadura química
120 ml de leche entera
2 cucharaditas de extracto de vainilla
3 huevos
115 g de margarina o de mantequilla sin sal a temperatura ambiente

PARA LA CREMA DE VAINILLA
260 g de azúcar glas tamizado
115 g de mantequilla sin sal, a temperatura ambiente
80 ml de nata
1 cucharadita de extracto de vainilla

PARA RELLENAR Y DECORAR
5 cucharadas de mermelada de frambuesa o de fresa sin semillas
Un puñado de fresas o frambuesas frescas, para decorar
Azúcar glas, para espolvorear

- Rocía un molde para tartas de 20 cm con espray desmoldante de repostería y forra la base con papel de hornear.

- Tamiza en un bol el almidón de maíz, el azúcar y la levadura química.

- Agrega el resto de ingredientes del bizcocho y bate con una batidora eléctrica hasta que la masa esté bien lisa. Rebaña la base y las paredes del bol con una espátula para asegurarte de que todo esté bien integrado.

- Reparte la masa en un molde ya preparado y nivela. Pon el molde en la cesta de la freidora y hornea a 160 °C durante 30 minutos. Baja la temperatura a 150 °C y hornea otros 20 minutos, o hasta que el bizcocho haya subido, esté dorado y al introducir un palillo en el centro salga limpio. Si aún no está listo, prosigue la cocción unos 4–5 minutos más.

- Deja que se enfríe 5 minutos en el molde. Pasa la hoja de un cuchillo por los bordes del molde y vuélcalo con cuidado en una rejilla para que se enfríe por completo.

- Con una lira de repostería, divide la tarta horizontalmente en 2 mitades (retira también la parte superior si está abombada).

NOTAS:
* También puedes repartir la masa en 2 recipientes de silicona de 18 cm y hornear como se indica en la receta.
* Cubre con papel de aluminio si, transcurridos 30 minutos, se dorara demasiado.

Continúa en la página siguiente

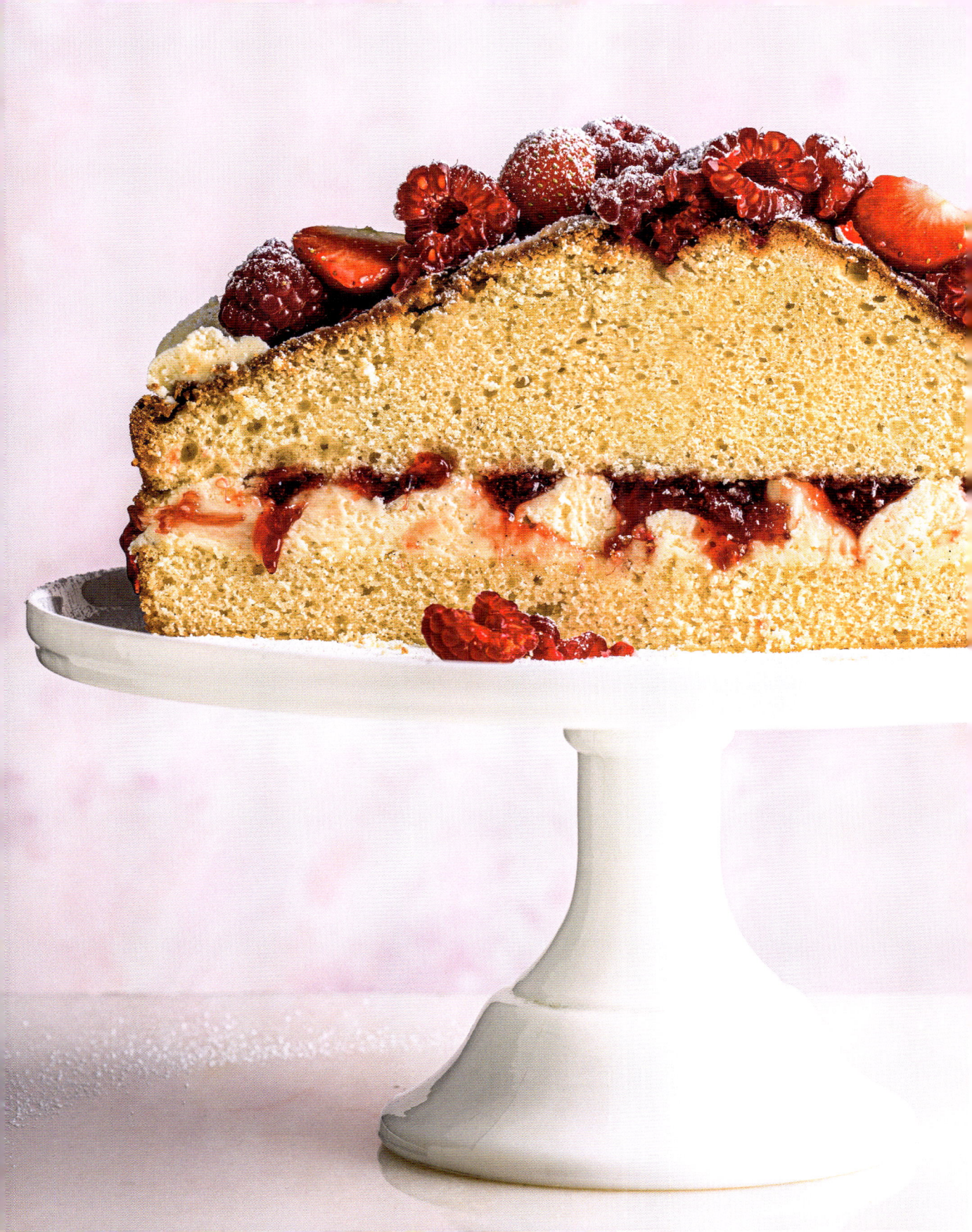

- Pon los ingredientes de la cobertura en un bol y bate a velocidad baja para mezclarlos. Aumenta a velocidad media-alta y sigue batiendo hasta que se formen picos.
- Pon esta preparación en una manga pastelera equipada con una boquilla redonda, escudilla sobre la capa de bizcocho inferior y, con ayuda de una cuchara, cubre con mermelada.
- Cubre con la segunda capa de bizcocho y presiona ligeramente. Escudilla por encima la cobertura que haya sobrado.
- Añade la fruta, espolvorea con azúcar glas y sirve.

NOTAS:

* Esta tarta tiene la incómoda costumbre de parecer que está perfectamente horneada y, aun así, quedar un poco pastosa en el centro. Antes de sacar el bizcocho, comprueba con un termómetro instantáneo que la temperatura interior sea de 98 °C. Se conserva hasta 2 días en la nevera.

Tarta de café y nueces

PREPARACIÓN:
15 MINUTOS
HORNEADO:
30-35 MINUTOS
PARA:
8-10 RACIONES

¿Quién ha dicho que esta tarta de café y nueces está pasada de moda? No solo sabe de maravilla, sino que además es facilísima de hacer. Su rústico bizcocho con café y nueces molidas, relleno con una deliciosa crema de mantequilla aromatizada con café, puede durar casi una semana… ¡si es que no te lo comes antes!

100 ml de leche entera, y 1 cucharada más de zumo de limón
50 g de nueces
2 cucharadas de café instantáneo (puede ser descafeinado)
165 g de harina
165 g de azúcar moreno
2 cucharaditas de levadura química
½ cucharadita de bicarbonato sódico
¼ de cucharadita de sal
100 g de mantequilla sin sal, cortada en dados y fría
2 huevos
1 cucharadita de extracto de vainilla

PARA LA CREMA DE MANTEQUILLA

2–3 cucharadas de café instantáneo (puede ser descafeinado)
½ cucharada de agua caliente
500 g de azúcar glas
160 g de mantequilla sin sal, a temperatura ambiente
3 cucharadas de nata

PARA DECORAR
Nueces o granos de café recubiertos de chocolate

- Rocía 2 moldes para tartas de 18 cm con espray antiadherente desmoldante y forra la base con papel de hornear.
- Mezcla la leche y el zumo de limón en una jarra medidora y deja reposar unos minutos; la leche se cortará.
- Pon las nueces y el café instantáneo en una minipicadora o un robot de cocina y tritura hasta obtener un polvo fino.
- Pon en un bol la harina, el azúcar, la picada de nueces y café, la levadura química, el bicarbonato y la sal y remueve bien.
- Añade la mantequilla en dados y bate con una batidora eléctrica hasta que la preparación adquiera un aspecto de pan rallado.
- Agrega los huevos, la leche cortada y la vainilla, y bate hasta obtener una masa lisa; recuerda rebañar el bol cuando sea necesario.
- Precalienta la freidora de aire a 170 °C. Reparte la masa en 2 moldes y hornea 30–35 minutos, de uno en uno. Al cabo de 15 minutos, comprueba si conviene cubrir el bizcocho con papel de aluminio.
- Los bizcochos estarán listos cuando estén elásticos al tacto y al introducir un palillo en el centro salga limpio.
- Saca los bizcochos de los moldes y deja que se enfríen en una rejilla antes de poner la cobertura.

Prepara la crema de mantequilla

- Disuelve el café instantáneo en agua. Pon el azúcar glas, la mantequilla y el café en la amasadora. Empieza mezclando a velocidad mínima para evitar que el azúcar glas salga volando.
- Cuando los ingredientes estén ligeramente mezclados, sube a velocidad máxima y bate 4–5 minutos, hasta que la cobertura tenga un aspecto ligero y esponjoso. Añade la nata y sigue batiendo hasta que esté bien incorporada.

Continúa en la página siguiente

Monta la tarta

- Coloca la parte inferior de la tarta en una fuente y pon una capa generosa de cobertura. Coloca la segunda parte de bizcocho y cubre toda la tarta con una capa fina de cobertura. Reserva en la nevera 20 minutos.

- Añade una capa generosa de cobertura en los lados de la tarta. Alisa con una paleta o, si lo prefieres, crea formas.

- Si ha sobrado crema, ponla en una manga pastelera equipada con una boquilla de estrella y crea un motivo con montoncitos en el perímetro de la tarta.

- Decora con nueces o granos de café recubiertos de chocolate.

NOTA:
Se conserva hasta 5 días en un recipiente hermético a temperatura ambiente.

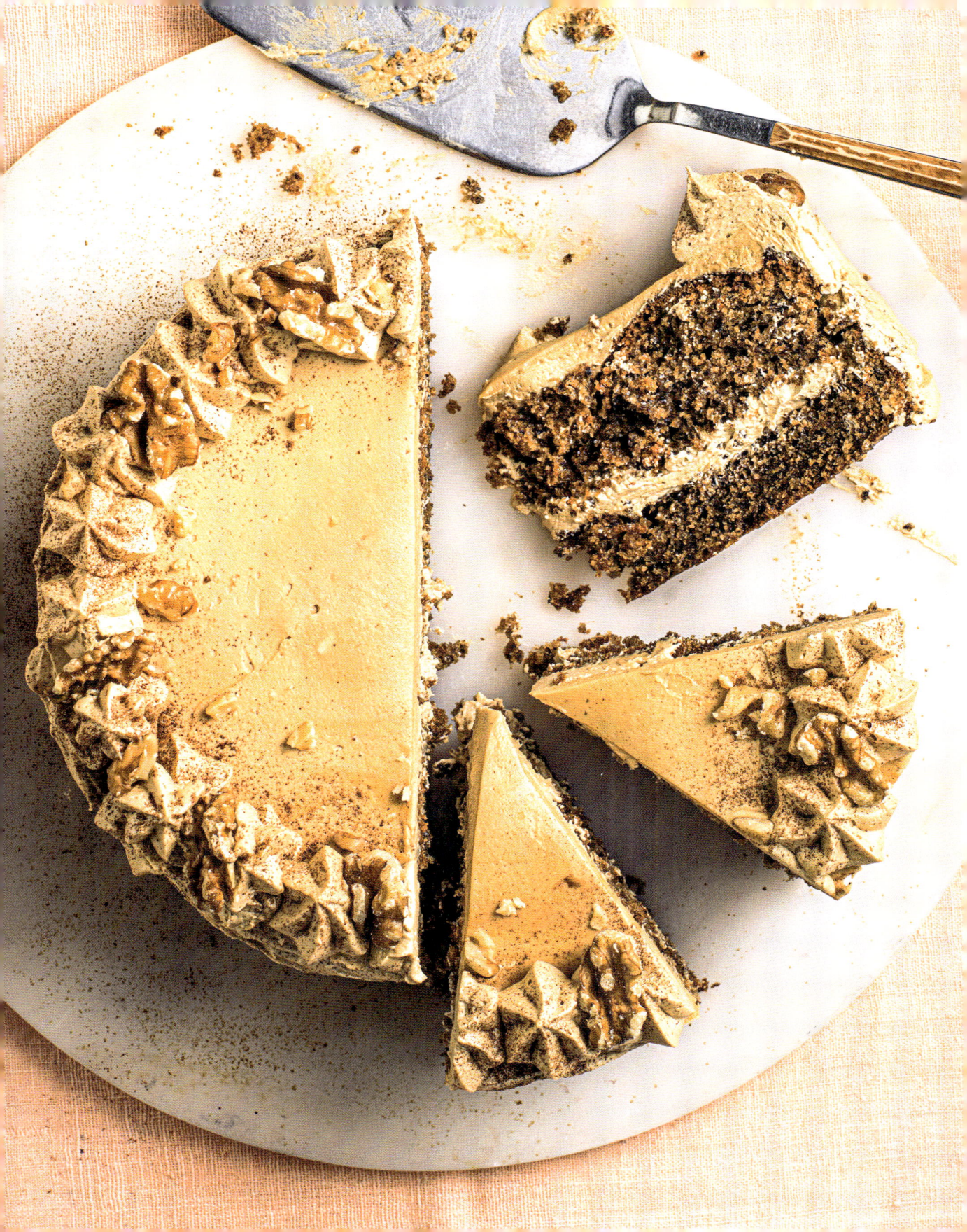

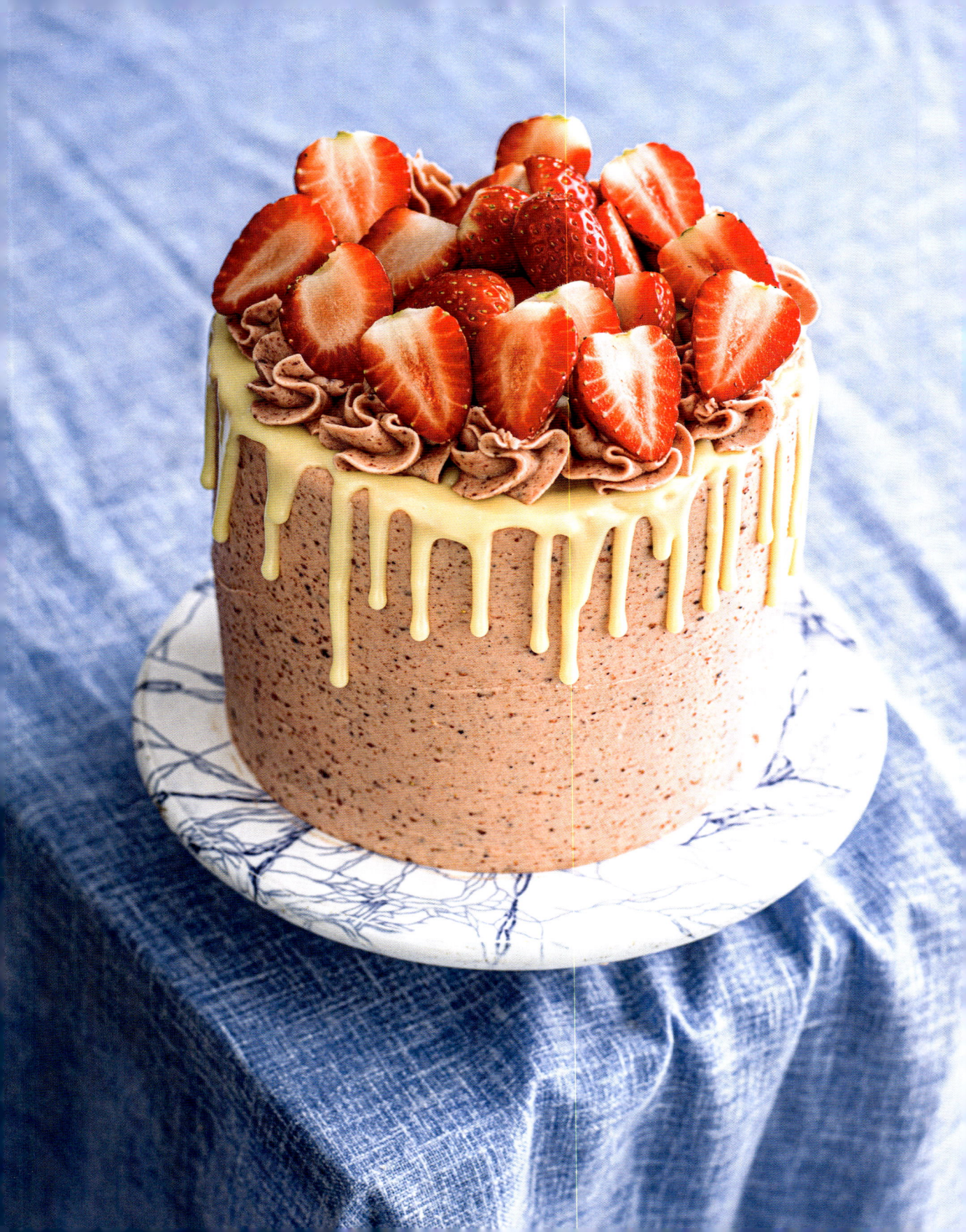

Tarta de fresas

PREPARACIÓN:
20 MINUTOS
HORNEADO:
35-40 MINUTOS
PARA:
10-12 RACIONES

El sabor a fresas frescas de esta tarta es indescriptible, desde el suave y esponjoso bizcocho hasta la deliciosa cobertura. El polvo de fresa liofilizado aporta un sabor tan intenso a la cobertura que cuando la degustes tendrás la sensación de estar hincando el diente a la fruta.

PARA EL BIZCOCHO

350 g de harina
330 g de azúcar extrafino
1 cucharada de levadura química
¼ de cucharada de bicarbonato sódico
3 huevos
200 g de mantequilla sin sal, a temperatura ambiente
180 g de yogur de fresa
2 cucharaditas de extracto de vainilla

PARA LA COBERTURA

420 g de azúcar glas
30 g de fresa liofilizada en polvo
230 g de mantequilla sin sal, a temperatura ambiente
3 cucharadas de nata
2 cucharaditas de extracto de vainilla
Una pizca de sal

CHOCOLATE BLANCO (OPCIONAL)

90 g de pepitas de chocolate blanco
40 ml de nata

PARA DECORAR

10 fresas frescas

Prepara el bizcocho

- Rocía 3 moldes de silicona de 15 cm para tarta con espray desmoldante de repostería y forra la base con papel de hornear.
- Pon en un bol la harina, el azúcar, la levadura química y el bicarbonato, y mezcla.
- Agrega los huevos, la mantequilla, el yogur y el extracto de vainilla, y bate con una batidora eléctrica o en la amasadora hasta obtener una masa bien lisa; recuerda rebañar las paredes del molde.
- Reparte la masa en los moldes ya preparados y nivela.
- Precalienta la freidora de aire a 160 °C durante 3 minutos. Hornea por tandas 35–40 minutos, o hasta que los bizcochos suban, estén esponjosos al tacto y al introducir un palillo en el centro salga limpio.
- Deja que se enfríe 5 minutos en el molde y uego pasa la hoja de un cuchillo por los lados para desmoldar. Vuélcalo con delicadeza en una rejilla para que se enfríe.

Prepara la cobertura

- Tamiza en un bol el azúcar glas y la fresa liofilizada y reserva.
- Bate la mantequilla un mínimo de 5 minutos a velocidad alta con una batidora eléctrica o en la amasadora equipada con la paleta y vete deteniendo para rebañar la base y los lados del bol con una espátula a medida que sea necesario. La mantequilla tiene que quedar cremosa y suave.
- Baja la velocidad y añade poco a poco la mezcla de azúcar glas y fresa en polvo; antes de añadir más, asegúrate de que todo se haya incorporado bien.

Continúa en la página siguiente

- Agrega la nata, la vainilla y la sal, y bate a velocidad baja hasta que la cobertura esté totalmente lisa y se formen picos.
- Vierte la cobertura en una manga pastelera equipada con una boquilla grande de estrella.

Prepara el chocolate blanco

- Pon las pepitas de chocolate blanco en un bol.
- Vierte la nata en un cazo y remueve a fuego lento hasta que empiecen a aparecer burbujitas en los bordes.
- Retira la nata del fuego y agrégala al chocolate. Deja reposar 2 minutos y luego remueve despacio, hasta que el chocolate se haya derretido por completo y la mezcla esté lisa. Deja que se enfríe 5–10 minutos antes de usar.

Monta la tarta

- Deposita una gota de cobertura en un soporte de cartón para tartas del mismo diámetro que la tuya y fija la primera capa de bizcocho.
- Añade una capa de cobertura sobre esa primera capa y nivela con la ayuda de una espátula de codo. Presiona suavemente para que el bizcocho se adhiera a la cobertura.
- Coloca la segunda capa de bizcocho y repite la operación.
- Pon la última capa de bizcocho; hazlo de modo que la parte inferior quede arriba. Presiona suavemente.
- Extiende una capa de cobertura por toda la tarta con la ayuda de la espátula de codo. Usa una rasqueta para igualar la cobertura (una base giratoria facilita esta operación).
- Vierte el chocolate blanco fundido en una bolsa para sándwiches y abre un agujerito en una esquina. Rocía el chocolate por el borde superior de la tarta dejando que gotee decorativamente por los lados.
- Si sobrara cobertura, escudíllala o repártela por la parte superior de la tarta.
- En el momento de servir, decora con fresas enteras y cortadas por la mitad.

Tarta irresistible de chocolate

PREPARACIÓN:
15 MINUTOS
HORNEADO:
35-40 MINUTOS
PARA:
10-12 RACIONES

Esta es la tarta de chocolate que los pequeños de la casa me piden siempre por su cumpleaños. Tiene un bizcocho deliciosamente denso y jugoso, sobre todo cuando se rellena con la cobertura de chocolate más fastuosa que te puedas imaginar. ¿Y sabes lo mejor de todo? ¡Que es facilísima de preparar!

PARA EL BIZCOCHO

300 g de harina
60 g de cacao en polvo
330 g de azúcar moreno
1 cucharada de café instantáneo (opcional)
1 cucharada de levadura química
½ cucharadita de bicarbonato sódico
½ cucharadita de sal
200 g de mantequilla sin sal
3 huevos
200 ml de suero de mantequilla
2 cucharaditas de extracto de vainilla

PARA LA COBERTURA DE CHOCOLATE

175 g de pepitas de chocolate negro, fundidas y enfriadas
260 g de azúcar glas
6 cucharadas de cacao en polvo
150 g de mantequilla sin sal, a temperatura ambiente
120 ml de leche entera

IDEAS DE DECORACIÓN

Chispitas, virutas de chocolate

Prepara el bizcocho

- Rocía 2 moldes para tartas de 20 cm con espray antiadherente desmoldante y forra la base con papel de hornear.

- Tamiza en un bol grande la harina, el cacao en polvo, el café instantáneo si lo deseas, la levadura química, el bicarbonato y la sal.

- Añade la mantequilla, los huevos, el suero de mantequilla y la vainilla. Con una batidora eléctrica o con la amasadora, bate a velocidad mínima hasta que los ingredientes empiecen a agutinarse. En ese momento, ve aumentando la velocidad gradualmente hasta que la masa esté lisa. Deja de batir y repasa con una espátula la base y las paredes del bol para asegurarte de que todo esté bien integrado.

- Reparte la masa en los moldes, que habrás preparado con anterioridad, y nivela.

- Precalienta la freidora de aire a 160 °C y hornea, de uno en uno, durante 35–40 minutos.

- Comprueba que estén listos insertando un palillo en el centro; tiene que salir limpio y el bizcocho debe notarse esponjoso al tacto.

- Deja los bizcochos en el molde 5 minutos para que se enfríen. Pasa un cuchillo por los bordes y vuélcalo con delicadeza en una rejilla. Espera a que las capas de bizcocho se enfríen completamente antes de poner la cobertura.

Prepara la cobertura de chocolate

- Pon las pepitas de chocolate en un bol y derrítelas en el microondas con golpes de calor de 30 segundos, removiendo entre golpe y golpe hasta que se fundan. También puedes poner el bol sobre un cazo con agua hirviendo a fuego lento y dejar que el chocolate se derrita poco a poco. Reserva el chocolate y deja que se enfríe antes de usarlo.

Continúa en la página siguiente

- Tamiza en un bol mezclador, o en el bol de la amasadora, el azúcar glas y el cacao en polvo.
- Añade la mantequilla a temperatura ambiente y empieza a batir a velocidad baja mientras vas vertiendo la leche, hasta que la cobertura esté bien mezclada.
- Agrega el chocolate derretido y sigue batiendo hasta que en la cobertura se formen picos suaves.
- Pon la preparación en una manga pastelera equipada con una boquilla de estrella grande.

Monta la tarta

- Escudilla la cobertura generosamente en la capa inferior de la tarta y cubre con la siguiente capa.
- Cubre toda la tarta con la cobertura alisándola con una rasqueta o creando un motivo con la ayuda de una espátula de codo.
- Si ha sobrado cobertura, escudíllala sobre la tarta y, antes de servir, añade chispitas o cualquier otro elemento decorativo.
- Corta la tarta con un cuchillo de sierra, limpiándolo siempre entre cada pasada.

NOTAS:
* Las capas de bizcocho se pueden preparar hasta con 2 días de antelación; se conservan a temperatura ambiente cubiertas con film transparente.
* Una vez aplicada la cobertura se conserva bien varios días en un recipiente cubierto a temperatura ambiente y sin estar en contacto con la luz solar.

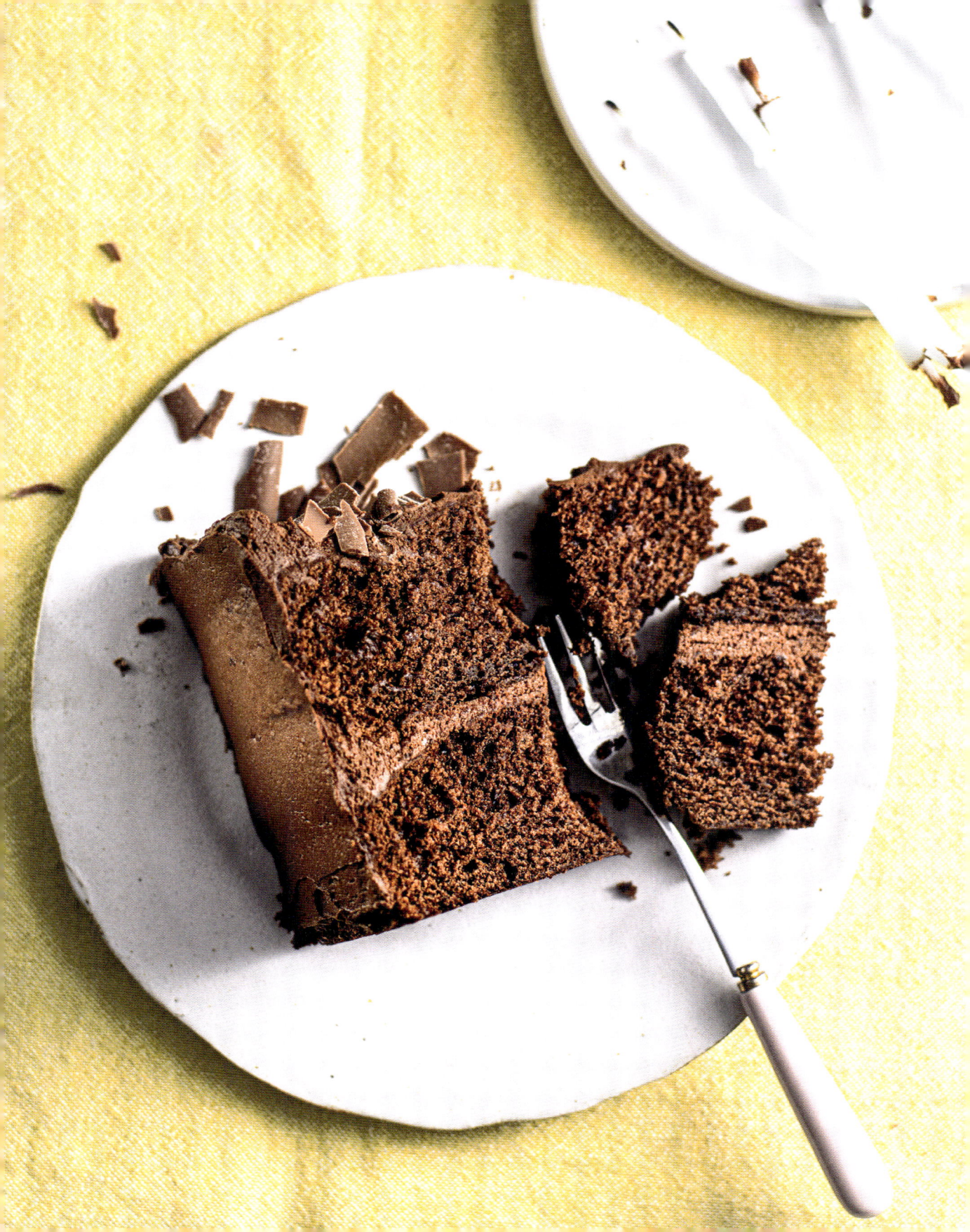

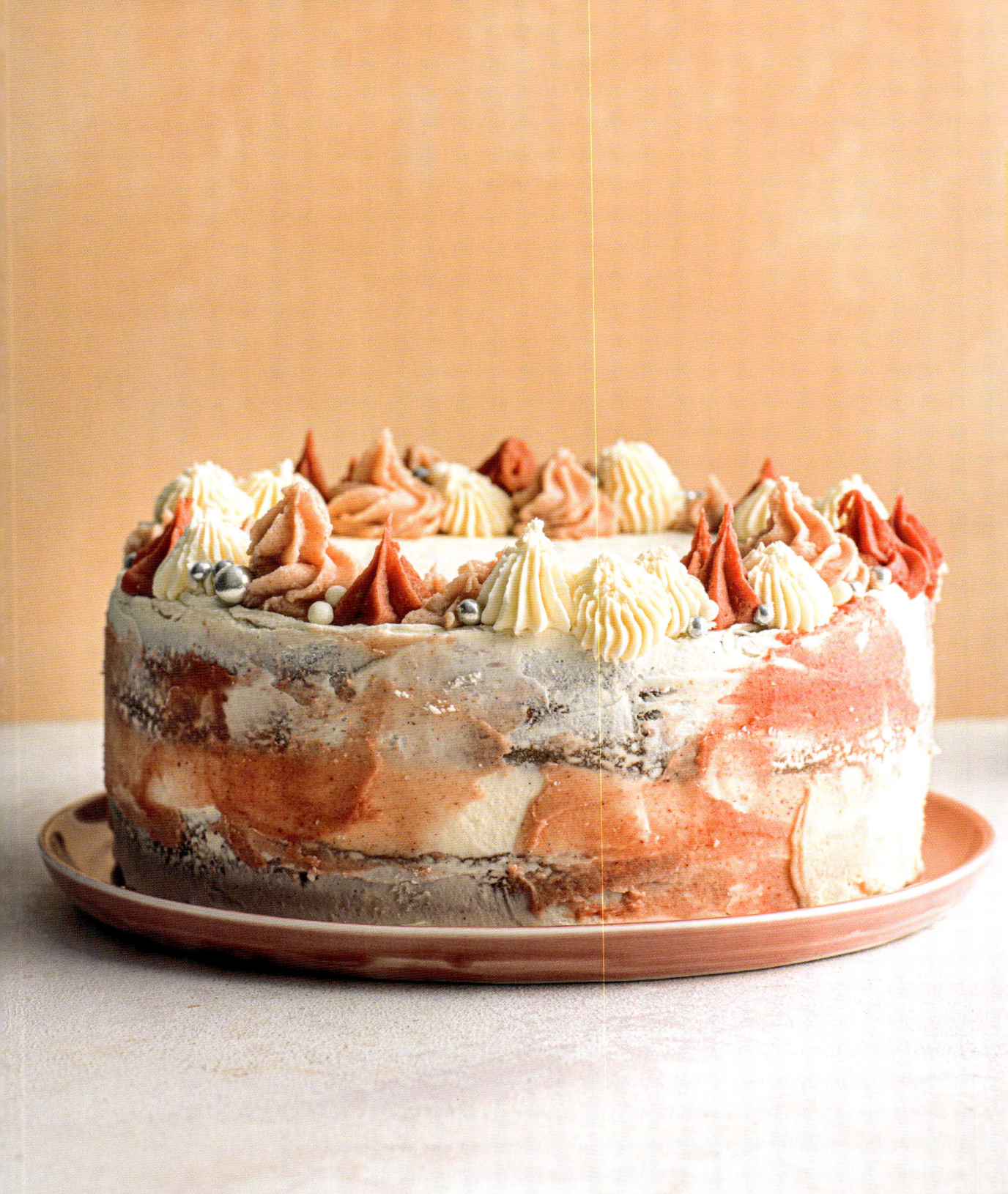

Tarta de vainilla doble

PREPARACIÓN:
15 MINUTOS
HORNEADO:
35-40 MINUTOS
PARA:
10-12 RACIONES

Con su fragante aroma, su suave miga mantecosa y su intenso sabor a vainilla, el bizcocho de esta tarta no solo es exquisito, sino el más fácil de hacer que te puedas imaginar. Prepara dos capas, introduce entre ellas mi cobertura aterciopelada de crema de mantequilla y obtendrás una tarta fabulosa que se conserva hermosa y fresca varios días.

PARA EL BIZCOCHO
360 g de harina
330 g de azúcar extrafino
1 cucharada de almidón de maíz
1 cucharada de levadura química
½ cucharadita de bicarbonato sódico
½ cucharadita de sal
200 g de mantequilla sin sal o de margarina
3 huevos
200 ml de suero de mantequilla
2 cucharaditas de extracto de vainilla

PARA LA COBERTURA DE VAINILLA
250 g de mantequilla sin sal, a temperatura ambiente
460 g de azúcar glas tamizado
2 cucharaditas de extracto de vainilla
3 cucharadas de nata
Una pizca de sal

IDEAS DE DECORACIÓN
Chispitas, merengue, flores comestibles

Prepara el bizcocho

- Rocía 2 moldes para tartas de 20 cm con espray desmoldante de repostería y forra la base con papel de hornear.

- Tamiza la harina, el azúcar, el almidón de maíz, la levadura química, el bicarbonato y la sal en un cuenco amplio o en el bol de la amasadora.

- Añade la mantequilla, los huevos, el suero de mantequilla y la vainilla.

- Bate a velocidad mínima con la ayuda de una batidora eléctrica o con la amasadora hasta que los ingredientes empiecen a aglutinarse. Ve aumentando la velocidad hasta que la masa esté totalmente lisa. Deja de batir y rebaña con una espátula la base y las paredes del bol para asegurarte de que todo esté bien integrado.

- Reparte la masa en los moldes, que habrás preparado con anterioridad, y nivela.

- Precalienta la freidora de aire a 160 °C y hornea, de uno en uno, durante 35-40 minutos.

- Comprueba que estén listos introduciendo un palillo en el centro; tiene que salir limpio; el bizcocho debe notarse elástico al tacto.

- Deja los bizcochos en el molde 5 minutos para que se enfríen. Pasa un cuchillo por los bordes y vuélcalo con delicadeza en una rejilla. Espera a que las capas se enfríen completamente antes de poner la cobertura.

Prepara la cobertura de vainilla

- Pon la mantequilla en el bol de la amasadora equipada con la paleta o usa una batidora eléctrica. Bate 5-7 minutos a velocidad alta, deteniéndote para rebañar la base y los lados del bol con una espátula cuando sea necesario. La mantequilla tiene que quedar increíblemente cremosa y pálida.

- Agrega poco a poco el azúcar glas, batiendo bien después de cada adición, hasta que esté muy bien integrado.

Continúa en la página siguiente

- Incorpora la vainilla, la nata y la sal. Bate a velocidad media-alta, hasta que la cobertura esté completamente lisa y se formen picos. Si no la vas a usar de inmediato, reserva en la nevera.
- Vierte la mezcla a una manga pastelera equipada con una boquilla de estrella grande.

Monta la tarta

- Escudilla la cobertura generosamente sobre la capa inferior de la tarta y cubre con la siguiente capa.
- Envuelve toda la tarta en cobertura alisándola con una rasqueta o creando un motivo con la ayuda de una espátula de codo.
- Si sobra un poco, escudíllala por encima y, antes de servir, añade chispitas o cualquier otro elemento decorativo.
- Corta la tarta con un cuchillo de sierra, limpiándolo siempre entre cada pasada.

NOTAS:

* Las capas de bizcocho se pueden preparar hasta con 2 días de antelación; se conservan a temperatura ambiente cubiertas con film transparente.
* Una vez aplicada la cobertura, la tarta se conserva bien varios días en un recipiente cubierto a temperatura ambiente y sin estar en contacto con la luz solar.
* Debido al contenido en mantequilla, la crema de mantequilla avainillada tendrá un tono blancuzco. Si deseas dar a la crema de mantequilla un tono blanco brillante, añade una pizca de colorante alimentario violeta o ajusta el tono con un colorante en pasta blanco.

Tarta Lotus

Los aficionados a las famosas galletas de caramelo no podrán resistirse a los encantos de esta tarta. Es facilísima de hacer, extraordinariamente deliciosa y lo mismo vale para darse un capricho que para celebrar un cumpleaños.

PREPARACIÓN:
20 MINUTOS
HORNEADO:
50 MINUTOS
PARA:
10-12 RACIONES

PARA EL BIZCOCHO

225 g de harina leudante
225 g de azúcar moreno
1½ cucharaditas de levadura
 química
225 g de margarina
 o de mantequilla sin sal,
 a temperatura ambiente
4 huevos a temperatura
 ambiente
2 cucharadas de leche
 semidesnatada
3 cucharadas de crema Biscoff
1 cucharadita de extracto
 de vainilla

PARA LA CREMA
DE MANTEQUILLA BISCOFF

250 g de mantequilla sin sal,
 a temperatura ambiente
395 g de leche condensada
2 cucharadas de crema Biscoff
1 cucharadita de extracto
 de vainilla
Una pizca de sal generosa

PARA DECORAR

2 cucharadas de crema para
 untar Biscoff, templada, para
 verterla
2 cucharadas de virutas
 de chocolate blanco
1 cucharada de galletas Biscoff
 desmenuzadas (opcional)

Prepara el bizcocho

- Rocía un molde para tartas hondo, de 20 cm de diámetro, con espray desmoldante de repostería y forra la base con papel de hornear.

- Mezcla en un bol la harina, el azúcar y la levadura química. Asegúrate de que no queden grumos de azúcar.

- Agrega el resto de ingredientes del bizcocho y sigue batiendo con una batidora eléctrica o en la amasadora hasta que la masa esté lisa. Rebaña con una espátula la base y los lados del bol cuando sea necesario.

- Vierte la masa en el molde ya preparado y nivela. Precalienta la freidora de aire a 160 °C durante 3 minutos. Introduce el molde en la cesta y hornea 30 minutos. Transcurrido ese tiempo, baja la temperatura a 150 °C y déjalo otros 25 minutos más, o hasta que al comprobar el punto de cocción el palillo salga limpio.

- Si tienes la sensación de que el centro está poco hecho y se tambalea, añade otros 5-10 minutos más al tiempo de cocción. Retira el bizcocho de la freidora de aire y deja que repose 5 minutos antes de darle la vuelta sobre una rejilla.

Prepara la crema de mantequilla

- Pon la mantequilla en un bol grande y bate 5-7 minutos hasta que esté clara y esponjosa, rebañando el bol cuando sea necesario.

- Sin dejar de batir a velocidad media, ve añadiendo la leche condensada. Cuando termines de verterla, aumenta la velocidad al máximo y sigue batiendo hasta que la crema tenga un aspecto sedoso y liso y se formen picos. Agrega la crema Biscoff, la vainilla y la sal, e incorpóralas sin dejar de batir.

- Pon la crema de mantequilla en una manga pastelera equipada con una boquilla rusa o de estrella grande.

Continúa en la página siguiente

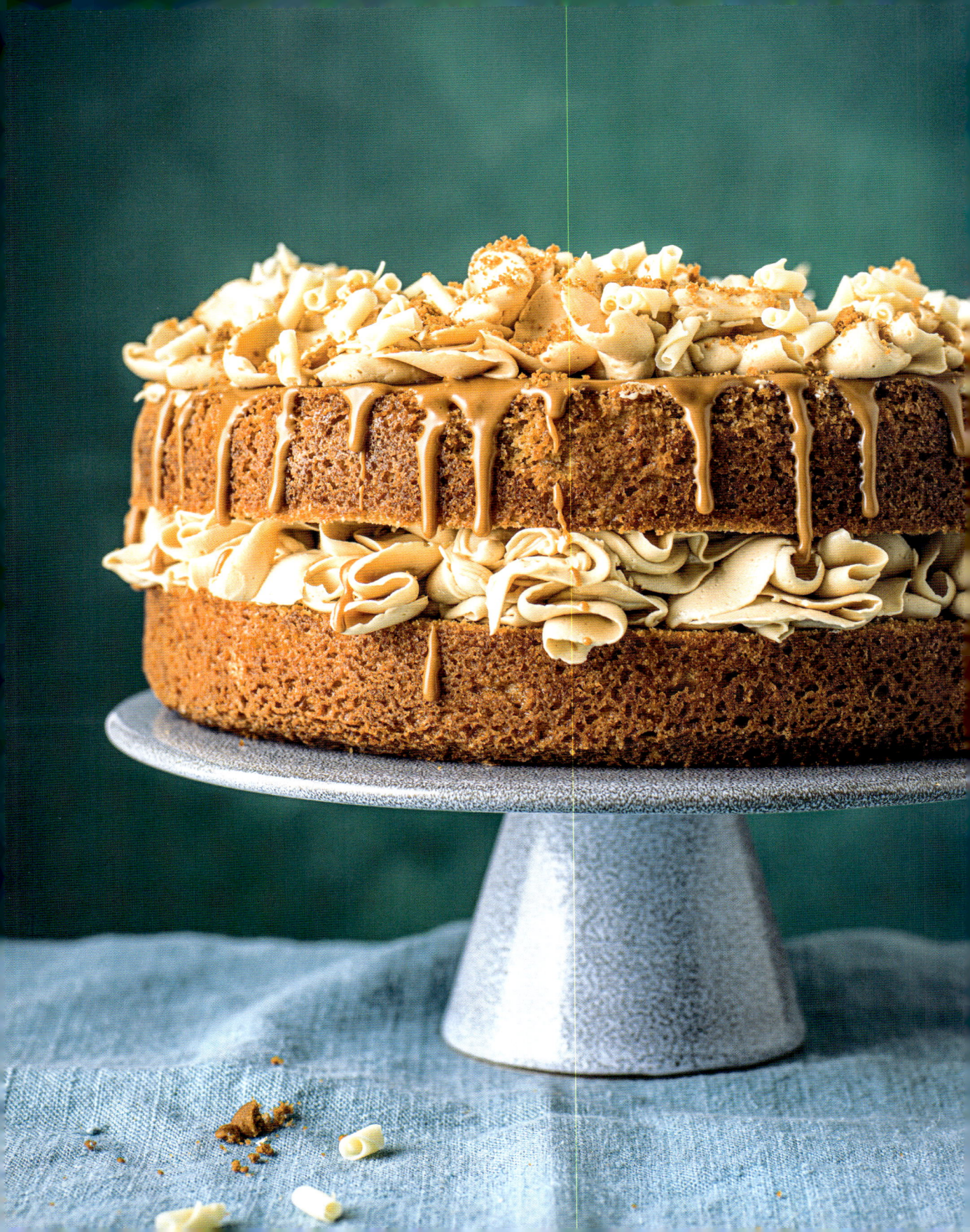

Monta la tarta

- Corta la tarta por la mitad en sentido horizontal usando una lira de repostería o un cuchillo de sierra ancho

- Escudilla la cobertura generosamente sobre la capa inferior de la tarta y cubre con la siguiente. Extiende cobertura por esta nueva capa, pero en menor cantidad y alisándola bien.

- Vierte la crema Biscoff por el borde superior de la tarta dejando que gotee decorativamente por los lados. Si ha sobrado crema de mantequilla, escudíllala en la parte superior de la tarta.

- Esparce las virutas de chocolate blanco o las migas de galleta, si has optado por ello. ¡Corta y disfruta!

NOTA:
Se conserva hasta 3 días
en un recipiente cerrado
a temperatura ambiente.

Tarta tres leches con fruta de la pasión

PREPARACIÓN:
20 MINUTOS
HORNEADO:
35-40 MINUTOS
PARA:
12-16 RACIONES

Esto es una delicia máxima. Un bizcocho de vainilla sencillo se transforma en un postre sensacional y jugoso con tres tipos de leche. La acidez de la fruta de la pasión reduce el dulzor y aporta una nota tropical.

PARA EL ALMÍBAR DE FRUTA DE LA PASIÓN

8 frutas de la pasión de buen tamaño

PARA EL BIZCOCHO

190 g de harina
10 g de almidón de maíz
1 cucharadita de levadura química
4 huevos
200 g de azúcar extrafino
2 cucharaditas de extracto de vainilla
70 ml de leche entera
30 ml de zumo de fruta de la pasión (sobrante del almíbar)

PARA EMPAPAR EN LECHE

250 ml de leche evaporada
200 ml de leche condensada
2 cucharadas de nata
1 cucharadita de extracto de vainilla

PARA EL TOQUE FINAL

250 ml de nata, fría
4 cucharadas de azúcar glas
1 cucharadita de extracto de vainilla

Prepara el almíbar

- Corta por la mitad 7 frutas de la pasión, extrae las semillas y la pulpa e introdúcelas en el vaso de una trituradora o batidora de mano. Acciona la máquina unas cuantas veces para separar el jugo y la pulpa de las semillas.
- Cuela con la ayuda de una malla fina o una estameña para extraer el zumo. Reserva 30 ml de zumo para utilizarlo en el bizcocho. Conserva el resto en un tarro en la nevera.

Prepara el bizcocho

- Tamiza en un bol la harina, el almidón de maíz y la levadura química, y reserva.
- Separa las yemas de las claras, poniendo las yemas en un bol y las claras en otro. Añade 150 g de azúcar extrafino a las claras de huevo y coloca el bol sobre un cazo con agua a punto de ebullición.
- Bate las claras con unas varillas durante unos minutos, hasta que se disuelva el azúcar. Bate con una batidora eléctrica la mezcla de claras de huevo hasta obtener un merengue brillante.
- Añade el resto de azúcar extrafino y la vainilla al bol con las claras y bate a velocidad alta hasta que adquiera un aspecto pálido y esponjoso. Vierte la leche y el zumo de fruta de la pasión a la preparación de harina. Bate a velocidad baja, solo para mezclar.
- Ve incorporando el merengue con movimientos envolventes para que no pierda aire.
- Vierte la masa en una fuente cuadrada de 20 cm de lado previamente engrasada.
- Introduce la fuente en la freidora de aire a 160 °C y hornea 35–40 minutos. El bizcocho estará listo cuando al introducir un palillo en el centro salga limpio.

Continúa en la página siguiente

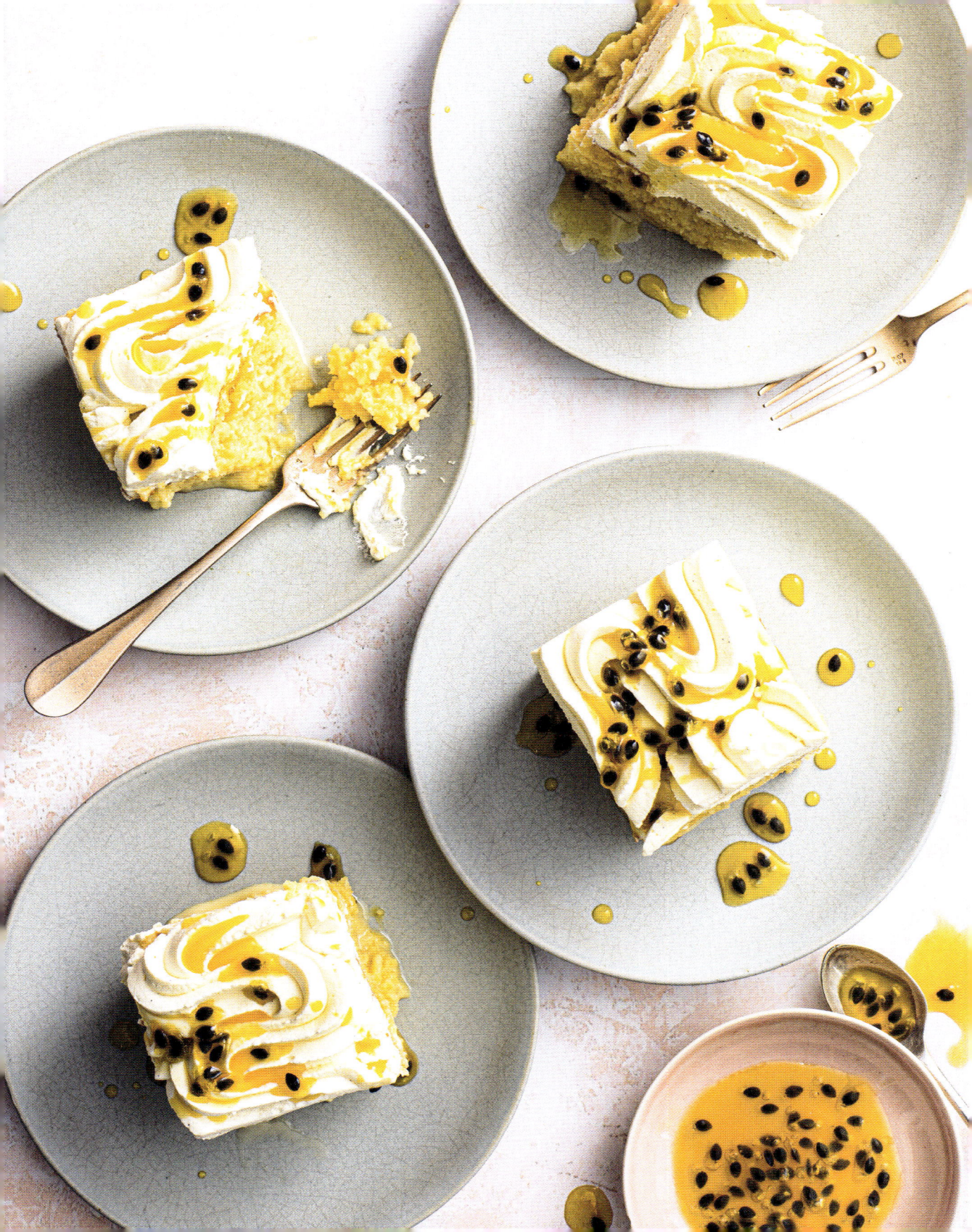

Empapa con la leche y atempera

- Mezcla en una jarra medidora la leche evaporada, la leche condensada, la nata y la vainilla.
- Usa una brocheta para hacer agujeros por toda la superficie del bizcocho y, con la ayuda de una cuchara, vierte alrededor de la mitad de la preparación de leches. Deja reposar 5–10 minutos, para que se absorba. Repite de nuevo la operación. Es probable que sobre un poco; en este caso, resérvalo en un tarro en la nevera para servirlo después con el bizcocho.
- Espera a que el bizcocho se enfríe, cúbrelo con papel de aluminio y déjalo en la nevera unas horas o toda la noche.

Cubre con nata montada y sirve

- Bate la nata con el azúcar glas y la vainilla a velocidad media para montarla, hasta que se formen picos.
- Extiende una gruesa capa de nata por toda la superficie del bizcocho. Si te sobra nata, escudíllala por encima para adornar, si lo deseas.
- Extrae la pulpa y las semillas de la fruta de la pasión que queda y ponlas en un cazo junto con el zumo y el azúcar que reservaste. Remueve a fuego lento unos minutos, hasta que se disuelva el azúcar. El almíbar espesará cuando se enfríe.
- Rocía el bizcocho con el almíbar de fruta de la pasión y sirve junto con la leche que ha sobrado.

Tarta de chocolate y bayas

PREPARACIÓN:
30 MINUTOS
HORNEADO:
30-35 MINUTOS
RACIONES:
10-12

Este delicioso y denso pastel vegano de chocolate es muy fácil de elaborar, además de una opción excelente para quienes no consumen ni huevos ni lácteos. Si lo cubres con un popurrí de frutos rojos frescos, se transforma en un espectáculo para la vista, ideal para ocasiones especiales.

PARA EL BIZCOCHO

120 ml de aceite de coco derretido
240 ml de bebida de avena, o la leche vegana que prefieras
80 ml de agua caliente
2 cucharadas de vinagre de vino tinto
2 cucharaditas de extracto de vainilla
230 g de harina
230 g de azúcar moreno
100 g de cacao en polvo
2 cucharaditas de bicarbonato sódico
½ cucharadita de sal

COBERTURA Y RELLENO

400 g de azúcar glas
60 g de cacao en polvo
250 g de mantequilla vegana a temperatura ambiente
60 ml de bebida de avena templada
2 cucharaditas de extracto de vainilla
4 cucharadas de mermelada de cualquier fruto rojo o mezcla de frutos rojos (opcional)

PARA DECORAR

200 g de fresas
200 g de arándanos
200 g de frambuesas
100 g de moras

Prepara el bizcocho

- Rocía 3 moldes de 15 cm para tarta con espray desmoldante de repostería y forra la base con papel de hornear.
- Mezcla en un bol el aceite de coco, la bebida de avena, el agua caliente, el vinagre y la vainilla.
- Tamiza en el mismo bol el azúcar, el cacao en polvo, el bicarbonato y la sal; remueve hasta obtener una masa brillante.
- Precalienta la freidora de aire a 150 °C durante 3 minutos.
- Reparte la preparación en los moldes y hornea por tandas durante 30–35 minutos, o hasta que al introducir un palillo en el centro salga limpio.
- Deja que se enfríe 5 minutos en el molde y luego pasa la hoja de un cuchillo por los lados para desmoldar. Vuelca el bizcocho en una rejilla y espera a que se enfríe por completo antes de poner la cobertura.

Prepara la cobertura

- Pon el azúcar glas y el cacao en un bol o en el recipiente de una amasadora y mezcla.
- Añade la mantequilla vegana, la mitad de la leche y la vainilla, y bate a velocidad alta hasta que la cobertura tenga un aspecto suave y se formen picos. En caso necesario, para conseguir la consistencia perfecta, ve agregando el resto de la leche.
- Pon la cobertura en una manga pastelera equipada con una boquilla lisa.

Continúa en la página siguiente

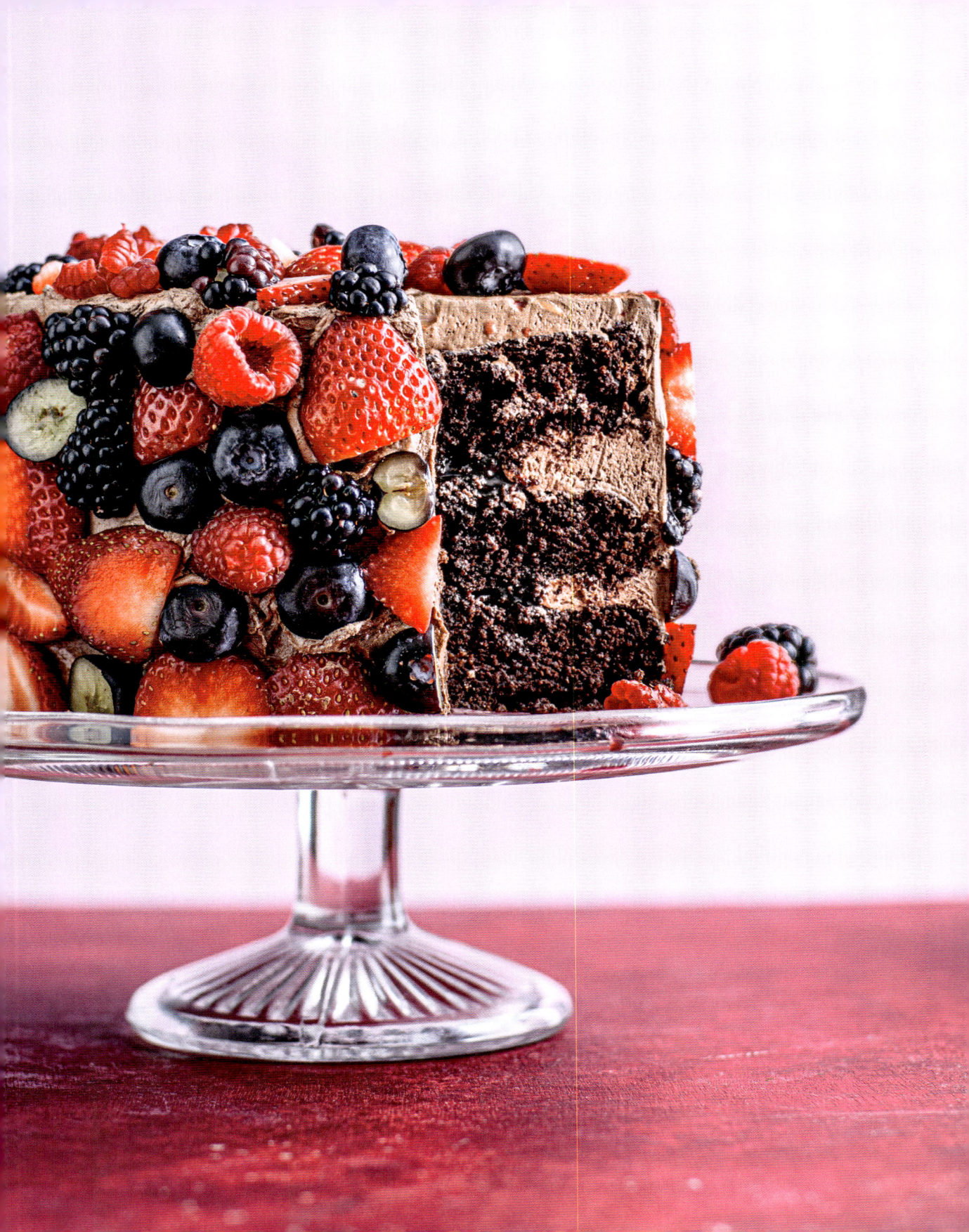

Monta la tarta

- Deposita una gota de cobertura en un soporte de cartón para tartas del mismo diámetro que la tuya y fija la primera capa de bizcocho.

- Escudilla un anillo ancho de cobertura para que coincida con el perímetro de la primera capa y, si usas mermelada, pon un poco en el centro del anillo. Presiona suavemente para que el bizcocho se adhiera a la cobertura. Coloca la segunda capa de bizcocho y repite la operación.

- Pon la última capa de bizcocho; hazlo de modo que la parte inferior quede arriba. Presiona suavemente.

- Extiende una capa de cobertura por toda a tarta con la ayuda de una espátula de codo. Usa una rasqueta para igualar la cobertura (una base giratoria facilita mucho esta operación).

- Deja que el bizcocho se enfríe 30 minutos y luego extiende una segunda capa de cobertura por encima. No hace falta que quede perfecto, porque luego lo vas a cubrir con la fruta.

Decora el bizcocho

- Forra una fuente con papel de cocina. Corta las fresas de mayor tamaño en rodajas, y el resto por la mitad. Ponlas boca abajo sobre el papel de cocina para que absorba el exceso de humedad; dales la vuelta un poco después.

- Procede del mismo modo con la mitad de los arándanos, las frambuesas y las moras, dejando enteros los de menor tamaño.

- Reparte al azar las rodajas de fresa alrededor de la tarta, dejando espacio entre ellas. Rellena los huecos con los arándanos, las frambuesas, las moras y la cobertura.

- Cuando termines de añadir la fruta, sirve inmediatamente; de otro modo, sin fruta, se conserva 3 o 4 días en un envase hermético a temperatura ambiente. Si ha sobrado fruta, sírvela como acompañamiento o úsala para otra receta, como el crumble de fresa y ruibarbo de la página 171 o las barritas de frutos del bosque de las páginas 77–78. Ver notas.

NOTAS:

* Esta tarta tiene un aspecto sensacional, pero cortarla en porciones suele resultar complicado. Puedes usar un cuchillo o un cordel para marcar la parte superior y los lados del pastel como indicador de los cortes para las porciones. Para facilitarte esa tarea, en el momento de repartir la fruta, deja un pequeño espacio que permita ver las marcas.

* También puedes crear una tarta de 2 capas dividiendo la masa en 2, repartiéndola en sendos moldes de 20 cm y horneando 35–40 minutos.

Pastel persa del amor

Se dice que este bonito y aromático pastel tiene el poder de seducir y hechizar. De lo que no cabe duda es de que, con su agua de rosas y su cardamomo, desprende un aroma tentador. Yo he añadido una cobertura de rosa y fresa para obtener un bizcocho con capas; además, lo he decorado con pistachos, pétalos secos de rosa y delicias turcas.

PREPARACIÓN:
20 MINUTOS
HORNEADO:
35-40 MINUTOS
PARA:
1 BIZCOCHO
DE 2 O 3 CAPAS

PARA EL BIZCOCHO

200 g de harina leudante
60 g de almendras molidas
250 g de azúcar extrafino
1 cucharadita de levadura
   química
1 cucharadita de cardamomo
   en polvo (ver notas)
120 ml de suero de mantequilla
4 huevos medianos
115 g de margarina
½ cucharadita de agua
   de rosas
1 cucharadita de extracto
   de vainilla

PARA EL GLASEADO

180 g de azúcar glas
1 cucharada de zumo de limón
1 cucharada de leche, o la
   que precise
1 cucharadita de agua de rosas,
   o al gusto

PARA DECORAR

30 g de pistachos sin cáscara
   troceados groseramente
1-2 cucharadas de delicias
   turcas troceadas (opcional)
Pétalos de rosa comestibles
   o rosas frescas

- Rocía un molde hondo de 20 cm para tartas con espray desmoldante de repostería y forra la base con papel de hornear.
- Mezcla en un bol la harina, las almendras molidas, el azúcar, la levadura química y el cardamomo.
- Añade el suero de mantequilla, los huevos, la margarina, el agua de rosas y la vainilla.
- Bate con la batidora eléctrica o en la amasadora hasta obtener una masa completamente lisa, rebañando la base y los lados del bol cuando sea necesario.
- Vierte la masa en el molde ya preparado y nivela.
- Precalienta la freidora de aire a 160 °C durante 3 minutos. Introduce el molde en la cesta de la freidora y hornea 45–50 minutos, o hasta que al introducir un palillo en el centro salga limpio.
- Deja reposar en el molde 5 minutos y luego vuélcalo en una rejilla para que se enfríe.

NOTAS:
* Es mucho mejor machacar semillas frescas de cardamomo en un mortero hasta obtener un polvo fino que usar cardamomo ya molido, que resulta mucho menos aromático.
* La intensidad del agua de rosas varía según las marcas y en algunos casos puede ser demasiado fuerte; empieza poniendo solo unas gotitas y ve agregando más en función de tu gusto.

Continúa en la página siguiente

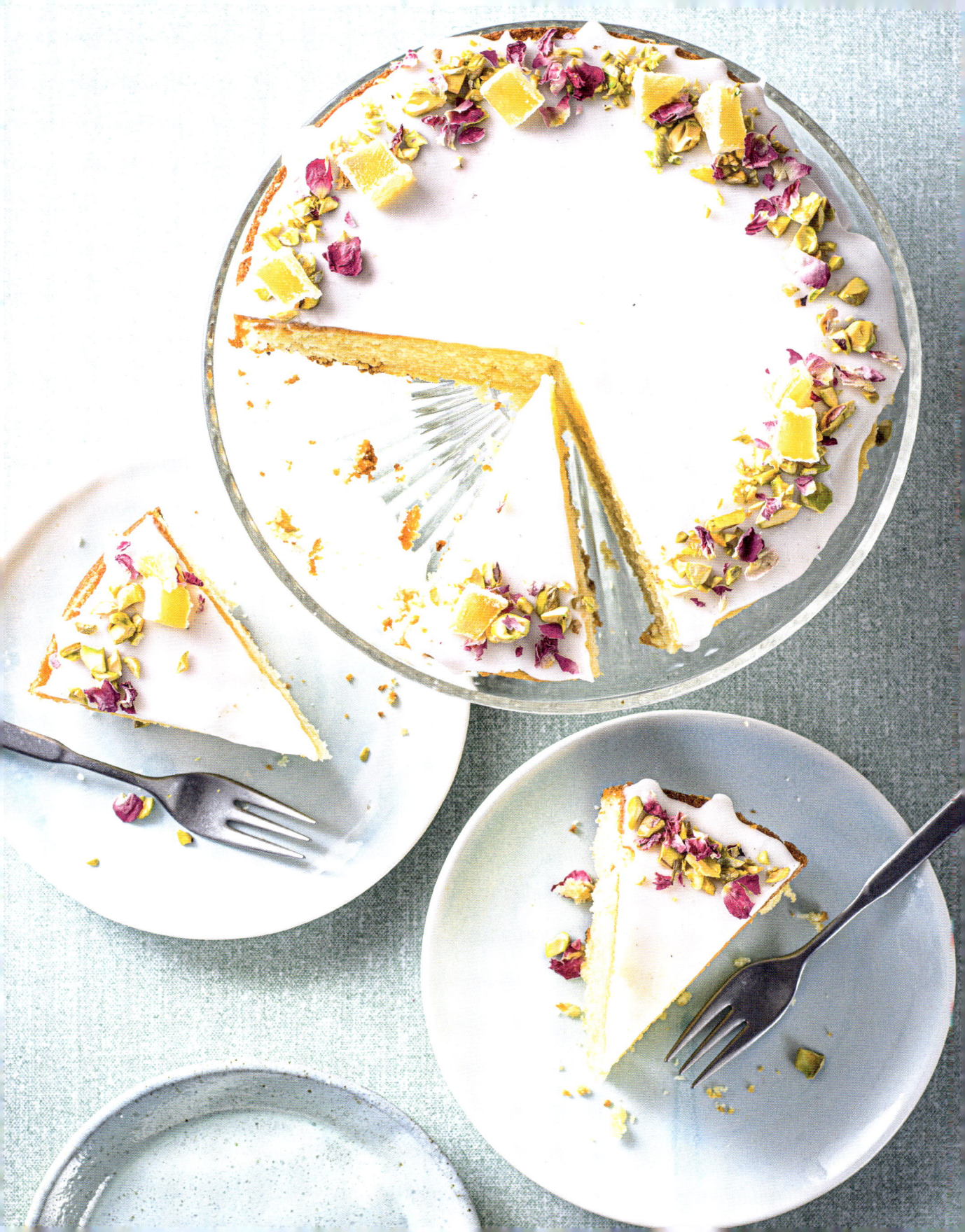

Prepara el glaseado y decora

- Mezcla los ingredientes del glaseado en un cazo y remueve a fuego lento. Añade la leche que precise para crear un glaseado espeso pero que se pueda verter.
- Extiende el glaseado por el bizcocho atemperado dejando que caiga libremente por los lados.
- Decora con pistachos, pétalos de rosa y delicias turcas si has optado por usarlos, y sirve.

Bizcocho de la naranja entera

PREPARACIÓN:
40 MINUTOS
HORNEADO:
1 HORA Y 10 MINUTOS
PARA:
10-12 RACIONES

Este bizcocho de naranja sin gluten lleva en la masa naranjas enteras, incluida la piel. Es increíblemente jugoso y su sabor es un estallido cítrico. Forra el molde con rodajas de naranja para convertir un bizcocho algo rústico en un postre espectacular al darle la vuelta. El glaseado de mermelada aporta un brillo de espejo.

SIN GLUTEN

PARA FORRAR EL MOLDE
6 cucharadas de mermelada, templada
3–4 naranjas sin pepitas, cortadas en rodajas finas (250 g)

PARA EL BIZCOCHO
3 naranjas de zumo (255 g)
250 g de azúcar extrafino
6 huevos
250 g de almendras molidas
60 g de harina de maíz
1 cucharadita de levadura química sin gluten
Una pizca de sal

PARA EL ACABADO
5 cucharadas de zumo de naranja recién exprimido
4 cucharadas de mermelada, templada

Prepara el molde para el bizcocho

- Rocía un molde desmontable de 20 cm con espray desmoldante de repostería y forra la base con papel de hornear.
- Unta la mermelada en el papel de horno y coloca las rodajas de naranja por encima de modo que queden muy unidas.

Prepara la masa

- Lava las naranjas, pínchalas con un cuchillo y envuélvelas en papel de aluminio ajustándolo bien. Introdúcelas en la cesta de la freidora y cocínalas 30–40 minutos a 185–190 °C, dándoles la vuelta hacia la mitad del tiempo indicado (ver notas).
- Comprueba que las naranjas estén blandas por todas partes pinchándolas con un cuchillo. Si notas que aún están algo duras, déjalas 10 minutos más. Espera a que se enfríen un poco, córtalas por la mitad y extrae las pepitas, si las hubiera.
- Trocea toscamente las naranjas y tritúralas en un robot de cocina hasta obtener una pulpa suave. Reserva para que se atempere.
- Pon el azúcar y los huevos en un bol mezclador y bate con la batidora eléctrica o en la amasadora hasta que la preparación adquiera una textura esponjosa.
- Incorpora la pulpa de naranja y luego añade las almendras molidas, la harina de maíz, la levadura química y la sal hasta que la masa esté bien lisa.
- Vierte la masa en el molde cubierto con rodajas de naranja y golpéalo suavemente contra la superficie de trabajo, para deshacer las burbujas de aire y para que se asiente bien.

Continúa en la página siguiente

- Precalienta la freidora de aire a 170 °C durante 3 minutos. Pon el molde en la cesta de la freidora y hornea 60 minutos.
- Comprueba que el bizcocho esté bien cocido introduciendo un palillo en el centro; tiene que salir limpio. La temperatura interior en el centro del bizcocho debe ser superior a 95 °C.

Toque final

- Agujerea el bizcocho con el palillo y rocía el zumo de naranja, dejando que se embeba.
- Deja que se enfríe 10 minutos y luego pasa la hoja de un cuchillo alrededor de las paredes del molde para extraer el bizcocho.
- Voltéalo con delicadeza en una fuente o un plato para servir y, con mucho cuidado para no romper las rodajas de naranja, retira el papel de horno.
- Pincela el bizcocho con la mermelada para glasearlo y sirve.
- Se conserva en un recipiente hermético en la nevera hasta 5 días.

NOTAS:

* Si deseas ganar tiempo, lava las naranjas, perfóralas y ponlas en un recipiente apto para microondas cubierto con una tapa igualmente apta. Añade agua hasta casi cubrirlas y pon en marcha el microondas 10–15 minutos, o hasta que las naranjas se hayan reblandecido por completo.
* Si tienes ocasión, usa naranjas sanguinas, ¡el aspecto del bizcocho será aún más extraordinario!

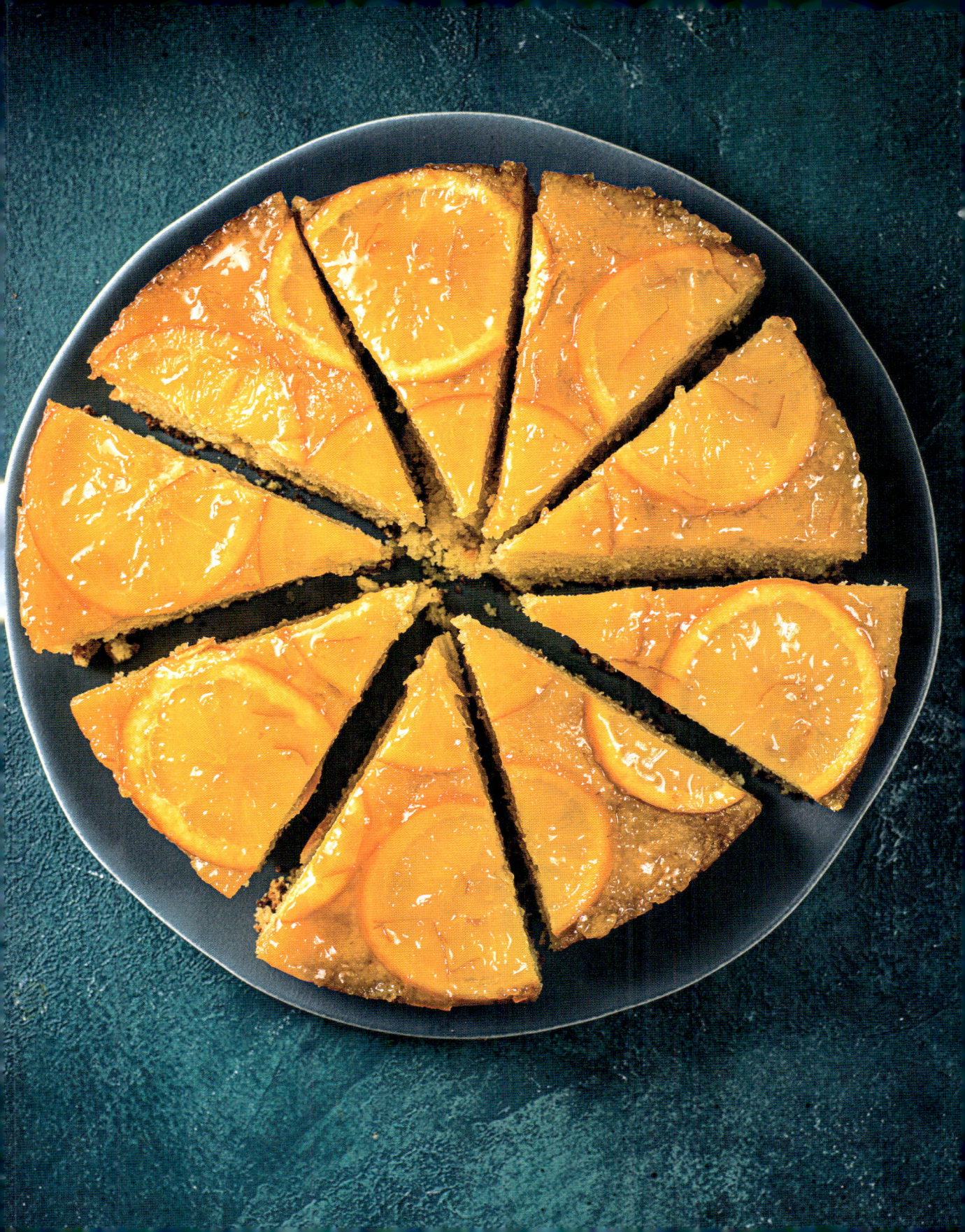

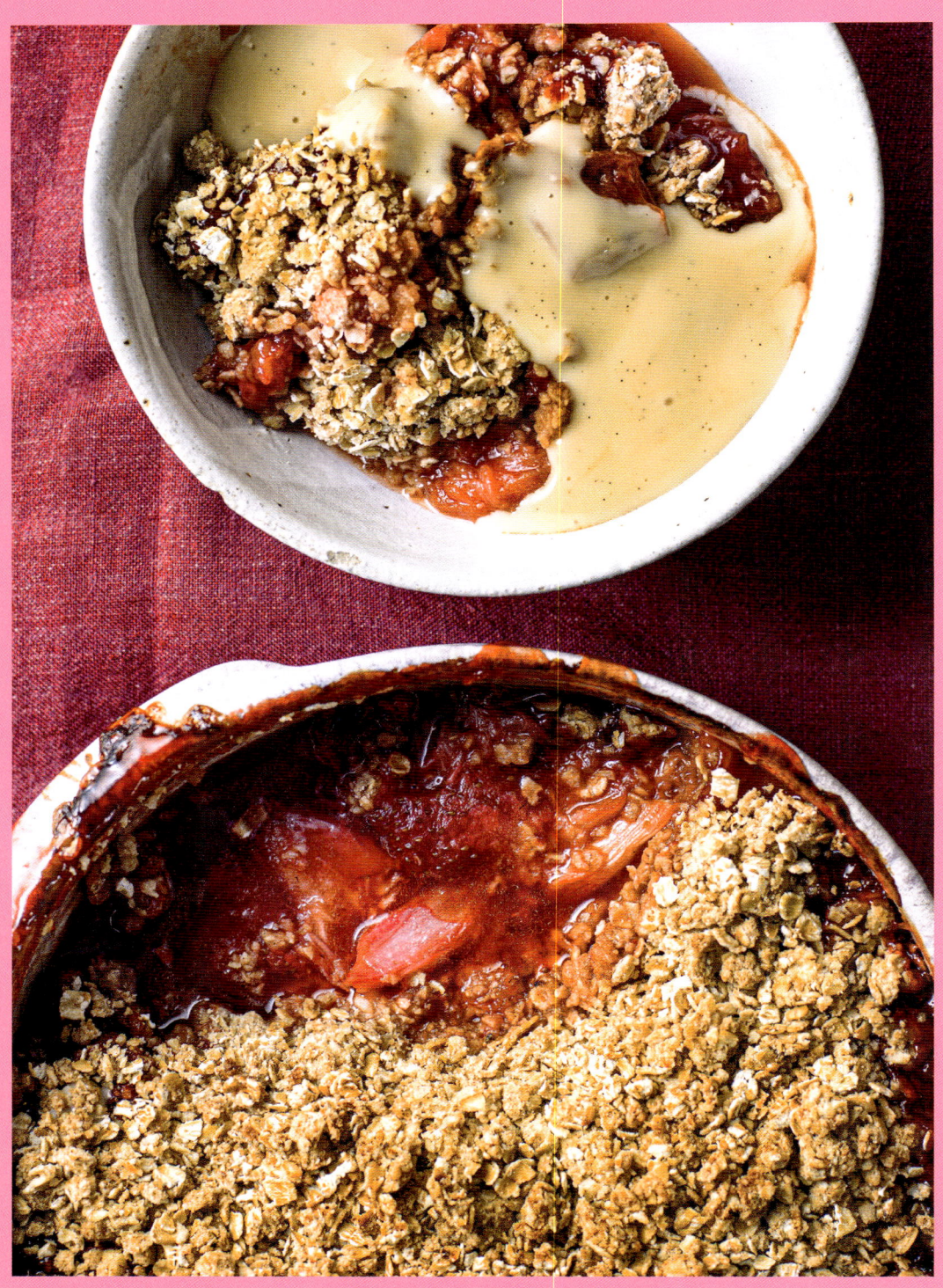

6

Postres
PARA CHUPARSE
LOS DEDOS

Baklava

¿Sabías que con pasta filo y relleno de nueces puedes preparar esos baklavas irresistiblemente dulces y pegajosos en tu freidora de aire? La tarea es un tanto pegajosa, pero tiene altas dosis de amor y una dulce recompensa que bien merece el esfuerzo.

PREPARACIÓN:
25 MINUTOS
HORNEADO:
45 MINUTOS
PARA:
18

PARA LA MASA HOJALDRADA

115 g de mantequilla sin sal o de *ghee*, fundida, y un poco más en caso necesario
10 hojas de pasta filo
1 huevo batido con un poco de leche, para pincelar

PARA EL RELLENO

300 g de nueces
2 cucharadas de canela

PARA EL ALMÍBAR

350 g de azúcar blanquilla
200 ml de agua
1 cucharada de zumo de limón
1 rama de canela
Un trocito de piel de naranja
Unas gotas de agua de azahar
Agua (opcional)

NOTA:

Puede prepararse un baklava fácilmente en versión vegana: basta con usar mantequilla vegana en lugar de la convencional. Es fundamental sujetar la pasta filo cubriéndola con una rejilla o algo similar, ya que de lo contrario el aire en circulación hará que las capas superiores salgan volando. Puedes verter la mantequilla derretida en una botella con pulverizador para que su aplicación resulte más cómoda.

- Derrite la mantequilla. Saca la pasta filo del envase y córtala para adaptarla a la forma de tu molde. Resérvala cubierta con un paño ligeramente húmedo para que no se reseque.

- Pon las nueces y la canela en una minipicadora o un robot de cocina y tritura hasta obtener un polvo fino.

- Pincela un molde cuadrado de 18 cm con la mantequilla derretida. Apila 5 láminas de pasta filo en el fondo del molde, pincelando cada una de ellas con la mantequilla derretida.

- Esparce una capa fina de nueces trituradas por encima y apila otras 2 capas de pasta filo, pincelando igualmente cada una de ellas con la mantequilla. Repite la operación hasta terminar todo el relleno. Apila 5 láminas de pasta en la parte superior.

- Con un cuchillo afilado, corta el baklava en cuadrados y luego córtalos por la mitad en sentido diagonal. Si ha sobrado mantequilla, rocíala por encima.

- Precalienta la freidora de aire a 170 °C durante 5 minutos. Pon el molde en la freidora y mantén fijo su contenido colocando una rejilla por encima. Hornea 40–45 minutos, o hasta que se dore y esté crujiente.

- Mientras, prepara el almíbar. Mezcla los ingredientes del almíbar en un cazo y remueve a fuego lento hasta que el azúcar se disuelva por completo y el líquido espese. Retira la canela y la piel de naranja.

- Vierte el almíbar sobre el baklava en cuanto lo saques de la freidora mientras aún esté caliente. Deja que todas las capas se empapen y, a continuación, esparce las nueces molidas sobrantes y deja que se enfríe.

- Con un cuchillo, separa las porciones de baklava siguiendo las líneas que habías trazado. Puedes servirlo inmediatamente; en caso contrario, cuando se haya enfriado por completo, introdúcelo en un recipiente hermético, donde se conservará hasta 2 semanas.

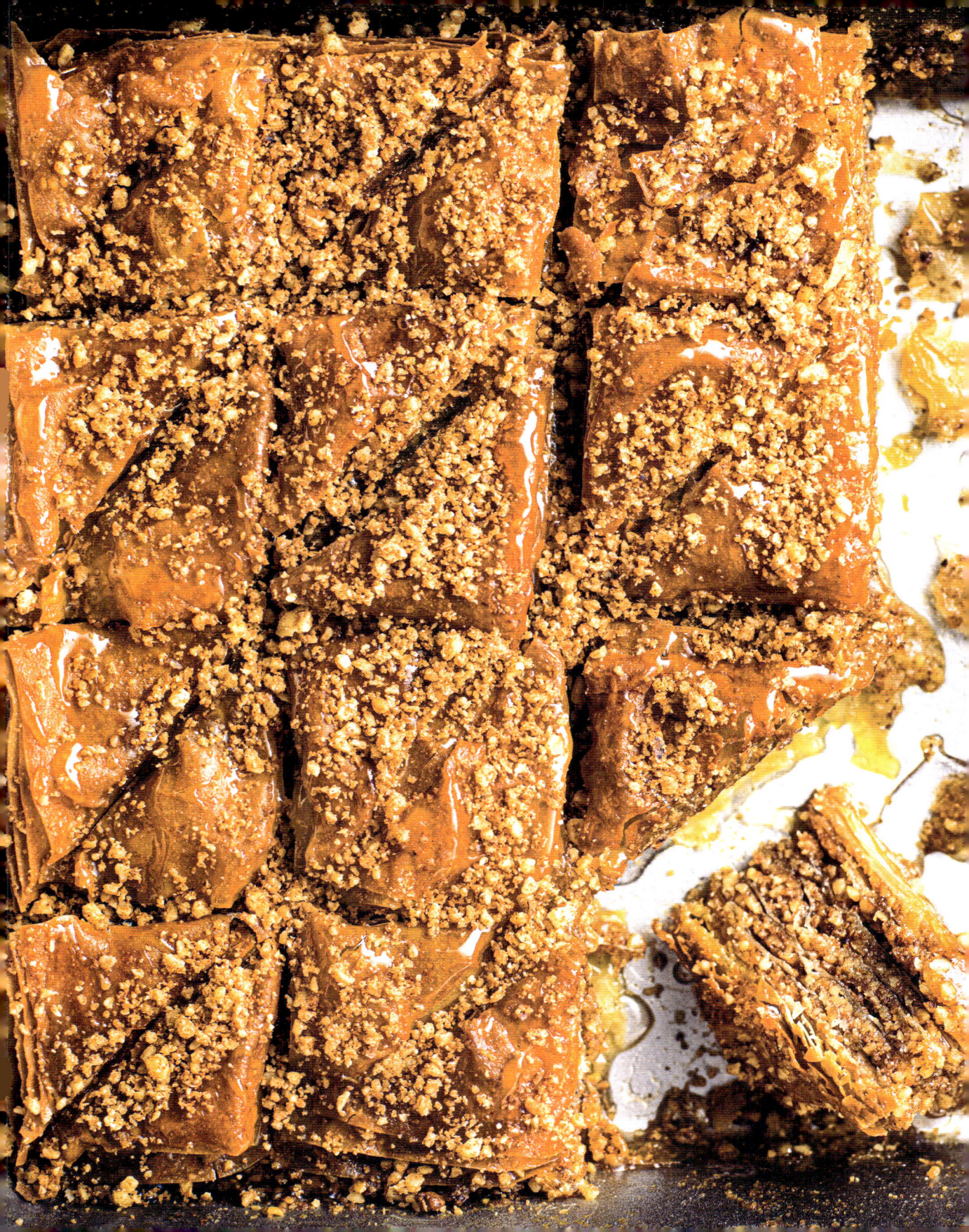

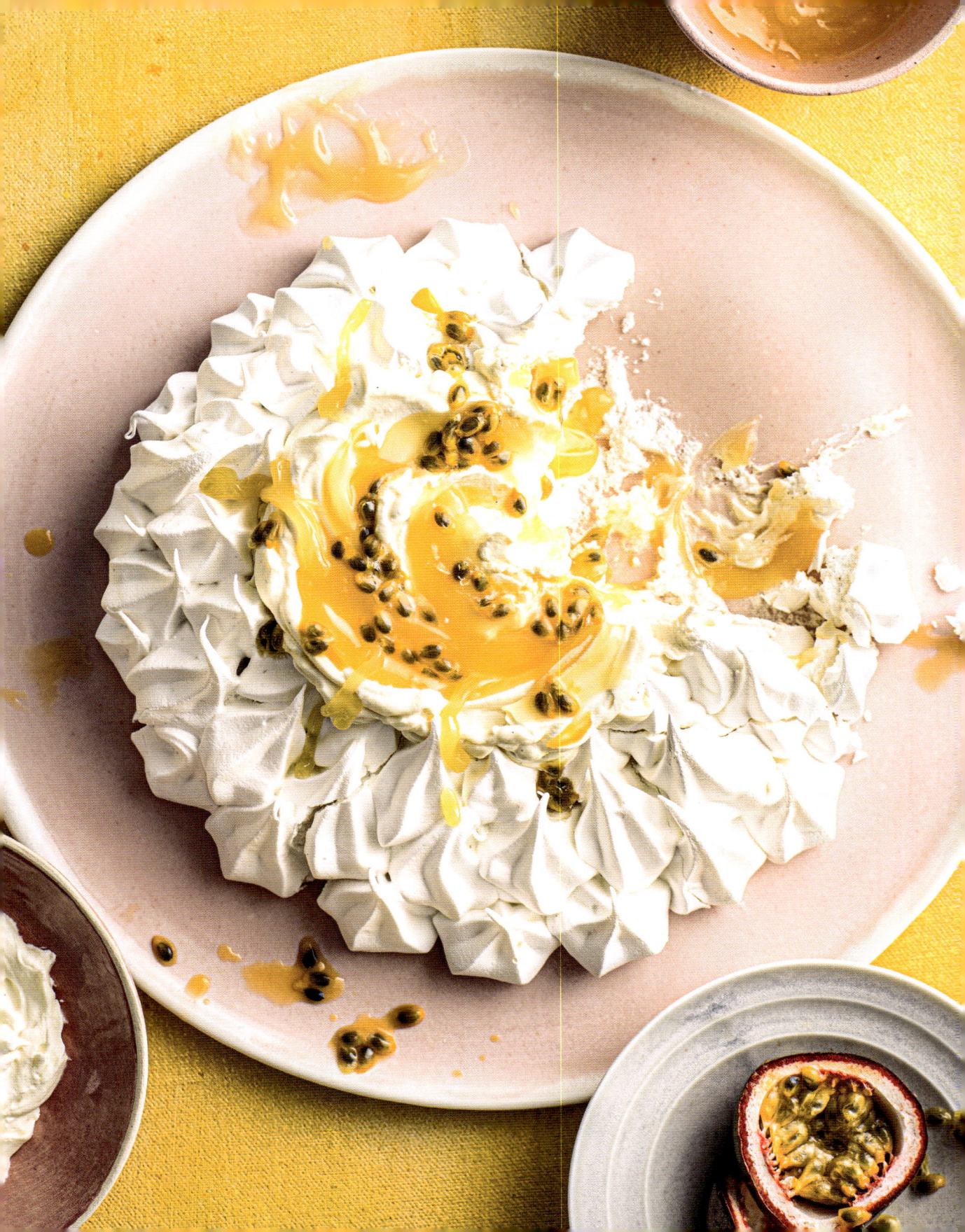

Tarta Pavlova

Esta tarta Pavlova queda sensacional. ¡Es otro gran logro de la freidora de aire! Irresistible y fácil de elaborar, está rellena con una suave nata montada y fruta fresca, con lo que se convierte en un postre perfecto para el verano.

PREPARACIÓN:
15 MINUTOS
HORNEADO:
90 MINUTOS
PARA:
6 RACIONES

PARA LA PAVLOVA

100 ml de claras de huevo envasadas
200 g de azúcar extrafino
¼ de cucharadita de crémor tártaro
1 cucharadita de zumo de limón
1 cucharadita de extracto de vainilla

PARA LA NATA MONTADA

240 ml de nata, fría
60–80 g de azúcar glas, tamizado
1 cucharadita de extracto de vainilla

PARA EL RELLENO

2 cucharadas de crema de limón o de crema de maracuyá
150 g de frutos rojos frescos o 4 maracuyás

NOTA:
Si ha sobrado merengue, puedes hacer unos suspiros con él. Coloca una alfombrilla en la cesta de la freidora. Escudilla los suspiros de merengue dejando cierto espacio entre ellos y hornea a 100 °C durante 30–40 minutos, o hasta que estén secos y se despeguen fácilmente de la alfombrilla. Úsalos como decoración en la Pavlova o en cualquier otra preparación. Se conservan en un recipiente hermético.

Prepara la Pavlova

- Pon las claras de huevo, el azúcar, el crémor tártaro, el zumo de limón y la vainilla en un bol sobre un cazo con agua a punto de ebullición. Asegúrate de que la base del bol no toque el agua.
- Bate las claras y el azúcar con unas varillas hasta que se disuelva este último. Este paso llevará unos minutos: comprueba la textura con los dedos; si notas que hay grumos, sigue batiendo.
- Seca la parte inferior del bol y colócalo en la amasadora equipada con las varillas. Bate a velocidad máxima hasta que se formen picos firmes y obtengas un merengue brillante.
- Monta una boquilla de estrella grande en una manga pastelera y vierte en ella el merengue. Coloca una alfombrilla en la cesta de la freidora. Forma un aro de merengue en la alfombrilla y luego rellena el centro. Ve subiendo en los lados añadiendo más merengue.
- Hornea a 120 °C durante 20 minutos, baja la temperatura a 95 °C y prosigue la cocción otros 90 minutos más. Comprueba de vez en cuando para asegurarte de que la Pavlova no se dore; si lo hace, baja un poco la temperatura.
- Apaga la freidora de aire pero deja dentro la Pavlova para que se enfríe. Puede permanecer en el interior toda la noche, o hasta que la vayas a emplear.

Prepara la nata montada

- Pon los ingredientes de la nata montada en el bol de la amasadora. Bate con la varilla a velocidad media-baja, hasta que se formen picos suaves en la nata.

Rellena y sirve

- Retira con delicadeza el merengue de la freidora de aire y ponlo en una fuente. Rellena con nata montada y crema de limón y cubre con una mezcla de frutos rojos frescos o pulpa de fruta de la pasión. Sirve inmediatamente.

Pastel vasco de chocolate

PREPARACIÓN:
10 MINUTOS
HORNEADO:
40 MINUTOS
PARA:
8-10 RACIONES

Esta versión de un apreciado postre es una sedosa tarta de queso sin corteza que no solo recibe siempre loas y alabanzas, sino que además es sencillísima de elaborar.

200 g de pepitas de chocolate negro
200 g de leche condensada
500 g de mascarpone
3 huevos
2 cucharaditas de extracto de vainilla

- Pon las pepitas de chocolate y la leche condensada en un bol que puedas introducir en el microondas y dale un golpe de calor de 30 segundos; remueve y repite la operación. Remueve hasta que se haya derretido y esté liso, y reserva para que se atempere.
- Pon el mascarpone en un bol y bate con una batidora eléctrica hasta que esté cremoso y suave.
- Incorpora al mascarpone los huevos y la vainilla batiendo a baja velocidad (no conviene introducir mucho aire).
- Añade la preparación de chocolate fundido y sigue batiendo hasta obtener una masa lisa; recuerda rebañar el bol con una espátula hacia la mitad de la operación.
- Corta 2 trozos de papel de hornear lo bastante anchos como para que sobresalgan en un molde desmontable de 20 cm. Pásalos bajo el grifo para mojarlos y escurre el agua.
- Forra el molde con el papel, fijándolo en los lados e igualándolo en caso necesario.
- Vierte la masa en el molde y golpéalo suavemente sobre la superficie de trabajo para deshacer posibles burbujas.
- Introdúcelo en la cesta de la freidora de aire 30 minutos a 160 °C. Sube la temperatura a 180 °C y dora la superficie 5–10 minutos, o hasta que el pastel haya cuajado por los lados y siga un poco tierno en el centro.
- Sácalo de la cesta de la freidora de aire y deja que se enfríe al menos durante 1 hora. Antes de servir, introdúcelo en la nevera toda la noche o, como mínimo, 5 horas.

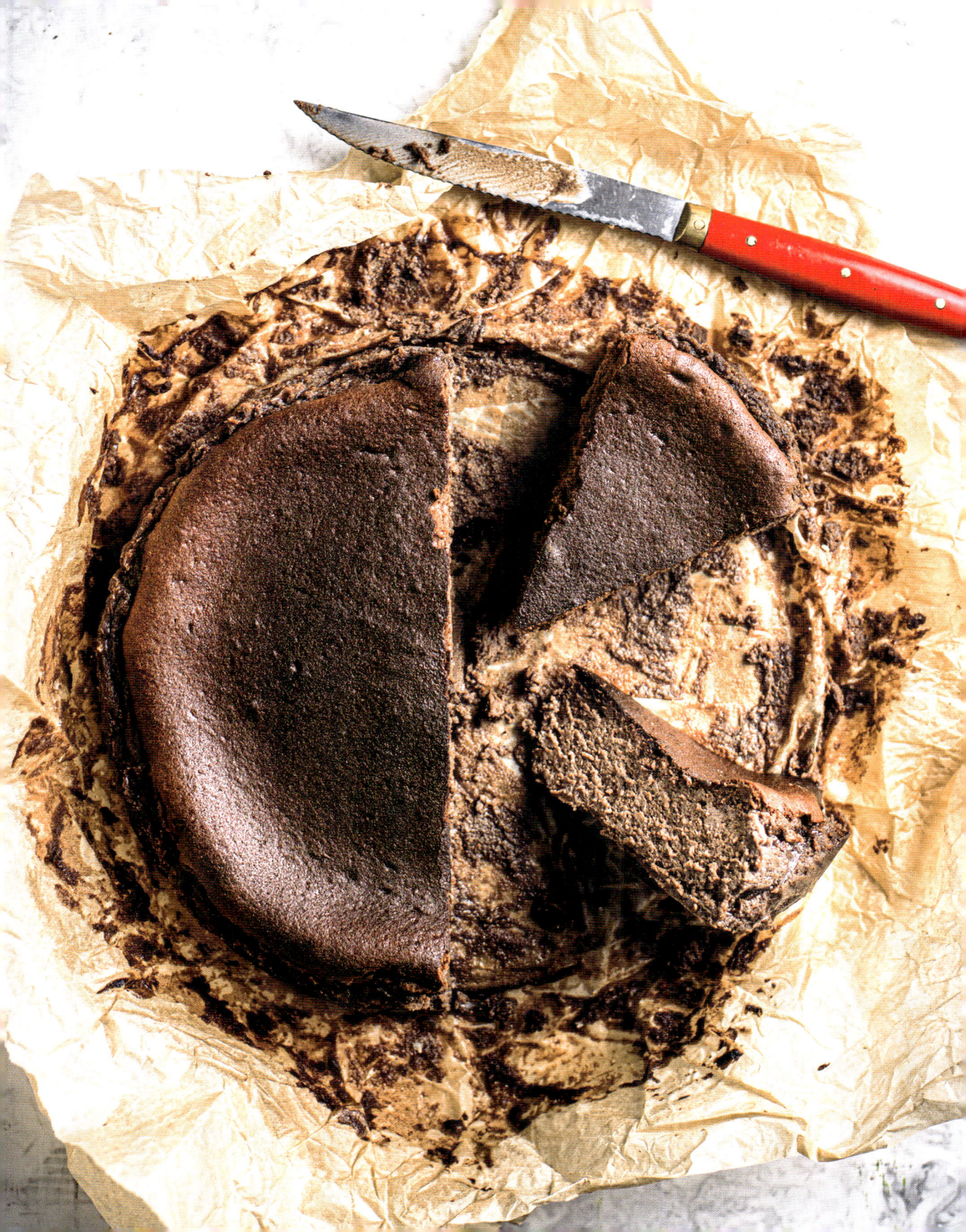

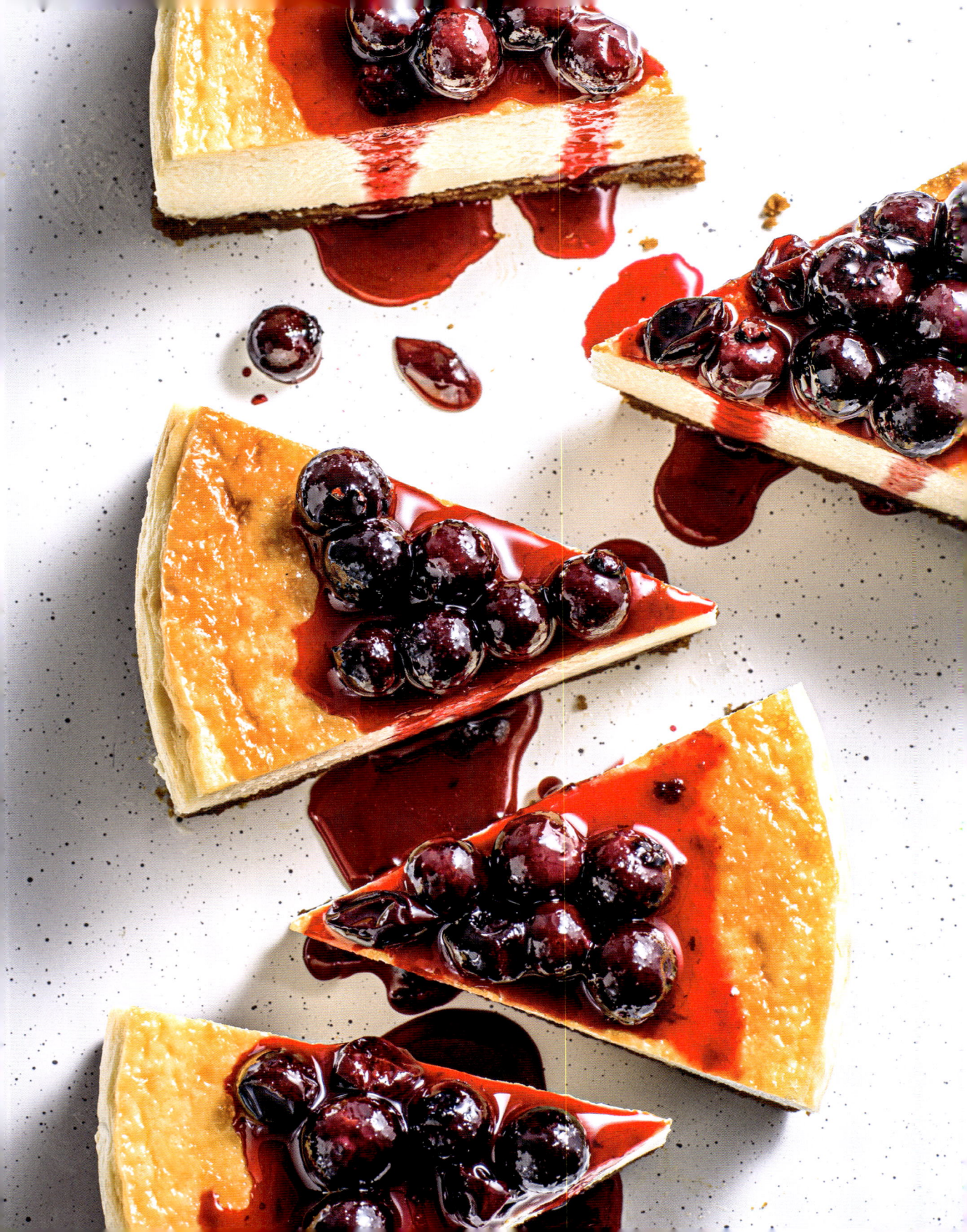

Cheesecake al estilo de Nueva York

PREPARACIÓN: 15 MINUTOS
HORNEADO: 45-50 MINUTOS
REPOSO: 8 HORAS
PARA: 8-10 RACIONES

¿Quién se podía imaginar que la freidora de aire es estupenda para preparar cheesecakes? Sin baño María, sin complicaciones y con unos resultados extraordinarios. Cuando pruebes esta receta nunca volverás a elaborar las tartas de queso como antes.

PARA LA BASE DE GALLETA
180 g de galletas Lotus Biscoff o galletas digestivas
85 g de mantequilla sin sal, derretida

PARA EL RELLENO
480 g de mascarpone
225 g de nata agria entera
400 g de leche condensada
2 cucharaditas de extracto de vainilla
2 huevos

PARA EL TOQUE FINAL
100 g de azúcar blanquilla
40 ml de agua
2 cucharadas de zumo de limón
1 cucharadita de extracto de vainilla
½ de cucharada de almidón de maíz
400 g de arándanos congelados

Prepara la base de galleta

- Forra la base de un molde desmontable de 18 cm con papel de horno. Forra la base con papel de aluminio; asegúrate de que el molde esté bien nivelado. Rocía con espray desmoldante de repostería.
- Tritura las galletas en una minipicadora o un robot de cocina hasta obtener unas migas finas. Viértelas en un bol, añade la mantequilla derretida y mezcla.
- Pon esta preparación en el molde forrado y presiona con fuerza para crear una capa uniforme. Deja enfriar en la nevera hasta el momento en que lo necesites.

Prepara el relleno

- Pon en un bol el mascarpone, la nata agria, la leche condensada y el extracto de vainilla. Mezcla bien los ingredientes con una batidora eléctrica a velocidad media.
- Añade los huevos y bate a baja velocidad hasta obtener una preparación bien lisa. Rebaña con una espátula la base y los lados del bol a medida que sea necesario.
- Vierte el relleno sobre la galleta y golpea suavemente la base del molde contra la superficie de trabajo para deshacer posibles burbujas de aire. Introduce con delicadeza el molde en la cesta de la freidora.
- Hornea a 140 °C durante 30 minutos. Baja la temperatura a 120 °C y prosigue la cocción otros 15–20 minutos más, o hasta que la tarta de queso esté bastante firme y un poco tierna en el centro. Apaga la freidora y deja que la tarta se enfríe sin sacarla de la cesta.
- Una vez fría, cubre con un plato y reserva en la nevera 8 horas o toda la noche.

Continúa en la página siguiente
• • •

Prepara el toque final

- Puedes prepararlo al mismo tiempo que el relleno para que tenga tiempo de enfriarse en la nevera antes de usarlo. Pon en un cazo el azúcar, el agua, el zumo de limón, la vainilla y el almidón de maíz. Mezcla.
- Cocina a fuego lento hasta que empiece a espesar.
- Añade los arándanos y remueve con delicadeza hasta que rompa a hervir. Retira del fuego y deja enfriar hasta que se atempere. Introdúcelo en la nevera para que se enfríe completamente antes de usarlo.

Sirve

- Pasa la hoja de un cuchillo por los bordes del molde. Retira con cuidado la tarta de queso del molde y colócala en una fuente o un soporte para tartas.
- Extiende los arándanos sobre la tarta de queso y sirve.

NOTAS:

- * Este cheesecake se conserva hasta 2 días en la nevera.
- * Usa siempre lácteos de leche entera cuando prepares tartas de queso, pues de lo contrario no se asentarán..

Pastas rellenas de manzana

PREPARACIÓN:
30 MINUTOS
REPOSO:
30 MINUTOS
HORNEADO:
16-20 MINUTOS
PARA: 8

Estas pastas de manzana están cubiertas de una celosía de masa crujiente y muy decorativa. Trenzar la masa precisa dedicación, pero el esfuerzo merece la pena. Si no tienes tiempo o te falta paciencia, puedes cubrirlas con una capa sencilla; en este caso, para permitir que salga el vapor, no olvides perforarla por varios sitios con un tenedor.

PARA LA MASA HOJALDRADA

230 g de harina
50 g de azúcar glas
Una pizca de sal
125 g de mantequilla sin sal, cortada en dados y fría
2 yemas de huevo
1 cucharada de nata
1 cucharadita de extracto de vainilla
Azúcar glas para espolvorear y estirar

PARA EL RELLENO

2 manzanas pequeñas peladas y sin corazón (200 g una vez troceadas)
1 cucharada de zumo de limón
50 g de azúcar moreno
20 g de mantequilla sin sal, cortada en dados
1 cucharada de almidón de maíz
1 cucharadita de canela en polvo
¼ de cucharadita de clavo en polvo
¼ de cucharadita de nuez moscada molida
Una pizca de sal

Prepara la masa

- Tamiza en un bol la harina, el azúcar glas y la sal.
- Añade la mantequilla y bate a velocidad baja hasta obtener una preparación como de migas.
- Mezcla las yemas de huevo, la nata y la vainilla en una jarra medidora. Incorpóralo al bol y bate ligeramente para mezclarlo.
- Extiende un trozo generoso de film transparente en la superficie de trabajo. Pon la masa y usa el film para unirla hasta formar un disco.
- Deja que la masa se atempere al menos durante 30 minutos antes de usarla.

Prepara el relleno

- Corta la manzana en dados del tamaño de un guisante. Introdúcelos en un molde para tartas de 16 cm y rocía por encima el zumo de limón, el azúcar, la mantequilla, el almidón de maíz las especias y la sal.
- Cocina 10 minutos a 180 °C en la freidora; remueve 5 minutos después. Espera a que se enfríe antes de emplearlo.

Monta las pastas

- Divide la masa en 2 partes; si no vas a usar inmediatamente una de las mitades, resérvala en la nevera envuelta en film transparente.
- Espolvorea azúcar glas generosamente en la superficie de trabajo y estira la masa hasta que tenga un grosor de 3 mm.
- Utiliza una regla para cortar tiras de 1 cm de ancho y 18 cm de largo. Córtalas por la mitad para que midan 9 cm de largo.

Continúa en la página siguiente

PARA EL TOQUE FINAL

1 yema de huevo poco batida
3 cucharadas de azúcar
   demerara

PARA SERVIR (OPCIONAL)

Helado de vainilla

- Coloca 6 tiras en sentido horizontal y, en alternancia, dobla 3 de ellas. Coloca una tira de masa en sentido vertical sobre las tiras extendidas. Desdobla las que estaban dobladas. Ahora dobla las que quedaron extendidas y pon otra tira vertical sobre las restantes.

- Sigue intercalando las tiras dobladas y desdobladas en sentido horizontal para ir añadiendo las verticales y así crear una celosía de forma cuadrada. Repite la operación para crear otras 4 celosías cuadradas.

- Estira el resto de la masa recogiendo los recortes que puedan sobrar y volviendo a estirar en caso necesario; espolvorea con azúcar glas para evitar que se peguen.

- Corta 8 cuadrados con un cortapastas de 8 cm de lado. Introduce 2 cucharaditas rasas de relleno de manzana en el centro de cada cuadrado y pincela los bordes con la yema de huevo.

- Usa una paleta o una espátula para levantar las celosías de la superficie de trabajo. Colócalas sobre el relleno y presiona los bordes para sellar. Con el cortapastas, iguala la medida de los bordes de la celosía.

- Pega los bordes con un tenedor, pincela con el huevo y espolvorea con un poco de azúcar demerara. Repite hasta terminar las 8 pastas.

- Precalienta la freidora de aire a 160 °C. Coloca una rejilla en la cesta y rocía con aceite de girasol. Hornea las pastas de 4 en 4 durante 16–20 minutos, o hasta que estén doradas y crujientes. Asegúrate de que la parte inferior esté hecha; si está demasiado pálida, prosigue la cocción unos minutos.

- Deja que se enfríen antes de servir, o sírvelas templadas, cubiertas con una bola de helado de vainilla como postre.

NOTAS:

* La masa y el relleno pueden prepararse con antelación. Deja enfriar al menos durante 30 minutos antes de usar.
* Antes de servir, recalienta las pastas en la freidora de aire 7–10 minutos.
* Las claras de huevo sobrantes pueden servir para preparar la receta de tarta Pavlova en freidora de aire (página 151). Si no las vas a usar de inmediato, bátelas un poco y consérvalas en un recipiente adecuado en el congelador, donde se conservan un máximo de 2 meses; anota su peso antes de congelarlas.

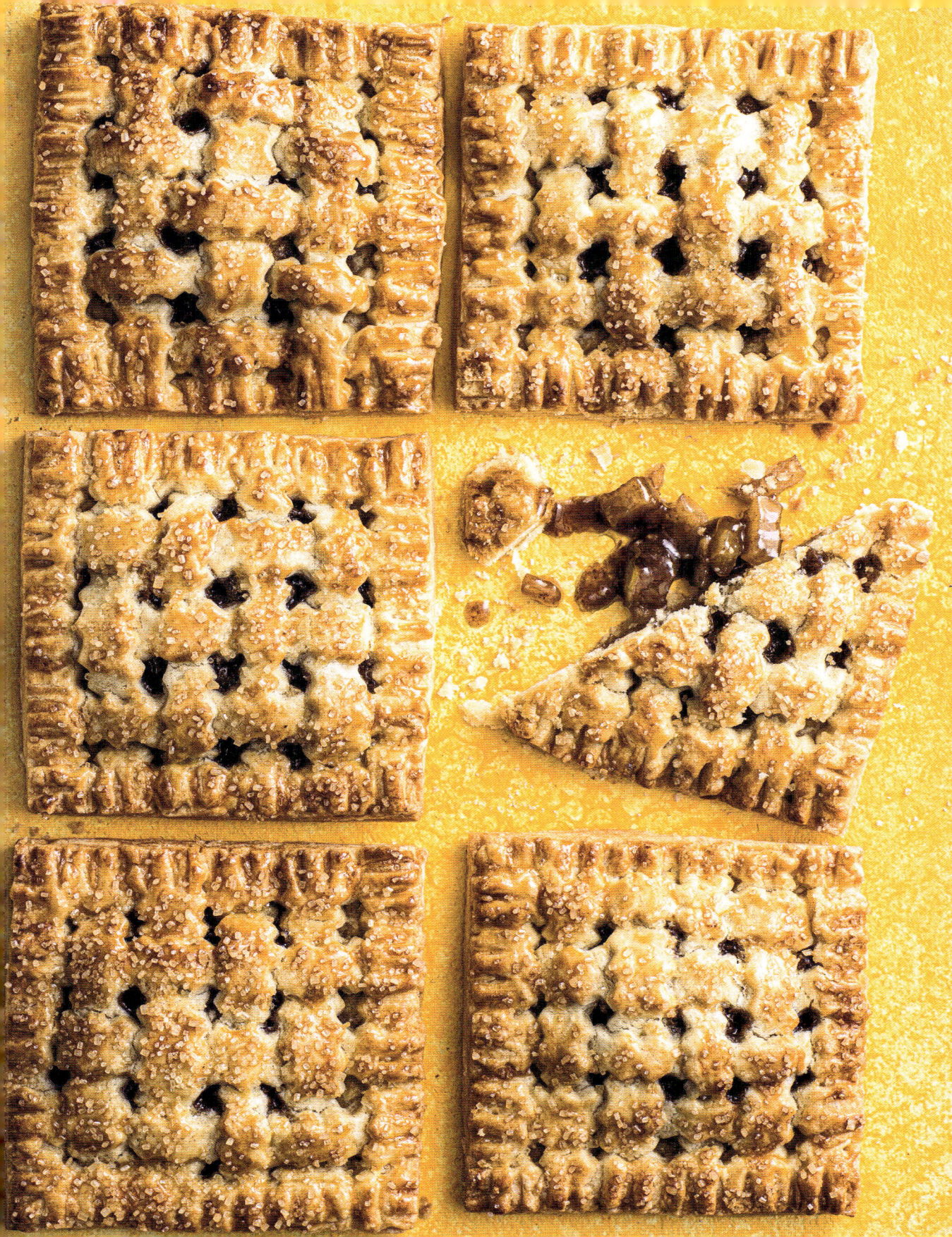

Volcán de chocolate

PREPARACIÓN:
15 MINUTOS
HORNEADO:
12-14 MINUTOS
PARA:
4

No hay amante del chocolate que se resista a este postre. En el interior de estos volcanes puja por salir un núcleo de chocolate fundido de puro lujo. Si deseas impresionar, con esta receta vas sobre seguro.

180 g de pepitas de chocolate negro

114 g de mantequilla sin sal, cortada en dados

3 huevos

1 cucharadita de extracto de vainilla

185 g de azúcar glas

60 g de harina

¼ de cucharadita de sal

4 cucharaditas de trufas de cacao en polvo (chocolate blanco, caramelo salado, etc.)

- Pon en un bol las pepitas de chocolate y derrítelas en el microondas con golpes de calor de 30 segundos, removiendo entre golpe y golpe hasta que se derritan y obtengas una consistencia lisa. Reserva para que se enfríe un poco.

- Añade los huevos y la vainilla y mezcla con la ayuda de unas varillas pequeñas. El chocolate espesará.

- Tamiza el azúcar glas, la harina y la sal sobre el chocolate. Incorpóralos hasta obtener una masa espesa y brillante, sin vetas secas.

- Rocía 4 flaneras metálicas de 200 ml con espray desmoldante de repostería o pincela con mantequilla fundida. Introduce en cada una de ellas una cucharadita escasa de cacao en polvo y sacude para que se extienda. Si sobrara cacao, vuelca los moldes para desecharlo.

- Añade una cucharada generosa de masa en cada molde y cubre con el chocolate de trufas. Cubre con un poco más de masa, rellenando hasta llegar casi al borde del molde.

- Precalienta la freidora de aire a 180 °C durante 3 minutos. Introduce los moldes en la cesta dejando cierto espacio entre ellos. Hornea 10–13 minutos, o hasta que los pasteles hayan subido y parezca que la superficie se ha asentado sin estar firme (tiene que notarse que tiembla un poco por debajo). Si es preciso, puedes abrir la cesta de la freidora para comprobar. Si puede ser, te recomiendo hacer una receta de prueba para asegurarte del tiempo de cocción óptimo en tu modelo de freidora de aire.

- Deja que se enfríe alrededor de 1 minuto y pasa la hoja de un cuchillo fino por el borde del molde. Vuélcalo con cuidado en un plato y sirve de inmediato.

NOTAS:

* Lograr estos pasteles a la primera puede ser difícil, porque las temperaturas varían según los modelos de freidora. Haz una comprobación al cabo de 8 minutos y, en caso necesario, añade tiempo.

* Deja que se enfríen solo un poco antes de volcarlos en un plato; si los dejas demasiado tiempo, el chocolate del centro se asentará y ya no estará derretido.

* Esta receta también puede prepararse en ramequines pequeños en lugar de flaneras. En ese caso, sírvelos dentro del ramequín: no impresionan tanto a la vista, pero son igual de ricos y más fáciles de hacer.

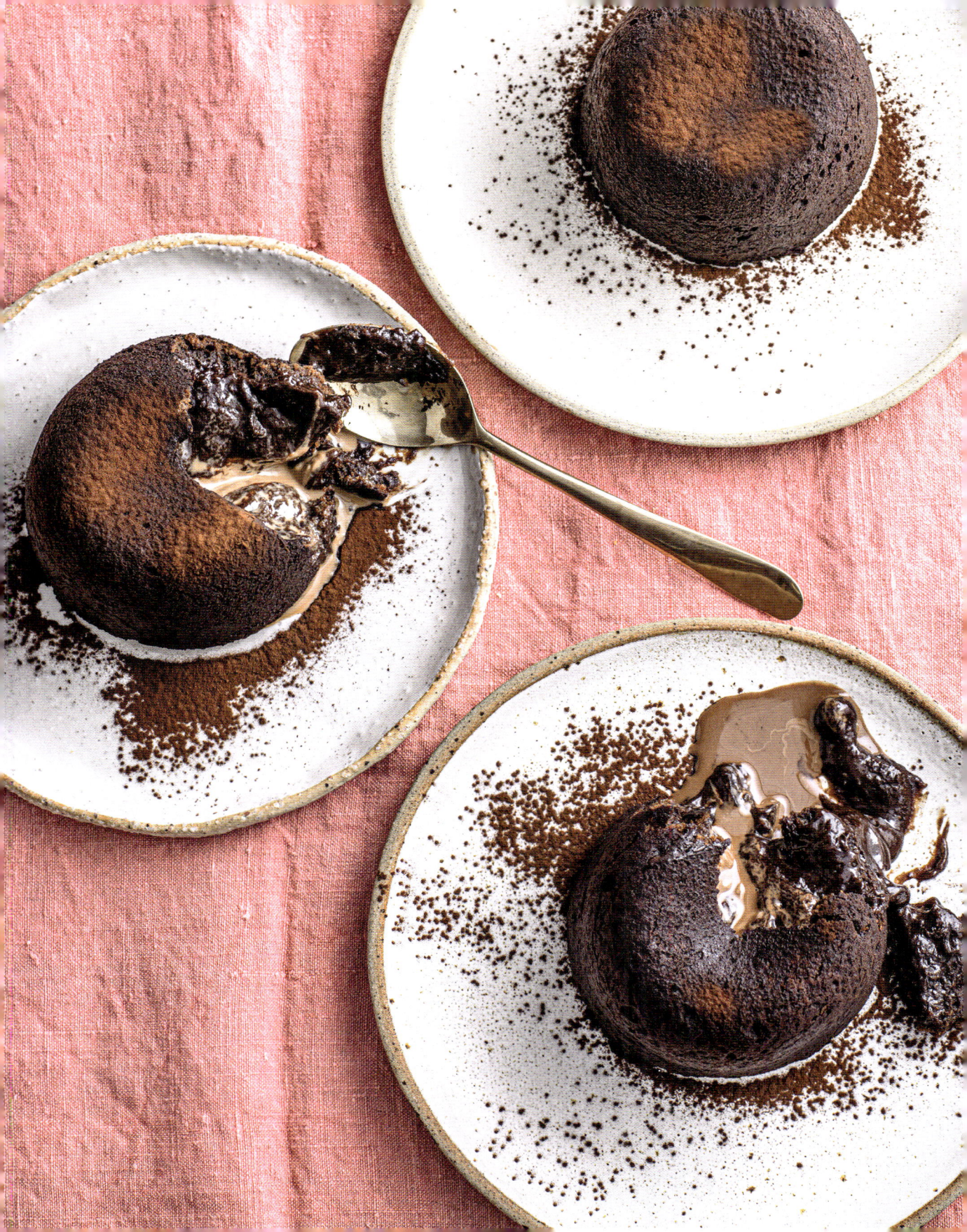

Brownies de caramelo salado

PREPARACIÓN:
15 MINUTOS
HORNEADO:
30-35 MINUTOS
PARA:
9 RACIONES

¿Cómo resistirse a estos oscuritos y jugosos brownies con toques de caramelo salado? En nuestra casa, desde luego, es imposible. Sírvelos calientes y cubiertos con helado de vainilla para el postre… o cómete un trozo por capricho.

200 g de pepitas de chocolate negro

115 g de mantequilla sin sal, cortada en dados

200 g de azúcar moreno

2 cucharaditas de extracto de vainilla

2 huevos

65 g de harina

4 cucharadas de cacao en polvo

Una pizca de sal

4 cucharadas de caramelo salado (opcional)

- Pon las pepitas de chocolate y la mantequilla en un bol y da golpes de calor de 30 segundos en el microondas hasta que se derrita la mantequilla. Deja reposar 2 minutos y luego remueve para que el chocolate se funda por completo. Reserva.

- Bate el azúcar, la vainilla y los huevos en otro bol con la ayuda de unas varillas, hasta que el azúcar se haya disuelto y la preparación tenga una textura esponjosa.

- Incorpora la mezcla de chocolate fundido a la de azúcar.

- Tamiza en un bol la harina, el cacao en polvo y la sal; remueve hasta obtener una masa suave, espesa y brillante sin pegotes de harina.

- Vierte la masa con la ayuda de una cuchara en un molde metálico cuadrado de 20 cm engrasado y forrado, y nivela. Reparte cucharadas de caramelo salado por encima y, con ayuda de un palillo, haz que se hunda en la masa del brownie.

- Precalienta la freidora de aire a 160 °C. Hornea los brownies 30 minutos. La superficie tiene que quedar suave y brillante, con los bordes bien asentados. Cuando introduzcas un palillo en el centro, tiene que salir con unas pocas migas húmedas pegadas, pero no con masa semilíquida. Si no están del todo hechos, déjalos 5 minutos más.

- Saca el molde de la freidora y espera a que se enfríen antes de trocearlos.

NOTAS:

* Para derretir la mantequilla y el chocolate, pon el bol sobre un cazo con agua a punto de ebullición (asegúrate de que la base del bol no toque el agua) y remueve hasta que el chocolate se derrita.

* Los ajustes de cada freidora son distintos y pueden existir variaciones importantes, por lo que tal vez tengas que ajustar el tiempo de cocción para adecuarlo a tu modelo. En caso necesario, añade 5 minutos de cocción y comprueba cómo va. Ten en cuenta que cuanto más tiempo dejes el brownie al fuego, menos suave y más apelmazado quedará.

* Los brownies se conservan 4 o 5 días en un recipiente hermético. Para chuparte aún más los dedos, recaliéntalos unos segundos en la freidora. También puedes optar por congelar las porciones; aguantan hasta 3 meses.

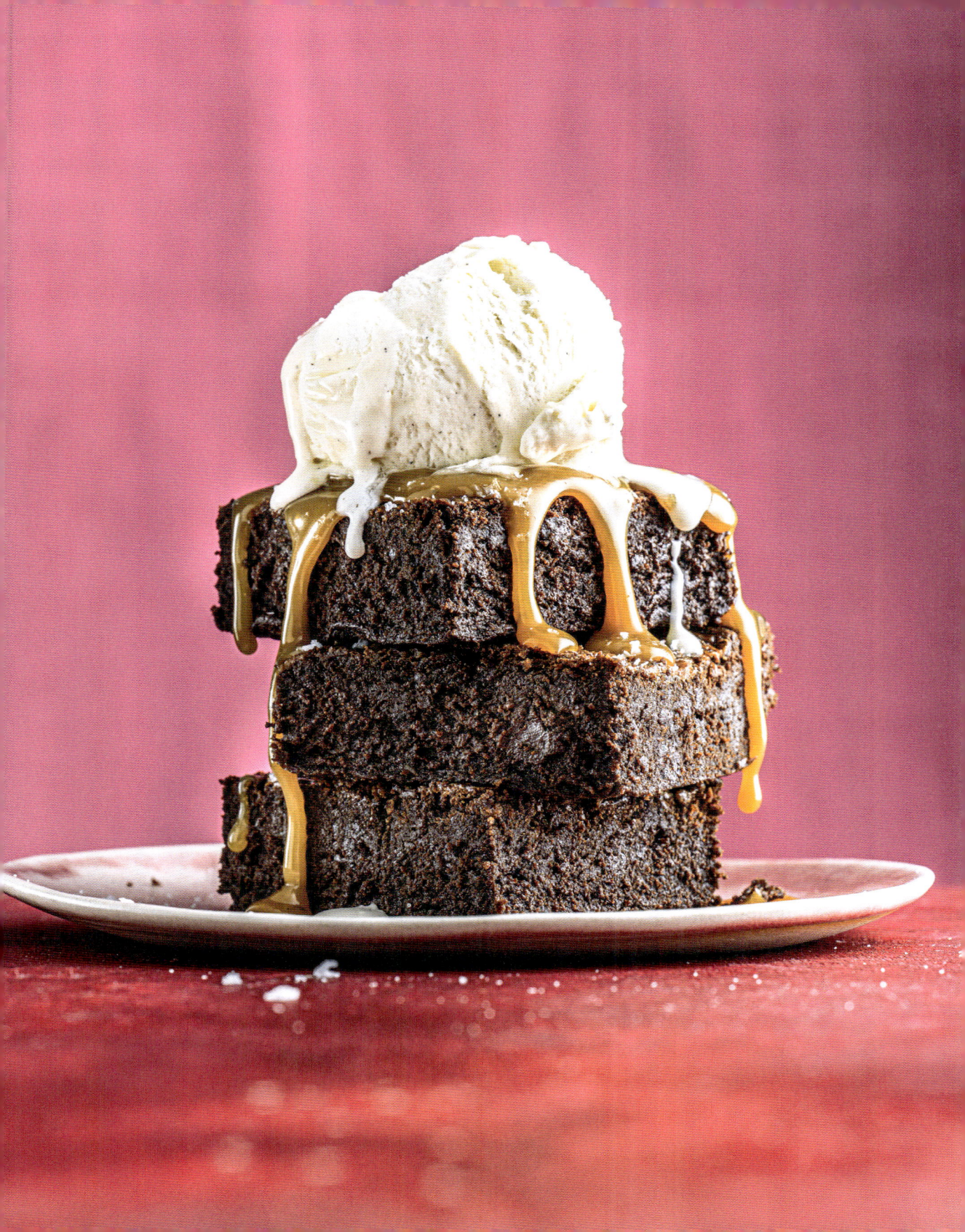

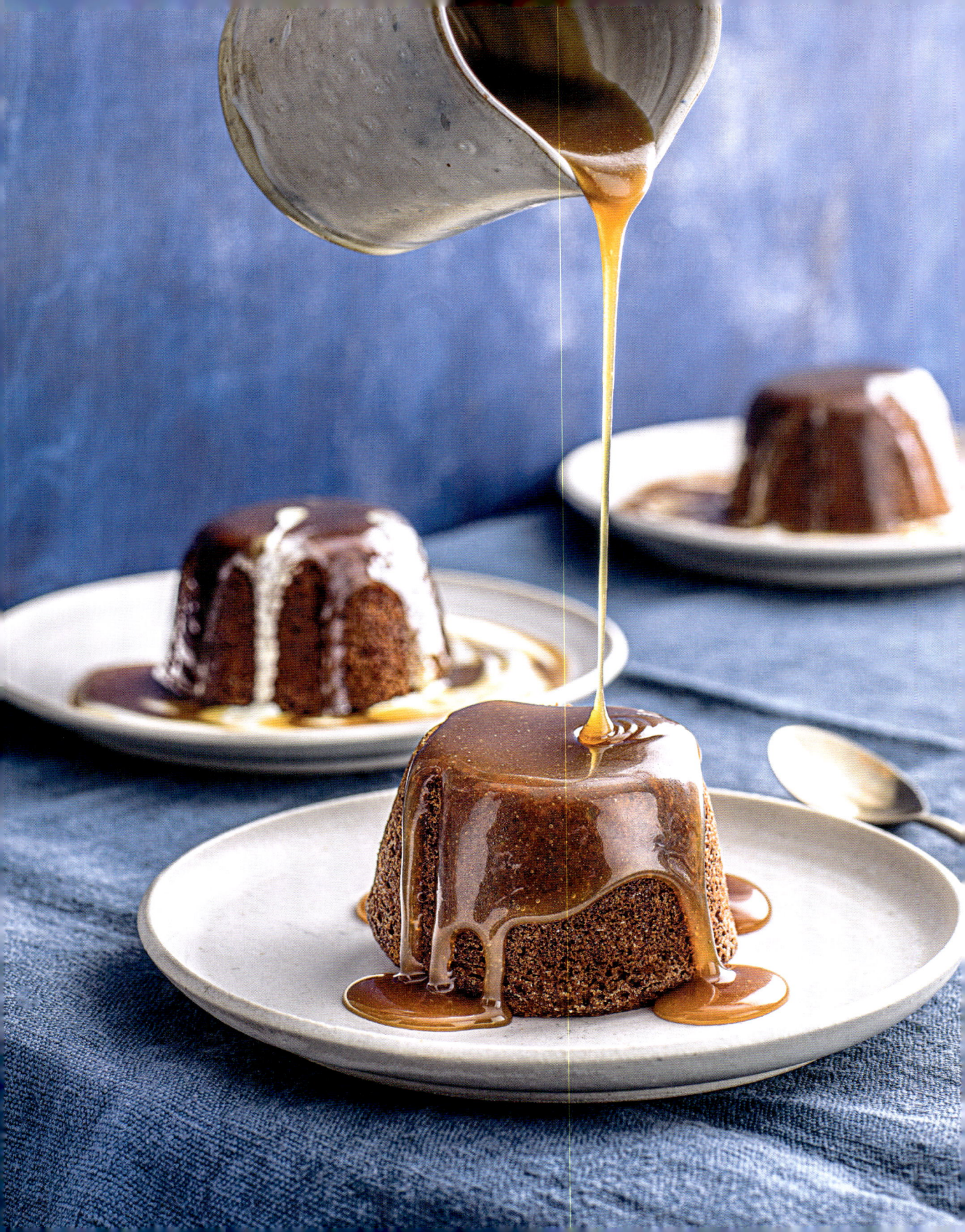

Pastelitos de tofe

PREPARACIÓN:
15 MINUTOS
HORNEADO:
20-25 MINUTOS
PARA:
8-10

Estos pastelitos son perfectos para levantar el ánimo los días lluviosos y fríos. Me gustaría poder guardar en un frasco su fragancia dulce, mantecosa y especiada, y a ti te pasará lo mismo cuando los prepares en tu freidora de aire. Sírvelos calientes con crema de tofe y helado de vainilla.

PARA LA CREMA DE TOFE
80 ml de nata
85 g de azúcar moreno
80 g de mantequilla sin sal, cortada en dados
Una pizca de sal
1 cucharada de ron negro (opcional)

PARA LOS PASTELES
150 g de dátiles sin hueso, picados groseramente
2-3 trozos de jengibre caramelizado
175 ml de agua hirviendo
1 cucharadita de bicarbonato sódico
75 g de mantequilla sin sal, a temperatura ambiente
150 g de azúcar moreno
1 huevo ligeramente batido
175 g de harina leudante
2 cucharaditas de jengibre en polvo
½ cucharadita de canela en polvo
Una pizca generosa de clavo en polvo
¼ de cucharadita de sal

PARA SERVIR
Helado de vainilla

- Prepara la crema de tofe; para ello, pon en un cazo todos los ingredientes excepto el ron. Remueve a fuego lento hasta que la mantequilla se derrita y el azúcar se disuelva.

- Cuando la salsa empiece a burbujear, incorpora el ron y déjalo 1-2 minutos al fuego, hasta que adquiera una consistencia almibarada. Viértelo en una jarrita.

- Engrasa 6 moldes de flanera con mantequilla y espolvorea con harina, sacudiendo para desechar el exceso.

- Pon los dátiles y el jengibre caramelizado en el bol de una minipicadora o de un robot de cocina provisto con cuchilla metálica. Vierte el agua hirviendo y deja que repose 5 minutos. Tritura hasta obtener una pulpa pegajosa. Incorpora el bicarbonato.

- Bate la mantequilla y el azúcar con la amasadora o una batidora eléctrica. Rebaña con una espátula la base y los lados del bol cuando sea necesario. Añade los huevos y una cucharada de harina y bate hasta que se incorporen.

- Tamiza sobre el bol el resto de la harina, las especias y la sal, y mézclalos con una cuchara. Agrega la pulpa de dátiles y jengibre.

- Reparte la preparación en las flaneras; rellénalas hasta una altura de alrededor de dos tercios. Golpéalas suavemente sobre la superficie de trabajo para deshacer posibles burbujas e introdúcelas en la cesta de la freidora.

- Hornea 20-25 minutos a 180 °C, hasta que estén firmes y al introducir una brocheta en el centro salga limpia.

- Deja que se enfríen 5 minutos en una rejilla y luego sácalos con cuidado de las flaneras.

- Sirve templado, con una cucharada de helado de vainilla y mucha crema de tofe caliente para que el lujo sea absoluto.

Tarta Banoffee

Esta tarta es el postre preferido de mi marido, y yo creé esta versión para celebrar uno de sus cumpleaños. La combinación del suave Banana bread con el caramelo y la nata montada es pura fantasía. *Banoffee* es la contracción en inglés de *banana* y *toffee*.

PREPARACIÓN:
10 MINUTOS
HORNEADO:
45-50 MINUTOS
PARA:
12 RACIONES

PARA EL BIZCOCHO
200 g de harina leudante
150 g de azúcar extrafino
100 g de azúcar moreno
2 plátanos pequeños (150 g de peso una vez pelados)
2 huevos
115 g de mantequilla sin sal a temperatura ambiente, o de margarina
2 cucharaditas de extracto de vainilla

PARA ROCIAR
250 g de leche condensada
150 g de crema de caramelo salado (de un tarro)
2 cucharadas de nata

PARA LA COBERTURA
300 ml de nata, fría
2 cucharadas de queso crema o mascarpone
1 cucharada de preparado en polvo para natillas
2 cucharadas de extracto de vainilla

PARA DECORAR
2 cucharadas de chips de plátano con caramelo salado (opcional)

NOTA:
Consérvalo en la nevera, puesto que la cobertura contiene nata fresca.

Prepara el bizcocho

- Rocía un molde cuadrado para tartas de 20 cm con espray desmoldante de repostería y fórralo con papel de horno.
- Mezcla bien en un bol la harina y los dos tipos de azúcar.
- Aplasta los plátanos con un cuchillo o licúalos en un procesador. Incorpora a la harina los huevos, la mantequilla y la vainilla. Bate con una batidora eléctrica o en la amasadora hasta que la masa esté completamente lisa. Rebaña con una espátula la base y los lados del bol cuando sea necesario.
- Precalienta la freidora de aire a 150 °C durante 3 minutos.
- Pon el molde en la cesta y hornea durante 45-50 minutos. Al introducir un palillo insertado en el centro tiene que salir limpio.
- Deja que se enfríe en la cesta de la freidora 5 minutos. Saca la cesta y haz agujeros por todo el bizcocho usando un palillo.

Prepara la salsa para rociar

- Pon en un cazo la leche condensada, el caramelo y la nata, y remueve a fuego lento hasta que se derritan.
- Vierte un tercio de esta salsa sobre el bizcocho para que se humedezca. Repite hasta que casi toda la salsa se haya absorbido y deja que el bizcocho se enfríe.

Prepara la cobertura

- Bate todos los ingredientes a velocidad media con una batidora eléctrica o en la amasadora hasta que forme picos. No batas en exceso, ya que la nata se podría cortar.
- Ponla en una manga pastelera con una boquilla de estrella grande y extiéndela por el bizcocho atemperado. Rocía el caramelo salado y, si deseas usar chips de plátano, repártelos para decorar y sirve.

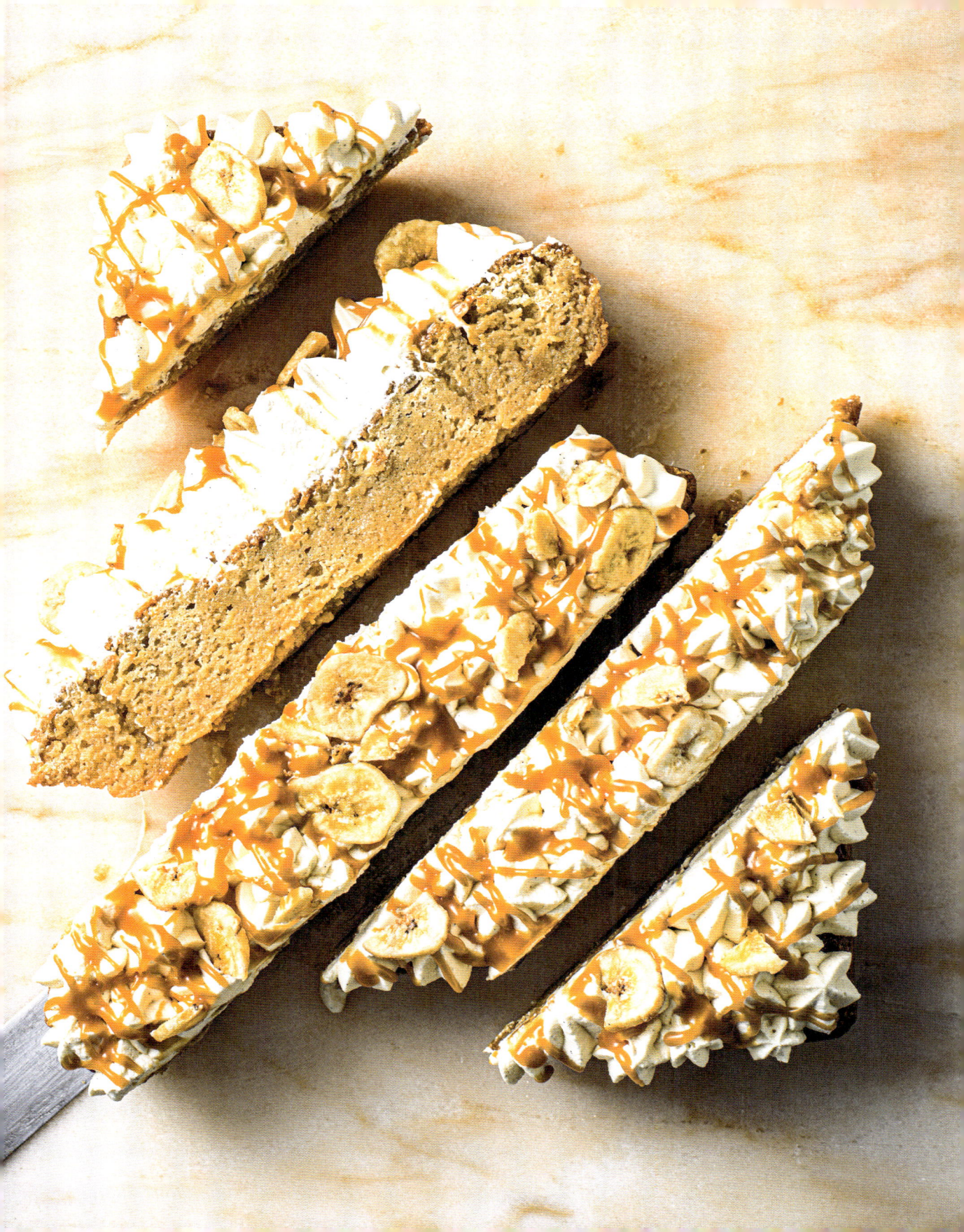

Cobbler de melocotón

PREPARACIÓN:
15 MINUTOS
HORNEADO:
30 MINUTOS
PARA:
4

Con un helado de vainilla, este postre templado de melocotón es un manjar casero y reconfortante. Para esta receta he usado melocotón en conserva, porque donde vivo los melocotones suelen ser caros y un poco insípidos.

PARA LA FRUTA

500 g de melocotones
  en conserva (peso escurrido)
50 g de azúcar moreno
50 g de azúcar blanquilla
1 cucharadita de canela
  en polvo
¼ de cucharadita de nuez
  moscada recién rallada
1 cucharadita de zumo de limón
1 cucharada de almidón
  de maíz

PARA EL TOQUE FINAL

130 g de harina leudante
50 g de azúcar moreno
50 g de azúcar blanquilla
80 g de mantequilla sin sal,
  derretida
60 ml de suero de mantequilla
1 cucharadita de extracto
  de vainilla
1 cucharada de azúcar
  demerara

PARA SERVIR

Helado de vainilla o nata fresca

- Corta los melocotones en dados y mézclalos en un bol con el resto de ingredientes de la fruta.

- Reparte la preparación en 4 ramequines grandes o en recipientes similares aptos para el horno.

- Mezcla en un bol la harina y los dos tipos de azúcar.

- Incorpora bien la mantequilla derretida, el suero de mantequilla y la vainilla, y vierte en el bol. Remueve un poco con un tenedor para crear una masa blanda de consistencia arenosa.

- Pon unas cucharadas de masa en los ramequines, dejando cierto espacio para que pueda aumentar su volumen. Espolvorea con azúcar demerara.

- Precalienta la freidora a 160 °C y hornea los pasteles durante 30 minutos, por tandas en caso necesario. Estarán listos cuando la cobertura se dore y el relleno de fruta empiece a burbujear.

- Deja que se enfríen al menos 10 minutos y sírvelos templados, acompañados de helado de vainilla o nata.

NOTA:

Puedes sustituir los melocotones por cualquier fruta que desees, como manzanas, peras, ciruelas o frutos rojos. Si usas fruta con hueso, tendrás que hornearla primero 10–15 minutos a 170 °C para que se reblandezca antes de añadir la cobertura.

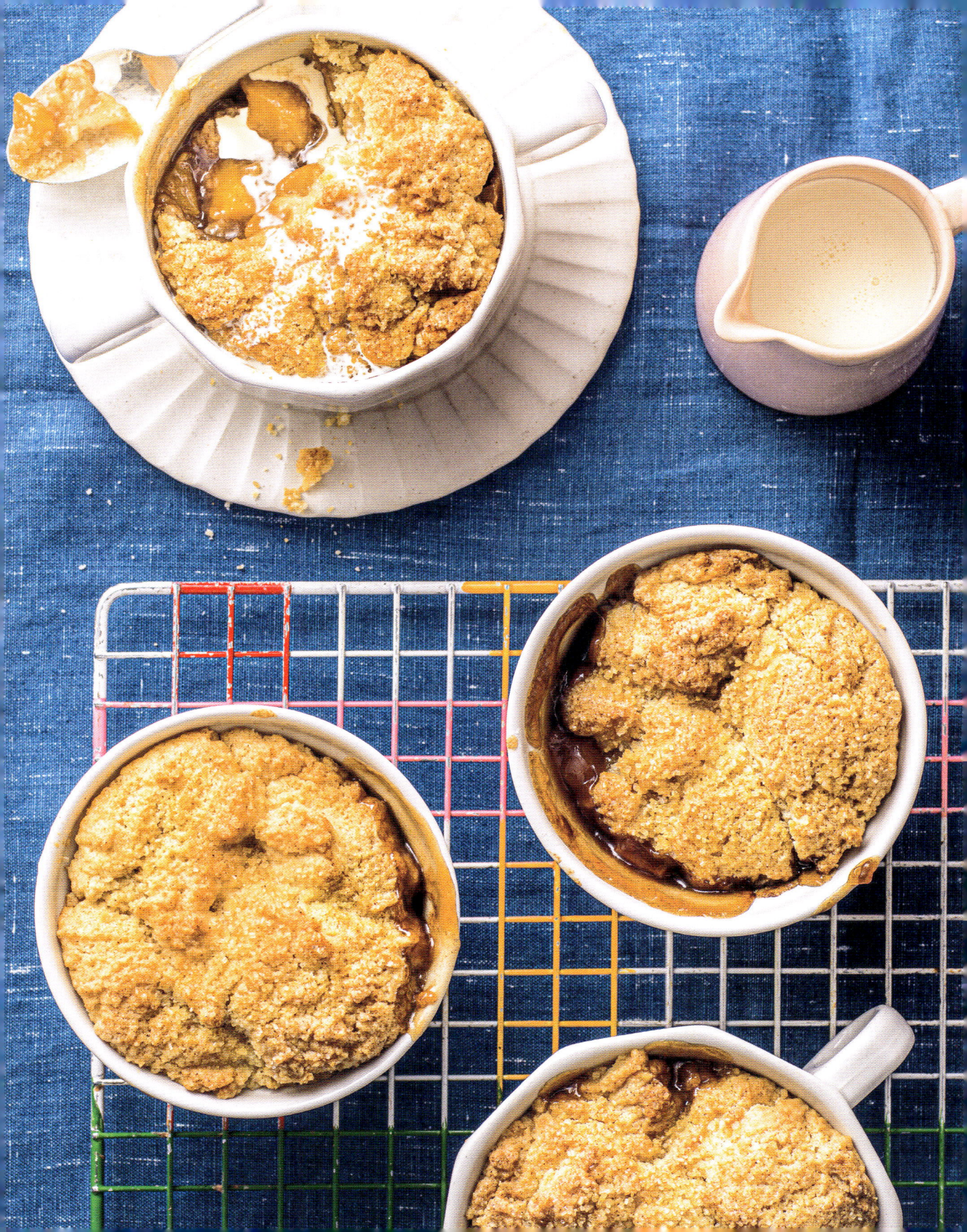

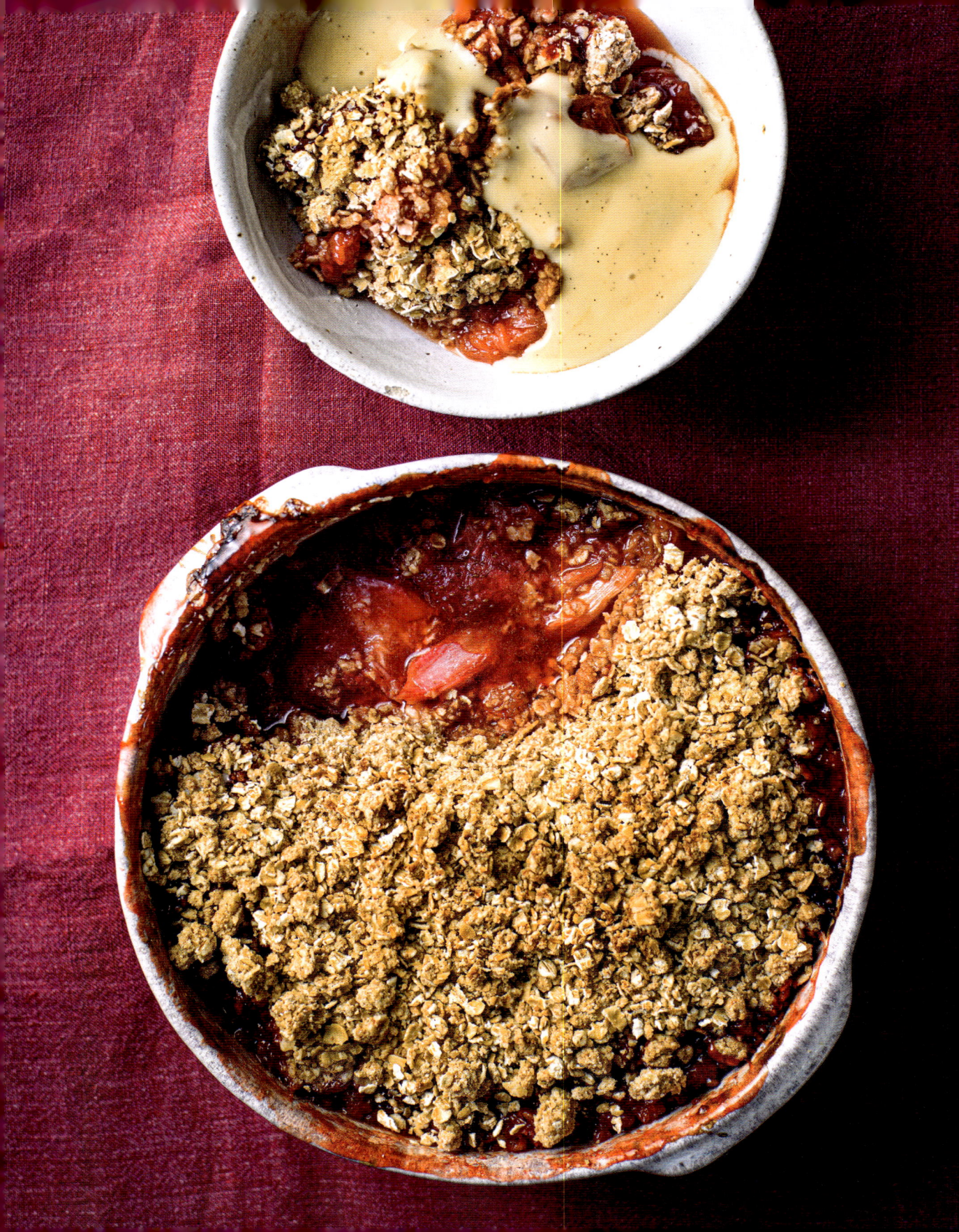

Crumble de fresa y ruibarbo

PREPARACIÓN:
15 MINUTOS
HORNEADO:
30-35 MINUTOS
PARA:
4-6 RACIONES

Los días lluviosos se llevan muy bien con el crumble; para mí, es la receta de repostería más reconfortante, además de una de las más fáciles de preparar. En esta he usado ruibarbo y fresas, pero puedes emplear cualquier fruta de temporada. Queda delicioso tanto solo como acompañado de crema inglesa o helado para el postre.

VEGANO / SIN GLUTEN

PARA EL RELLENO

400 g de ruibarbo fresco, cortado en trozos pequeños
400 g de fresas, cortadas por la mitad
30 g de mantequilla vegana, cortada en dados
6 cucharadas de azúcar moreno
2 cucharadas de almidón de maíz
1 cucharada de zumo de limón
2 cucharaditas de extracto de vainilla

PARA EL CRUMBLE

200 g de copos de avena
50 g de harina de arroz o harina sin gluten
50 g de azúcar demerara
¼ de cucharadita de levadura química
60 g de mantequilla vegana, cortada en dados
1 cucharadita de canela en polvo
¼ de cucharadita de sal

SUGERENCIAS PARA SERVIR

Crema inglesa
Helado de vainilla

Prepara y cocina el relleno

- Precalienta la freidora de aire a 180 °C.
- Pon todos los ingredientes del relleno en una fuente de horno de 16 cm y remueve. Cocínalos 20 minutos, o hasta que la fruta empiece a reblandecerse.

Prepara el crumble

- Pon en un bol la avena, la harina de arroz, el azúcar, la levadura química, la mantequilla vegana, la canela y la sal. Mezcla con los dedos para que la mantequilla se integre con los ingredientes secos, hasta que se formen pequeños grumos.
- Añade el crumble de avena a la fruta cocida. Baja la temperatura a 160 °C y hornea otros 15 minutos, o hasta que la superficie esté dorada y el relleno de fruta empiece a burbujear por los lados.
- Deja reposar el crumble 10–15 minutos para que el relleno se enfríe y espese.
- Sirve templado, cubierto con helado de vainilla o con crema inglesa.

NOTA:
Combinaciones que puedes probar:
* Manzana y mora
* Ciruela y manzana
* Pera y jengibre

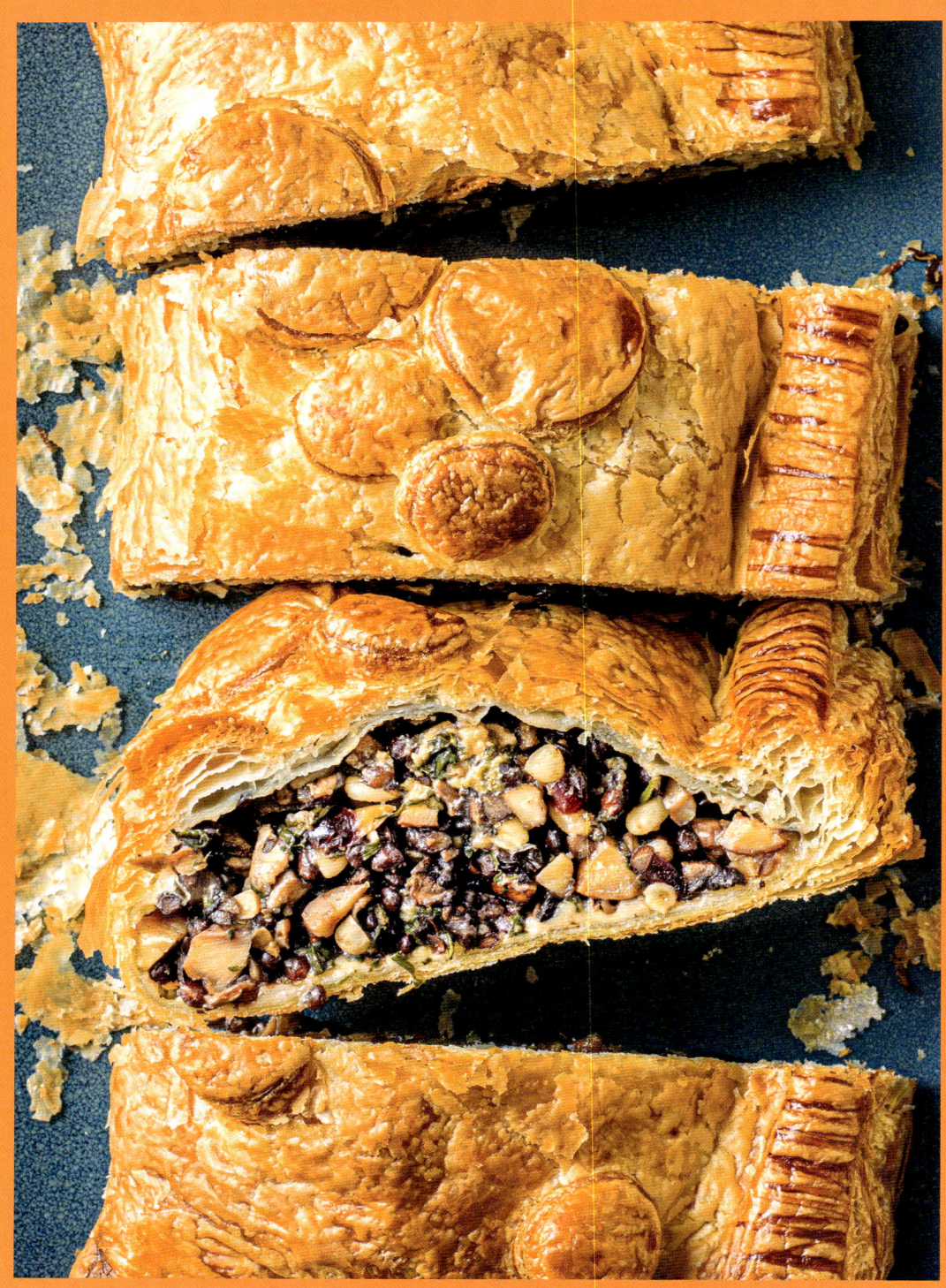

7

Recetas
SALADAS

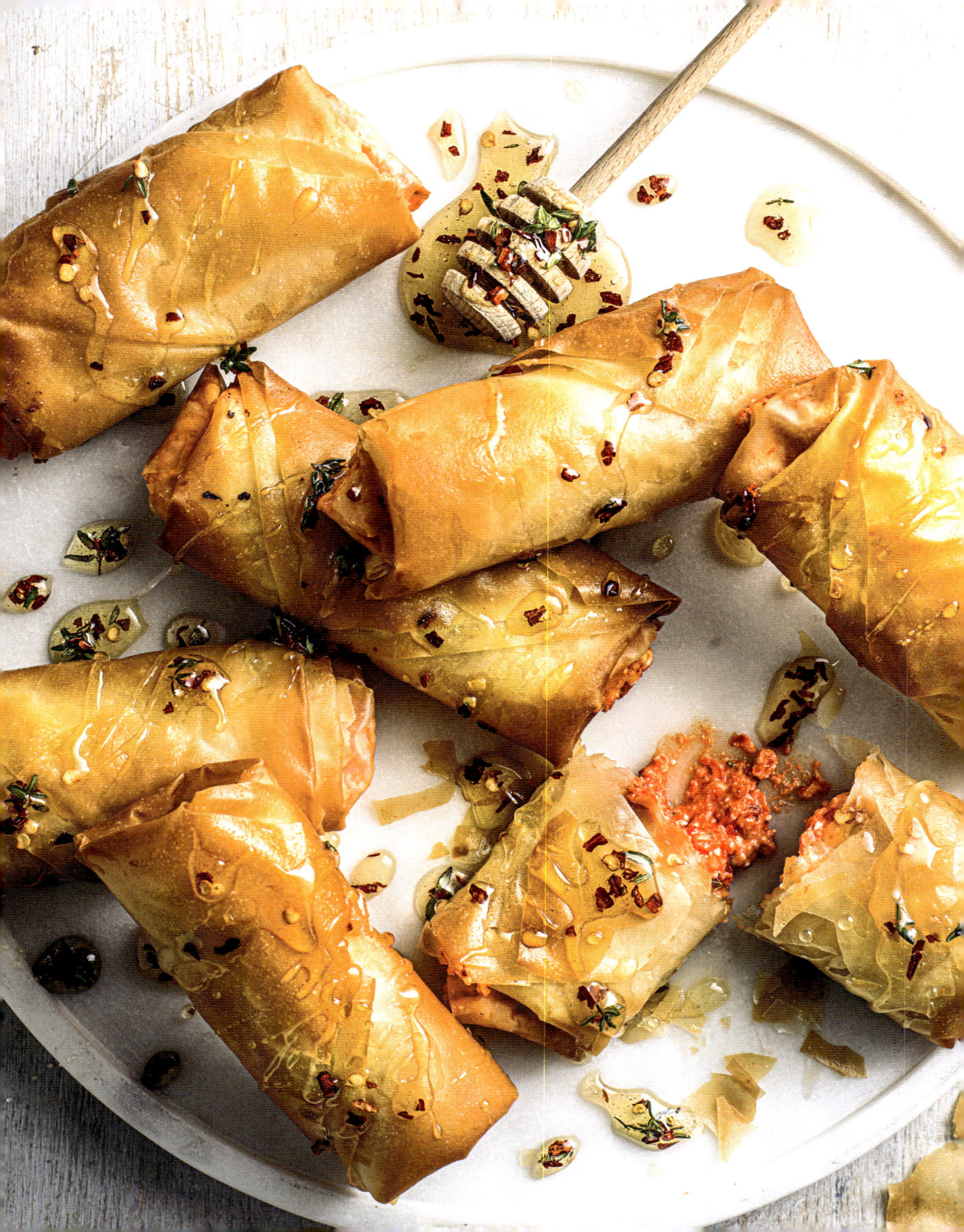

Rollitos picantes de queso feta

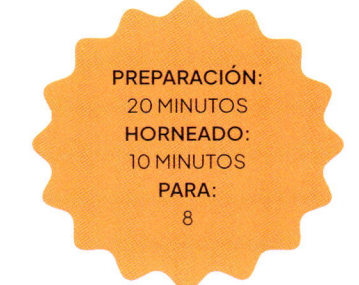

PREPARACIÓN:
20 MINUTOS
HORNEADO:
10 MINUTOS
PARA:
8

A mi marido le encanta un plato griego llamado tirokafteri, que significa «queso picante» y es para untar. En esta receta lo he usado como relleno para unos crujientes rollitos vegetarianos elaborados con pasta filo y queso feta. ¡Son adictivos!

PARA EL RELLENO

400 g de queso feta

200 g de pimientos asados (en conserva)

1 cucharadita de sriracha o, en su defecto, una salsa picante (opcional)

2 cucharaditas de tomillo fresco

PARA LA MASA HOJALDRADA

12 hojas de pasta filo, o las que se necesiten

200 g de mantequilla sin sal o de ghee fundido, y un poco más si fuera necesario

PARA LA MIEL PICANTE

115 g de miel

2 cucharaditas de guindilla picada

2 cucharaditas de tomillo fresco

NOTAS:

* Una vez fríos, los rollitos se conservan hasta 3 días en la nevera en un recipiente hermético.

* Refresca la pasta filo y caliéntalos en la freidora de aire a 180 °C durante 3–5 minutos.

* Si te sobra miel picante, puedes conservarla hasta una semana en un tarro.

- Pon los ingredientes del relleno en una minipicadora o un robot de cocina y pulsa varias veces para obtener una pasta espesa.

- Corta un paquete de pasta filo por la mitad, de modo que obtengas 2 pilas cuadradas de pasta. Cubre la pasta filo con un paño ligeramente húmedo mientras trabajas para que no se reseque.

- Extiende uno de los cuadrados de pasta filo en la superficie de trabajo y pincela con el ghee. Coloca otras 2 hojas de pasta filo por encima y pincela cada una con ghee.

- Reparte 3 cucharadas pequeñas de relleno a unos 5 cm del borde de la masa, en el lado que queda más cerca de ti. ¡No pongas demasiado! Pincela con ghee y dobla las esquinas para envolver el relleno.

- Pliega sobre el relleno el borde que tienes más cerca y luego enrolla para formar un bonito paquete. Recuerda pincelar siempre con ghee cada lámina de pasta filo; así se adherirá y luego, al cocinarla, quedará crujiente.

- Repite la operación con el resto de la pasta y el relleno. Cubre los rollitos con un paño húmedo hasta el momento de cocinarlos.

- Precalienta la freidora de aire a 200 °C durante 3 minutos. Pon 3 rollitos en una rejilla o directamente en la cesta de la freidora y cocínalos 5 minutos a 180 °C.

- Dales la vuelta con delicadeza y cocínalos 5 minutos más, o hasta que estén dorados y crujientes. Pásalos a una rejilla para que se enfríen un poco mientras fríes los demás.

- Para preparar la miel picante, pon en un cazo la miel, la guindilla picada y el tomillo, y calienta a fuego lento unos minutos sin dejar de remover. El objetivo es que la miel se infusione con un toque picante. Conserva en caliente hasta el momento de servir.

- Rocía los rollitos templados con la miel picante y sirve inmediatamente, como plato para compartir o con una ensalada para el almuerzo.

Spanakopita

Estas deliciosas empanadas griegas son estupendas como entrante los días de celebración o como tentempié para llevar. La crujiente pasta filo se rellena con espinacas, queso feta y muchas hierbas aromáticas.

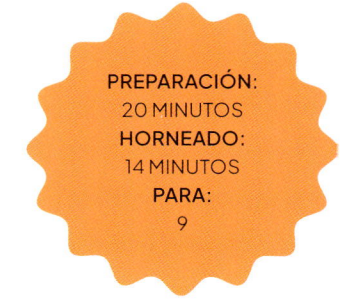

250 g de espinacas tiernas
2 cucharaditas de sal marina en escamas
20 g de eneldo fresco finamente picado
2 cucharadas de hierbabuena fresca finamente picada
200 g de queso feta vegetariano, desmenuzado
150 g de queso cremoso de ajo y hierbas
1 huevo
1 cucharadita de ajo en polvo
9 hojas de pasta filo
60–80 g de mantequilla sin sal o de ghee derretido

- Pica finamente las espinacas y espolvorea con la sal; mezcla. Deja reposar 10 minutos, esparce las espinacas en un paño limpio y escúrrelas para eliminar la humedad. Ponlas en un bol y añade las hierbas, el queso feta, el queso crema, el huevo y el ajo en polvo. Mezcla bien.

- Abre el paquete de pasta filo; mientras no la uses, cúbrela con un paño húmedo.

- Extiende una lámina de pasta filo en la superficie de trabajo y pincélala con la mantequilla derretida. Dóblala por la mitad a lo largo.

- Pon 2 cucharadas de relleno en el borde de la esquina más cercana a ti.

- Dobla la punta de la tira por encima para formar un triángulo. Sigue doblando la pasta y ve untándola ligeramente con mantequilla hasta obtener un triángulo bien envuelto. Pincela ambas caras con mantequilla.

- Repite hasta terminar el relleno; debería ser suficiente para 9 triángulos.

- Precalienta la freidora de aire a 180 °C durante 3 minutos. Rocía una rejilla con aceite de oliva e introdúcela en la cesta de la freidora. Cocina los triángulos, por tandas, durante 12–14 minutos, dándoles la vuelta a mitad de ese tiempo. Deja que se enfríen un poco antes de servir.

NOTA:
Estas empanadas se conservan 2 o 3 días en un envase cerrado en la nevera. Recalienta en la freidora de aire 5–10 minutos a 180 °C para que la masa esté crujiente.

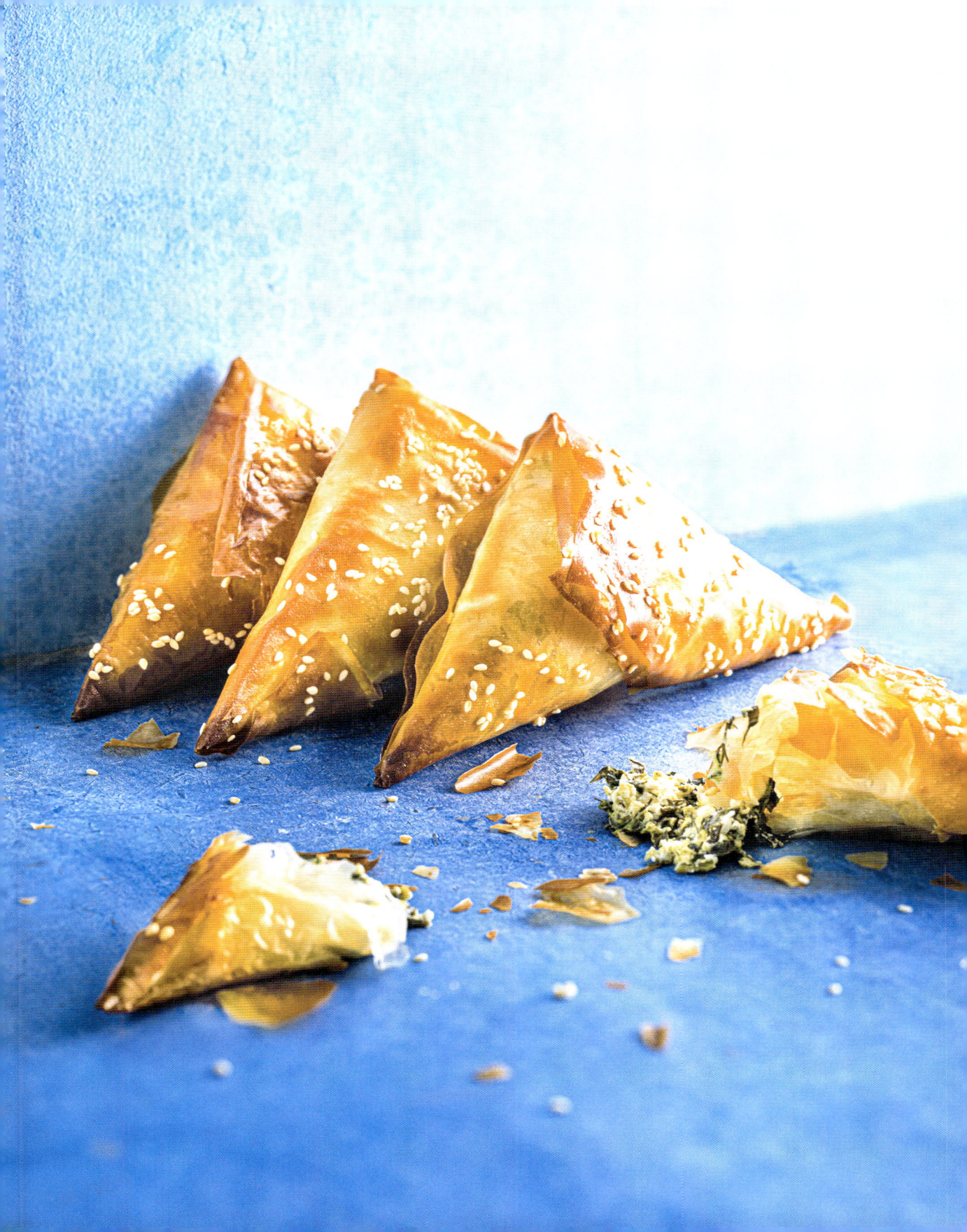

Bocaditos de salchicha

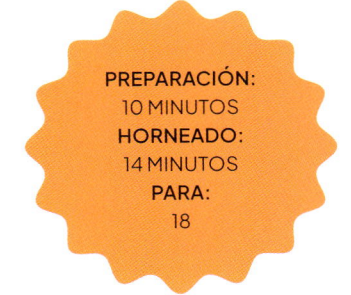

Estos bocaditos, peligrosamente sabrosos, suelen desaparecer de una manera misteriosa antes incluso de haberse enfriado. Siempre triunfan en las fiestas, porque no hay quien se resista a la combinación de hojaldre, chorizo y salchicha.

PARA LOS BOCADITOS

320 g de masa de hojaldre (2 láminas)
100 g de chorizo para guisar (dulce o picante)
350 g de carne de salchicha (o la carne de 6 salchichas)
4 lonchas de jamón serrano

PARA PINCELAR CON HUEVO

1 huevo ligeramente batido

PARA LA COBERTURA

3 cucharadas de semillas de sésamo
3 cucharadas de semillas de comino negro

- Saca el hojaldre de la nevera y deja que se atempere 10 minutos.
- Retira la piel del chorizo y tritúralo en una minipicadora hasta obtener una pasta espesa.
- Ponlo en un bol junto con la carne de las salchichas y mezcla bien con las manos o una cuchara de madera.
- Desenrolla el hojaldre sin retirar el papel en que venía envuelto. Córtalo por la mitad en sentido longitudinal.
- Coloca las lonchas de jamón sobre el hojaldre dejando un pequeño margen en un lado.
- Forma una tira cilíndrica con la carne de salchicha, a lo largo de la masa, situándola en uno de los lados por encima del jamón.
- Pincela el borde con la clara de huevo y enrolla la masa para envolver el relleno presionando para sellar.
- Con un cuchillo de sierra, corta el rollo en 9 trozos iguales. Repite la operación con el resto de hojaldre y relleno.
- Pincela los bocaditos con huevo. Espolvorea una mitad con sésamo y la otra con comino negro.
- Precalienta la freidora de aire a 200 °C. Rocía la cesta de la freidora con aceite de girasol y coloca los bocaditos en el interior, espaciándolos ligeramente. Tendrás que cocinarlos en 2 o 3 tandas para no llenar excesivamente la cesta.
- Cocínalos 7 minutos, dales la vuelta y prosigue 7 minutos más, o hasta que la pasta haya aumentado de volumen y esté dorada. Deja que se enfríen un poco antes de servir.

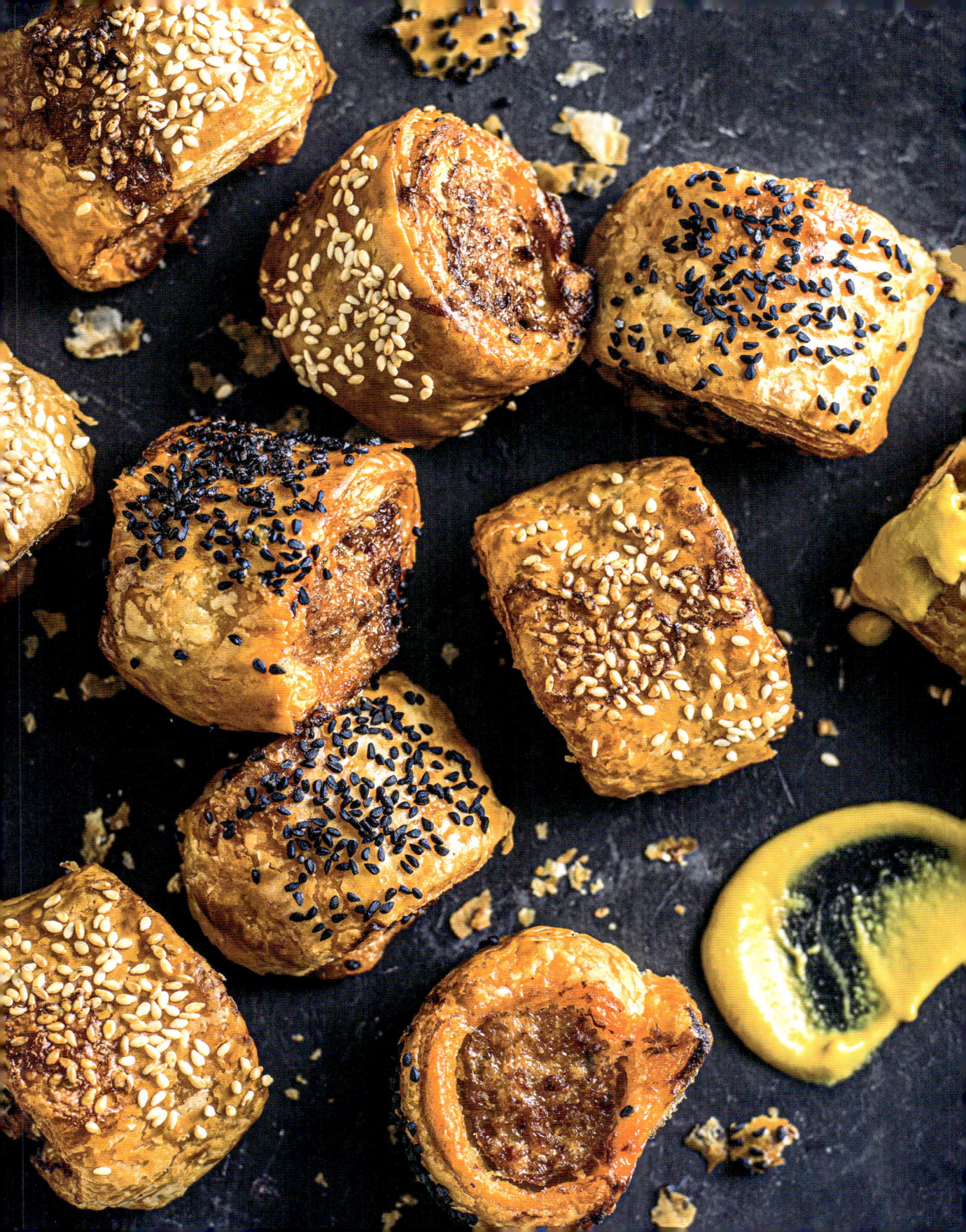

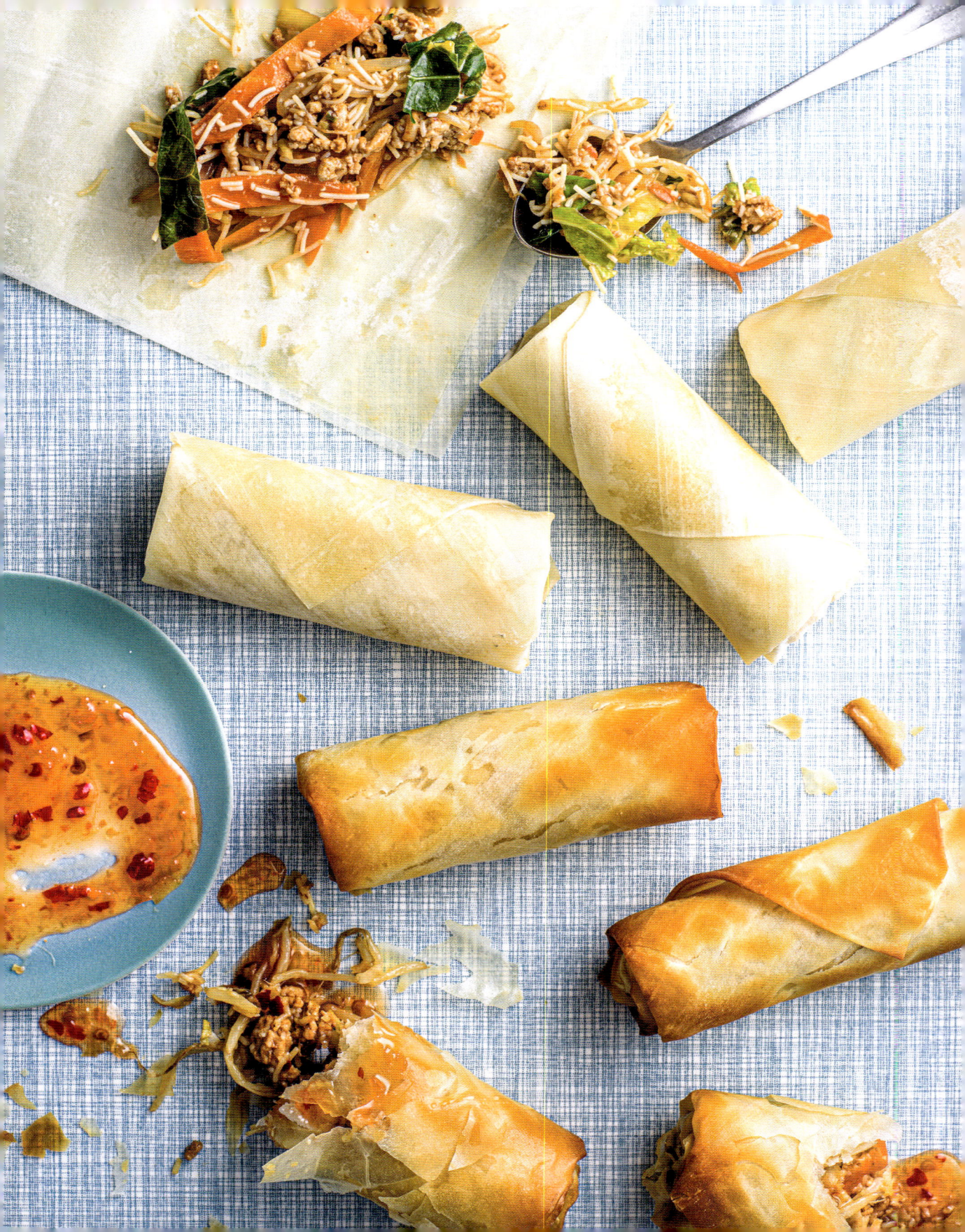

Rollitos de primavera

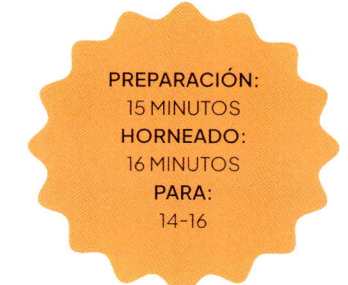

PREPARACIÓN:
15 MINUTOS
HORNEADO:
16 MINUTOS
PARA:
14-16

¡Los rollitos de primavera más fáciles de preparar se cocinan en una freidora de aire! Con unas verduras salteadas y unos fideos de arroz ya cocidos, se reduce el tiempo de preparación y se disfrutan más rápido. Acompáñalos de salsa de chile dulce y sírvelos como entrante para compartir.

1 cucharada de aceite de sésamo tostado, o la cantidad que se precise

600 g de mezcla para salteados

300 g de carne picada de cerdo, magra

4 cucharadas de salsa de ostras

2 cucharadas de sambaloelek (pasta picante de guindilla)

2 cucharadas de salsa de soja

1 cucharada de almidón de maíz

300 g de fideos de arroz finos precocinados

16 hojas de pasta filo

Salsa de chile dulce, para servir

NOTAS:

* La mezcla de verduras para saltear debe incluir: pimientos variados, repollo, zanahorias y brotes de bambú.

* Puedes preparar una versión vegana sustituyendo el cerdo por alguna alternativa vegetal y usando salsa de ostras vegetariana.

* Se conservan en la nevera hasta 3 días. Antes de servir, recaliéntalos en la freidora de aire 7–10 minutos a 180 °C.

* Puedes sustituir la salsa sambaloelek por una cucharada de sriracha u otra salsa picante.

- Calienta el aceite de sésamo en un wok y saltea 2 minutos las verduras para que se ablanden un poco pero sigan estando crujientes. Ponlas en un bol para que se enfríen.

- Añade un poco más de aceite, si es necesario, y saltea la carne picada 3–4 minutos, hasta que se dore. Escurre la grasa y agrega la carne a la verdura.

- Mezcla en un bol pequeño la salsa de ostras, a salsa sambaloelek, la salsa de soja y el almidón de maíz.

- Corta los fideos de arroz con unas tijeras o toscamente con un cuchillo. Agrégalos a la verdura y la carne, junto con la oreparación de salsas, y mezcla.

- Desenrolla la pasta filo y resérvala cubierta con un paño ligeramente húmedo para que no se reseque. Extiende una lámina en la superficie de trabajo y pincélala con aceite de sésamo. Dóblala por la mitad para formar un cuadrado.

- Coloca la lámina de pasta filo de modo que una de las esquinas quede mirando hacia ti. Pon 2 cucharadas de relleno dejando un margen de una distancia aproximada de 2 cm hasta la esquina más cercana a ti. Pincela la masa con ace te.

- Dobla la esquina más cercana a ti sobre el relleno y, a continuación, las dos esquinas laterales para que quede envuelto.

- Enrolla el paquetito para formar el rollito; pincela la pasta filo con aceite a medida que vas avanzando. Repite la operación hasta que el relleno y la pasta filo se acaben.

- Precalienta la freidora de aire a 180 °C durante 3 minutos. Introduce 3–4 rollitos, espaciados

- Cocina durante 7 minutcs, dale la vuelta y déjalo 7 minutos más, o hasta que los rollitos estén crujientes y dorados. Deja enfriar en una rejilla mientras sigues cocinando los demás rollitos.

- Sírvelos templados con salsa de chile dulce.

Panecillos de maíz con mantequilla de miel

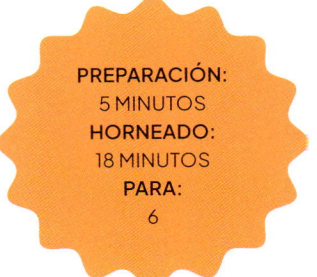

PREPARACIÓN:
5 MINUTOS
HORNEADO:
18 MINUTOS
PARA:
6

No me importaría tomar a diario estos panecillos tan sencillos de elaborar. Córtalos por la mitad en cuanto se hayan enfriado un poco, úntalos con la mantequilla picante de miel y prepárate para derretirte de gusto.

350 ml de suero
   de mantequilla
85 g de mantequilla derretida
2 huevos
50 g de miel
2 cucharaditas de salsa
   picante, como sriracha
   (opcional)
200 g de harina
100 g de harina de maíz
½ cucharada de levadura
   química
½ cucharadita de bicarbonato
   sódico
½ cucharadita de sal

PARA LA MANTEQUILLA DE MIEL

4 cucharadas de mantequilla
   sin sal, a temperatura
   ambiente
2 cucharadas de miel
Una pizca generosa de sal
   en escamas
1 cucharadita de salsa picante
   o más, al gusto

- Mezcla en un bol el suero de mantequilla, la mantequilla, los huevos, la miel y la salsa picante, y remueve bien.
- Tamiza en el bol la harina, la harina de maíz, la levadura química, el bicarbonato y la sal.
- Incorpora con delicadeza los ingredientes secos a los húmedos hasta que no queden vetas secas.
- Rocía un molde para magdalenas con 6 cavidades (o 6 flaneras) con espray desmoldante de repostería o engrásalos con mantequilla. Introdúcelo en la cesta de la freidora.
- Reparte la masa uniformemente en las cavidades y hornea 15 minutos a 180 °C.
- Da la vuelta a los panecillos directamente en la cesta de la freidora y hornea otros 3–5 minutos más para dorar la parte inferior.
- Mezcla en un bol pequeño la mantequilla a temperatura ambiente, la miel, la sal y la salsa picante, y sirve con los panecillos calientes.

NOTA:
Si sobran, puedes hacer picatostes de pan de maíz. Corta los panecillos en dados y dóralos en un poco de aceite de oliva. Hornea 10–15 minutos a 160 °C en la freidora, sacudiendo la cesta 1 o 2 veces. Úsalos para acompañar sopas o ensaladas.

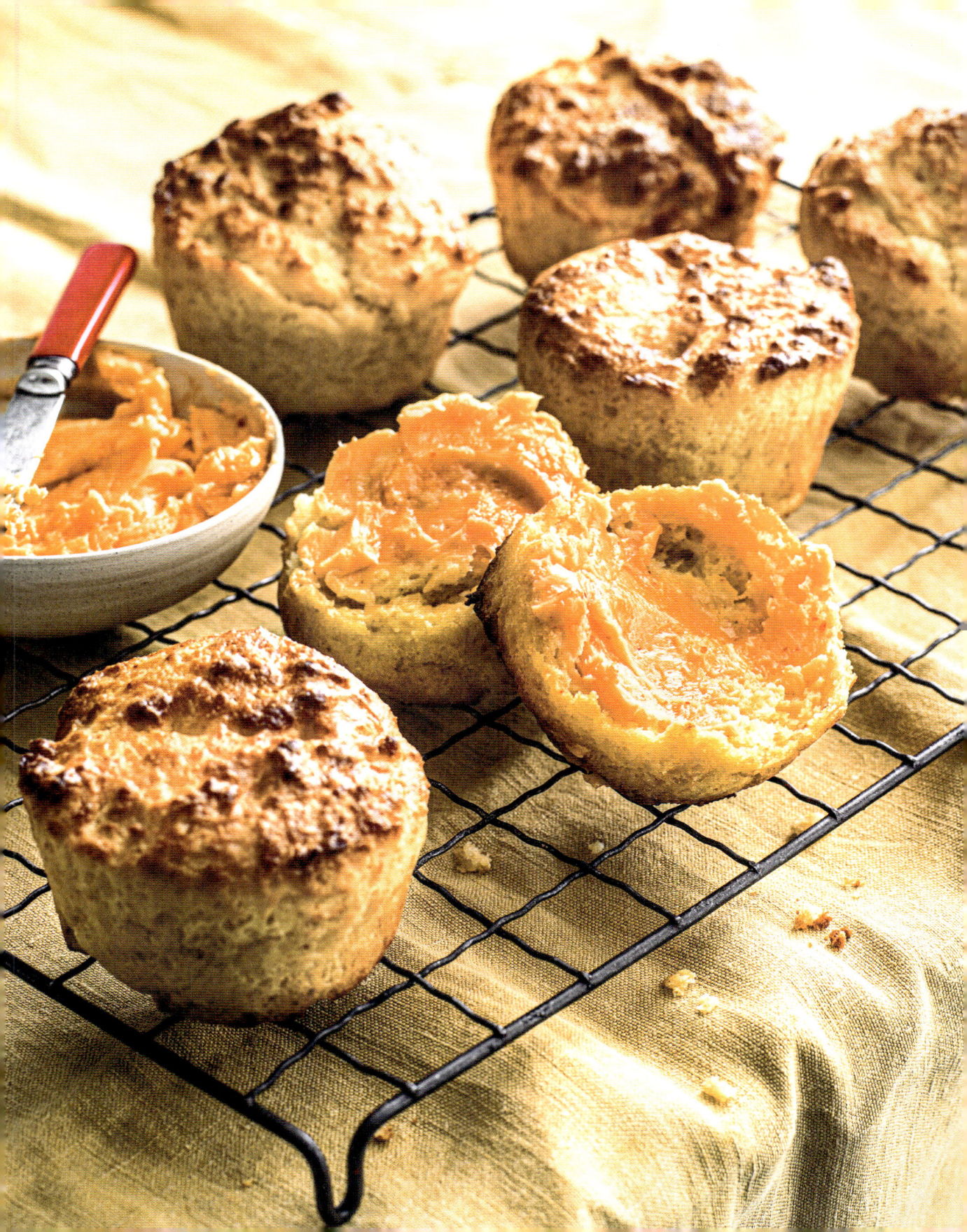

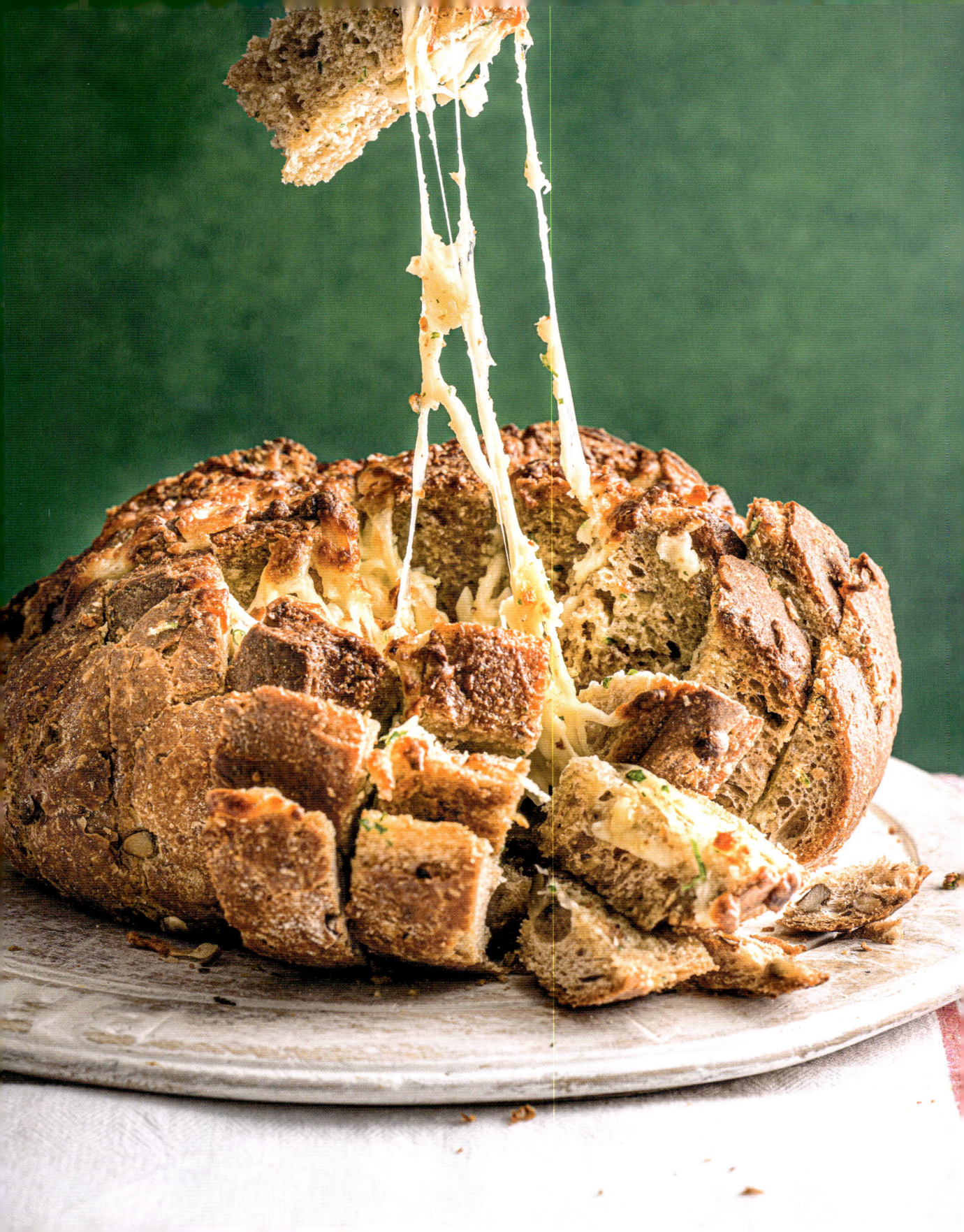

Pan con queso y ajo

¡Usa uno de tus panes preparados en la freidora de aire para hacer este pan de ajo increíblemente sabroso! Con su ajo y su queso, no hay quien se resista a él y es perfecto para compartir en una fiesta o como entrante para cenar. Puedes incluso elaborarlo con antelación y pasarlo por la freidora de aire justo antes de servir.

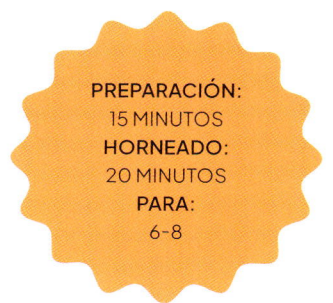
6 dientes de ajo grandes, sin pelar

1 cucharada de aceite de oliva

100 g de mantequilla sin sal, a temperatura ambiente

1 cucharada de perejil o cebollino fresco (opcional)

Una pizca de sal

1 pan pequeño redondo (como el pan sin amasado o el pan de masa madre del principiante, páginas 198 y 216).

100 g de mozzarella en barra o rallada

Aceite de oliva para rociar, el que se precise

- Pon los dientes de ajo en un trozo de papel de aluminio y rocíalos con aceite de oliva. Envuélvelos en el papel de aluminio. Fríe con aire a 190 °C durante 5 minutos, o hasta que el ajo se ablande.

- Pela los dientes de ajo e introdúcelos en una minipicadora. Añade la mantequilla, el perejil y la sal, y tritura hasta obtener una crema untable. Para ajustar la consistencia, en caso necesario, puedes verter un poco de agua hirviendo.

- Coloca 2 cucharas de madera a los lados del pan para que hagan de tope y, con un cuchillo para pan, córtalo sin llegar a la base (las cucharas de madera impedirán que cortes el pan hasta el fondo).

- Gira el pan un cuarto de vuelta y corta en el otro sentido, usando de nuevo las cucharas para evitar cortar el pan hasta abajo.

- Coloca el pan sobre un trozo grande de papel de horno. Abre el pan con la ayuda de un cuchillo o con los dedos y unta la mantequilla de ajo por todas partes, extendiéndola tanto como puedas. ¡No tengas miedo de ensuciarte!

- Procede del mismo modo con la mozzarella rallada y, a continuación, rocía un poco de aceite de oliva. Envuelve el pan en papel de horno y luego en papel de aluminio.

- Cocina en la freidora 15 minutos a 180 °C, abre el paquete y déjalo 5 minutos más, o hasta que el queso se derrita.

- Deja enfriar 5 minutos antes de servir.

NOTA:
El ajo asado suaviza bastante el sabor. Si deseas potenciarlo, puedes añadir un poco de ajo fresco picado.

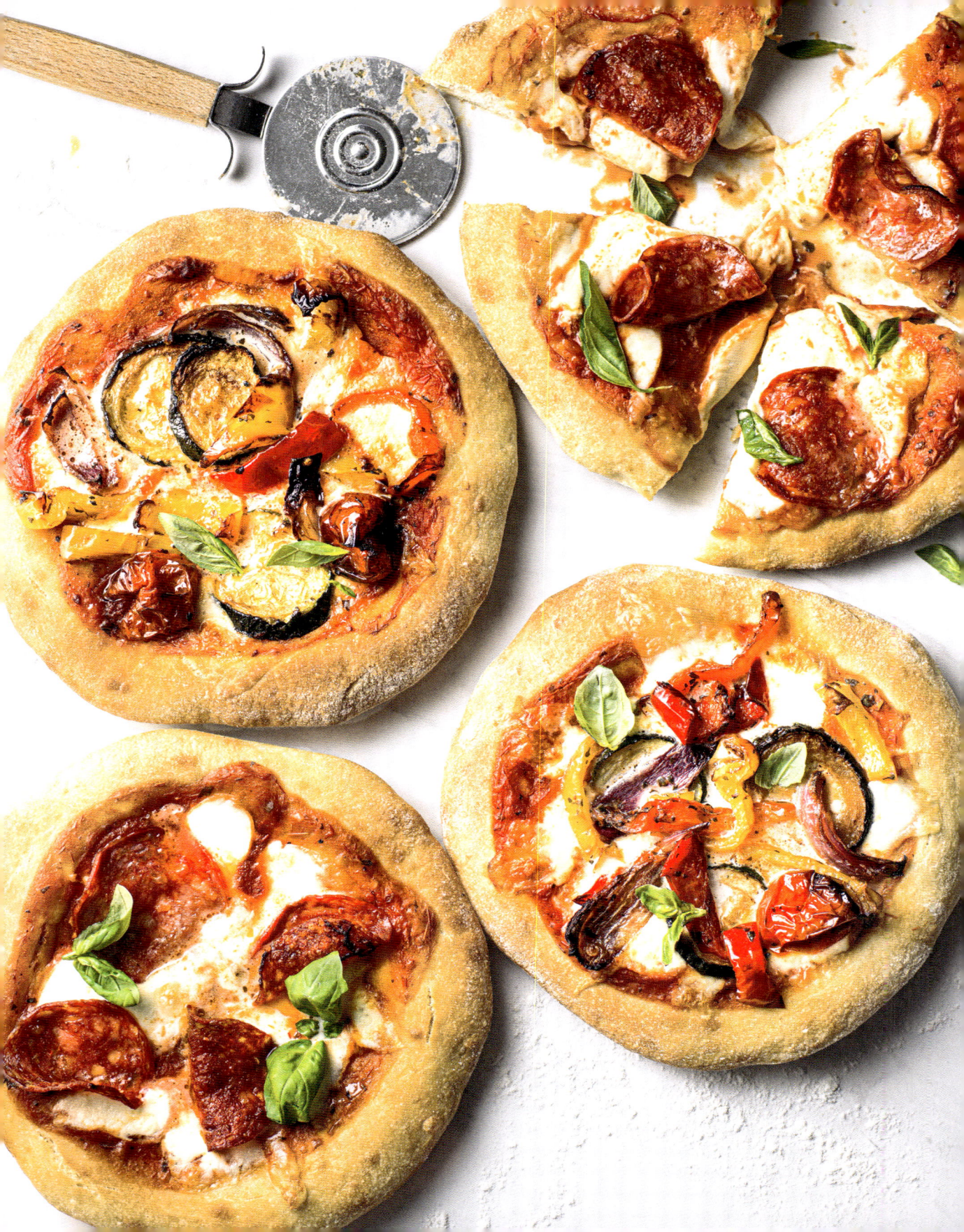

Pinsa

Este tipo de pizza se remonta a la antigua Roma. Su masa tiene una corteza crujiente única y por dentro es esponjosa y liviana, gracias a la combinación de harina de media fuerza, harina de arroz y espelta. Con esta receta se obtiene suficiente masa para preparar cuatro bases de pinsa en la freidora, que luego puedes personalizar añadiendo lo que más te guste.

PREPARACIÓN:
20 MINUTOS
FERMENTACIÓN: 2-3 DÍAS
HORNEADO:
12-16 MINUTOS
PARA:
4 BASES DE PIZZA

VEGANO (LA BASE)

PARA LA MASA PRINCIPAL

380 g de harina de media fuerza
2 cucharadas de harina de arroz, y un poco más para trabajar
2 cucharadas de espelta o de harina de soja
½ cucharadita de levadura seca de panadería
1½ cucharaditas de sal
1 cucharada de azúcar
300 ml de agua
1 cucharada de aceite de oliva, o la cantidad que se necesite

SUGERENCIAS PARA COMPLETAR

Salsa de tomate o pesto
Queso mozzarella, en rodajas o rallado
Salami, jamón, chorizo o similar
Verdura asada
Albahaca fresca

Prepara la masa

- Mezcla en un bol las harinas, la levadura, la sal y el azúcar. Añade el agua y el aceite de oliva, y remueve con una cuchara de madera o con un batidor de masa hasta obtener una masa espesa. Cubre con film transparente engrasado y deja reposar 30 minutos.

- Humedécete las manos con aceite y remueve de nuevo, pero sin amasar, hasta que la masa esté algo más suave. Pon la masa en un recipiente engrasado y cubierto en el que tenga mucho espacio para aumentar de volumen, introdúcelo en la nevera y deja que repose 2 o 3 días.

Prepara la base de la pinsa

- Enharina la superficie de trabajo con harina de arroz y pon la masa. Córtala en 4 trozos iguales y haz una bola con cada uno de ellos. Cubre con film transparente engrasado y deja reposar 30 minutos.

- Espolvorea con harina de arroz un trozo de papel de horno o un tapete de silicona. Coloca encima una bola de masa y aplánala estirando delicadamente con los dedos para formar un disco. Usa la yema de los dedos para aplanar la zona central y crear unos bordes ligeramente elevados. Rocía un poco de aceite de oliva.

- Precalienta la freidora de aire a 200 °C durante 5 minutos. Introduce la base en la cesta de la freidora y cocina 6–8 minutos, dándole la vuelta a la mitad del tiempo. Repite con el resto de la masa si vas a usarla toda.

Añade ingredientes al gusto y hornea

- Extiende sobre la base salsa de pizza, queso y tus ingredientes favoritos.

- Hornea a 170–180 °C durante 6–8 minutos, o hasta que el queso burbujee y la corteza esté crujiente. ¡Corta y disfruta!

Pudin de Yorkshire

Este clásico británico para acompañar el asado de los domingos se puede elaborar fácilmente en la freidora de aire.

PREPARACIÓN:
5 MINUTOS
REPOSO: 30 MINUTOS
HORNEADO: 15 MINUTOS
PARA:
12 RACIONES
PEQUEÑAS DE PUDIN

130 g de harina
½ cucharadita de sal
3 huevos
240 ml de leche semidesnatada

PARA COCINAR
3 cucharadas de grasa vegetal o de grasa de oca, o la que se precise

Prepara la masa

- Pon la harina en un bol. Añade la sal y mezcla. Casca los huevos, agrega un chorrito de leche e incorpora con unas varillas.
- Ve agregando gradualmente el resto de la leche y mezcla hasta obtener una masa suave. Deja reposar 30 minutos o toda la noche en la nevera (cubierta).

Precalienta la freidora de aire

- Introduce en la cesta de la freidora un molde para magdalenas con 6 cavidades (también puedes usar flaneras). Pon ½ cucharada de grasa vegetal (o grasa de oca) en cada una. Precalienta la freidora de aire a 200 °C durante 5 minutos.
- Trabaja bien la masa antes de elaborar los púdines. Si consideras que aún está un poco grumosa, puedes pasarla por un colador antes de usarla.
- Con rapidez, vierte la masa en las cavidades o las flaneras, solo hasta la mitad. Fríe con aire 10 minutos: los púdines estarán dorados e hinchados en la parte superior, pero por debajo están un poco pastosos.
- Dales la vuelta directamente en la cesta de la freidora con cuidado de no quemarte y cocínalos otros 5 minutos más, o hasta que se doren y aumenten de volumen, con los bordes crujientes y ligeros como el aire. Si los notas pesados, cocínalos otro poco más.
- Cocina por tandas hasta terminar toda la masa. Antes de servirlos puedes darles otro golpe de calor recalentándolos 5 minutos en la freidora de aire a 180 °C.

NOTA:
Si dispones de una batidora de mano, puedes poner todos los ingredientes en la jarra medidora y batir hasta que la masa esté lisa.

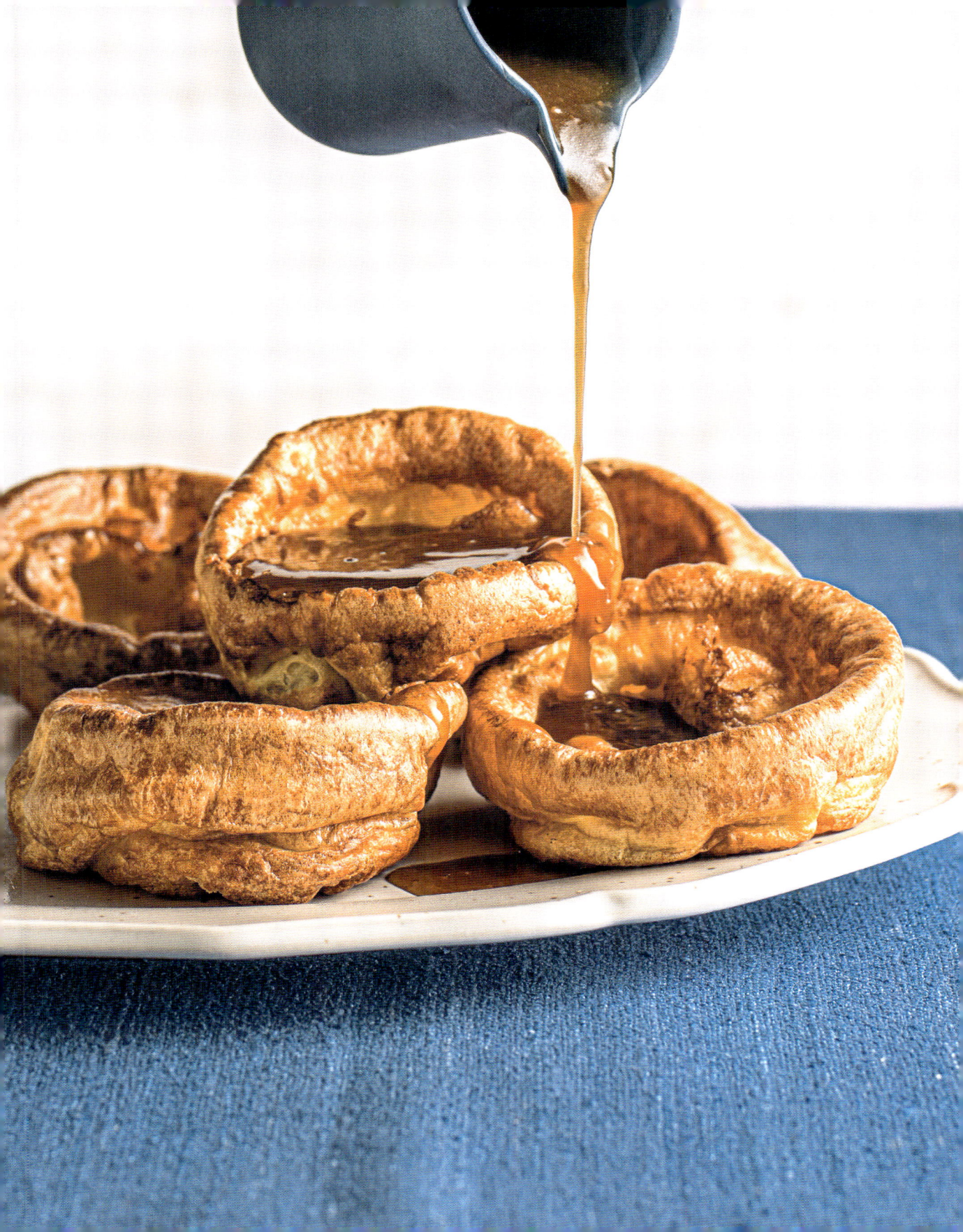

Empanadas de ternera

PREPARACIÓN:
20 MINUTOS
REPOSO:
1 HORA O MÁS
HORNEADO:
12-14 MINUTOS
PARA: 8-10

Cerca de mi casa hay una tienda que vende unas empanadas argentinas increíbles. En cuanto las probé pensé que tenía que intentar hacerlas en casa, por supuesto en la freidora de aire. En la familia son todo un éxito, se han convertido en uno de nuestros platos favoritos.

PARA LA MASA PRINCIPAL

200 g de harina, y un poco más
   para espolvorear y amasar
1 cucharada de azúcar
   blanquilla
½ cucharadita de levadura
   química
½ cucharadita de sal
60 ml de agua helada
1 cucharada de vinagre de vino
   blanco
113 g de mantequilla sin sal,
   cortada en dados y fría

PARA EL RELLENO

1 cebolla grande, pelada
   y picada en trozos grandes
3 dientes de ajo pelados
1 pastilla de caldo
   de carne, desmenuzada,
   o 2 cucharaditas de caldo
   de carne en polvo
1 cucharada de azúcar moreno
1 cucharada de comino
1 cucharadita de pimentón
   dulce ahumado
½ cucharadita de cayena
1 cucharadita de ajo en polvo
½ cucharadita de sal

Prepara la masa

- Pon la harina, el azúcar, la levadura química y la sal en el bol de un robot de cocina equipado con una cuchilla metálica. Acciona la máquina.

- Mezcla en un vaso el agua y el vinagre.

- Agrega la mantequilla cortada en dados en el robot de cocina y acciona la máquina unas cuantas veces, hasta que se incorpore a la harina en trocitos más pequeños (del tamaño de un guisante).

- Vierte el agua gota a gota a través del tubo del procesador y acciona hasta que la masa empiece a formar grumos. Si pellizcas un trozo entre los dedos, tiene que mantenerse unido.

- Cubre la superficie de trabajo con film transparente y vuelca encima la masa. Forma una bola con la masa usando el film transparente para mantenerla unida. Aplasta para crear un disco y envuelve con film transparente. Deja enfriar al menos 1 hora o toda la noche antes de usarla

Prepara el relleno

- Pon en una minipicadora la cebolla, las especias, el ajo, la pastilla de caldo, el azúcar, el ajo en polvo y la sal, y pícalos. También puedes picar la cebolla a mano o usar un rallador.

- Calienta el aceite de oliva en una sartén grande. Agrega la preparación de cebolla y remueve a fuego medio 5–10 minutos, o hasta que la cebolla se haya reblandecido.

- Incorpora la carne desmenuzándola con la cuchara de madera.

NOTAS:

* Incorpora a la masa solo el mínimo de agua necesaria para llegar
   a ese punto; cabe incluso la posibilidad de que no necesites
   usarla.
* Si la masa quedara muy pegajosa, puedes añadir la harina
   que precise.

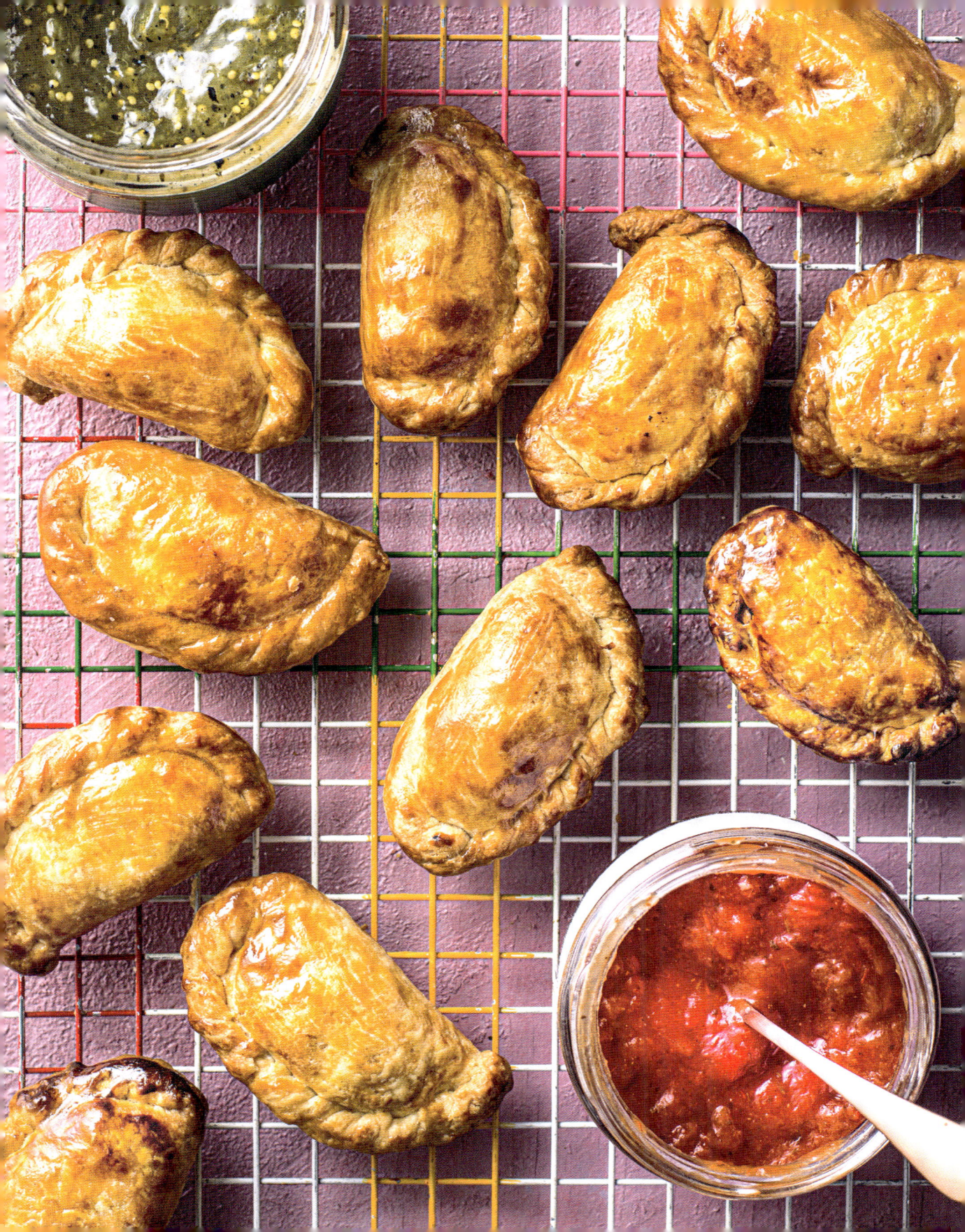

2 cucharadas de aceite
   de oliva
450 g de carne picada
   de vacuno lo más magra
   posible
½ cucharada de orégano
   deshidratado
1 cucharada de tomate
   concentrado
45 ml de vino tinto
50 g de aceitunas verdes
   deshuesadas y finamente
   picadas (opcional)
1 huevo duro picado finamente
   (opcional)

PARA PINCELAR CON HUEVO
1 yema de huevo

**IDEAS PARA SERVIR
(OPCIONAL)**
Salsa de tomate
Salsa de tomatillo verde

- Cuando la carne se haya dorado un poco, añade el orégano, el tomate concentrado y el vino, y sigue cocinando, sin dejar de remover, hasta que esté lista.
- Agrega las aceitunas picadas y el huevo cocido, si lo deseas.
- Vierte el relleno en un cuenco y espera a que se enfríe para usarlo. También puedes prepararlo la víspera, junto con la masa, e introducirlo todo en la nevera hasta que lo necesites.

Prepara las empanadas

- Espolvorea un poco de harina en la superficie de trabajo y en el rodillo. Pon la yema de huevo en un cuenco pequeño y bate ligeramente con un tenedor.
- Divide la masa en 2 y reserva la que no vayas a usar cubierta con film transparente. Estira la masa para darle un grosor de 3 mm y, con la ayuda de un tazón, corta círculos de 10 cm de diámetro.
- Coloca alrededor de una cucharada de relleno en cada círculo y extiéndelo un poco, pero con cuidado para que quede un pequeño margen libre. No lo llenes en exceso.
- Pincela los bordes con la yema de huevo y dobla la masa para cubrir el relleno.
- Pega los bordes con la yema de los dedos o con un tenedor para que las empanadas estén bien selladas. Sigue hasta terminar la masa y el relleno.
- Pincela la parte superior de las empanadas con la yema de huevo.
- Precalienta la freidora de aire a 200 °C. Rocía la cesta de la freidora de aire con abundante aceite de girasol.
- Coloca las empanadas en la cesta de la freidora y cocínalas por tandas durante 12–14 minutos, dándoles la vuelta cuando haya transcurrido la mitad del tiempo.
- Pásalas a una rejilla para que se enfríen un poco antes de servirlas como aperitivo con salsa o como plato principal acompañadas de un poco de ensalada.

NOTAS:
* Usa las claras que hayan sobrado para preparar la receta de la tarta Pavlova en la freidora de aire; la encontrarás en la página 151.
* Puedes convertir fácilmente este plato en una versión vegetariana sustituyendo la carne picada por una alternativa vegetal.
* Para una versión vegana, usa mantequilla vegana en la masa y prepara el relleno con la alternativa vegetal, omitiendo el huevo y pincelando las empanadas con aceite en lugar de huevo.

Wellington vegano

PREPARACIÓN:
20 MINUTOS
HORNEADO:
35-40 MINUTOS
PARA:
2 WELLINGTONS, CADA
UNO DE 4 RACIONES

Esta versión vegana del solomillo Wellington contiene una mezcla de setas, espinacas, castañas y cebada para componer un plato contundente que se disfruta especialmente en compañía. Sírvelo caliente, acompañado de abundante salsa de cebolla. ¡ÑAM!

VEGANO

PARA EL RELLENO

100 g de espinacas tiernas
½ cucharadita de sal marina
   en escamas
400 g de hongos del castaño
1 cucharada de aceite de oliva
1 cucharadita de sal
1 cucharadita de ajo en polvo
2 cucharaditas de hierbas
   de Provenza
250 g de cebada cocida
   o de lentejas
180 g de castañas cocidas,
   picadas en trozos grandes
50 g de arándanos
   deshidratados picados
   groseramente
50 g de piñones
1 cucharada de miso blanco
   (opcional)
1 cucharada de panko (pan
   rallado japonés)
2 cucharadas de salvia fresca
   finamente picada

PARA LA MASA HOJALDRADA

2 láminas de hojaldre vegano
3 cucharadas de bebida
   de avena, para pincelar

Prepara el relleno

- Pica las espinacas, ponlas en un bol y espolvoréalas con las escamas de sal. Deja reposar 5 minutos mientras preparas las setas.
- Corta groseramente los hongos e introdúcelos en la cesta de la freidora. Añade el aceite de oliva, la sal, el ajo en polvo y las hierbas aromáticas, y agita bien la cesta para que los ingredientes se mezclen.
- Cocina 5 minutos a 190 °C, sacudiendo la cesta una vez, hasta que las setas se doren. Ponlas en un bol junto con el jugo que hayan podido soltar mientras se cocinaban.
- Pon las espinacas en un paño limpio y escúrrelas para eliminar la humedad. Agrégalas al bol.
- Incorpora el resto de ingredientes y deja que se vaya enfriando.

Montar y hornear

- Saca el hojaldre de la nevera y deja que se atempere 10 minutos.
- Desenrolla una de las láminas de hojaldre, dejando el papel. Colócala con el lado más largo frente a ti.
- Distribuye aproximadamente la mitad del relleno en el lado derecho del rectángulo de hojaldre dejando un margen de 2 cm. Pincela el borde con la bebida de avena.
- Dobla el hojaldre desde el lado izquierdo para envolver el relleno; presiona los bordes para sellar. Asegúralos con un tenedor y recorta posibles sobrantes. Puedes usar esos recortes para crear formas decorativas y ponerlas en la parte superior del wellington.
- Pincela el wellington con bebida de avena y haz unos pocos agujeros en la parte superior para que el vapor pueda salir.

Continúa en la página siguiente

PARA LA SALSA DE CEBOLLA

1 cucharada de mantequilla
vegana

1 cebolla blanca, cortada
en rodajas finas

½ cucharadita de sal

Una pizca de azúcar moreno

1 cucharada de harina

1 cucharadita de mostaza
de Dijon

480 ml de caldo de verduras
(preparado con 2 pastillas
de caldo), caliente

2 cucharadas de salsa de soja

Sal y pimienta al gusto

- Repite la operación con la segunda lámina de hojaldre y el relleno.
  Puedes cocinarlo ahora o congelarlo para otra ocasión (ver notas).
- Precalienta la freidora de aire a 185–190 °C durante 5 minutos. Introduce
  el wellington en la cesta usando el papel y hornea 35–40 minutos, o hasta
  que el hojaldre haya aumentado de volumen y se haya dorado.

Prepara la salsa

- Mientras el wellington se hornea, elabora la salsa. Derrite la mantequilla
  vegana en una sartén a fuego medio-bajo.
- Agrega la cebolla, la sal y el azúcar, y rehoga 10 minutos, removiendo con
  frecuencia hasta que la cebolla se ablande, pero sin que llegue a dorarse.
- Incorpora la harina y la mostaza y cocina 1 minuto.
- Vierte gradualmente el caldo de verduras sin dejar de remover, y luego
  la salsa de soja, y cocina a fuego lento, hasta que espese. Pruébalo y,
  en caso necesario, ajusta el punto de sal.
- Cuela la salsa y desecha la cebolla.

Sirve y disfruta

- Espera a que el hojaldre se enfríe un poco antes de cortarlo con un
  cuchillo de sierra y sirve con la salsa.

NOTAS:

* Puedes congelarlo hasta 6 semanas e introducirlo congelado
  en la freidora; en ese caso, añade 10–15 minutos al tiempo
  de cocción.
* Puedes preparar esta receta el día anterior y recalentarla en la
  freidora de aire 10–15 minutos a 180 °C antes de servir.

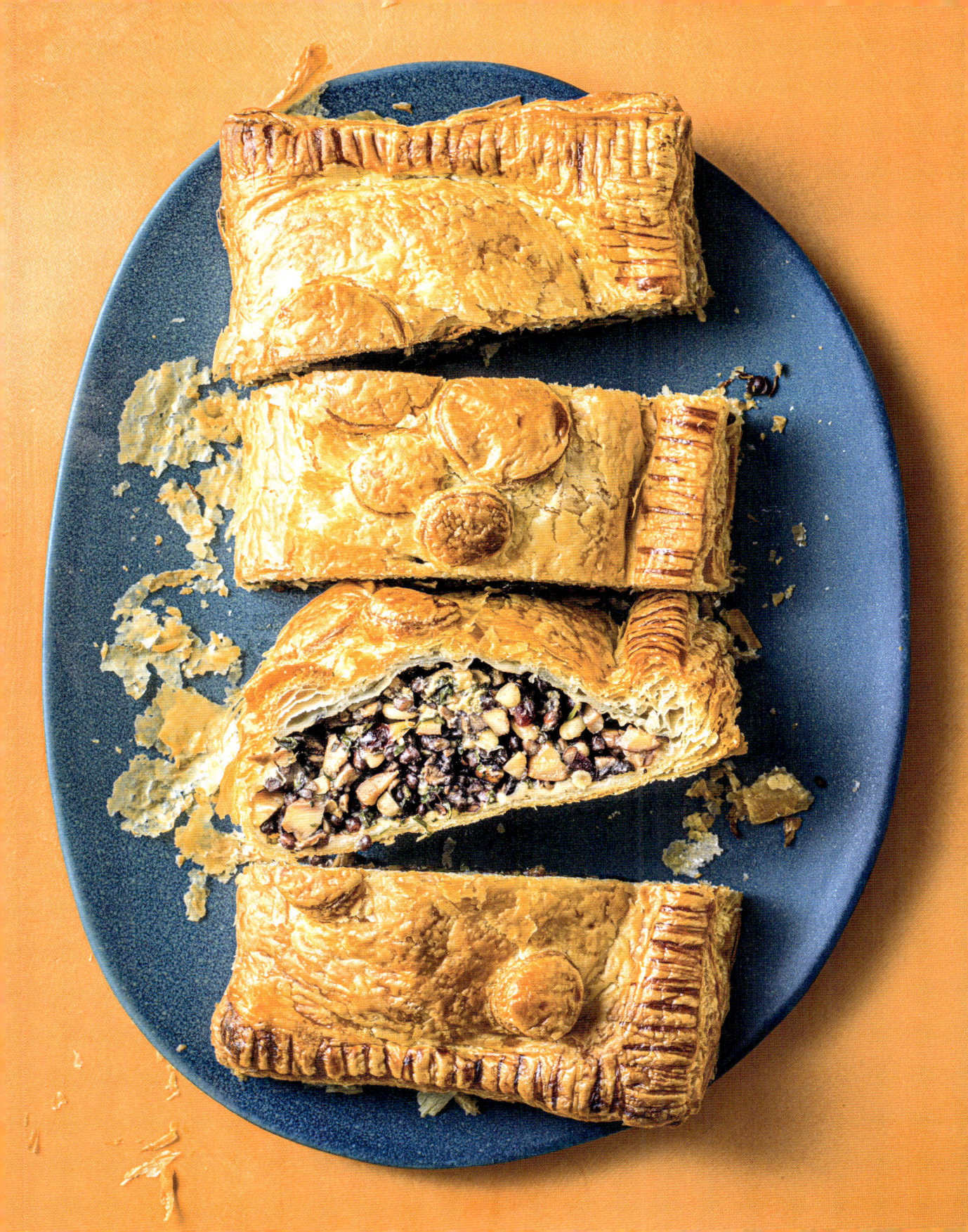

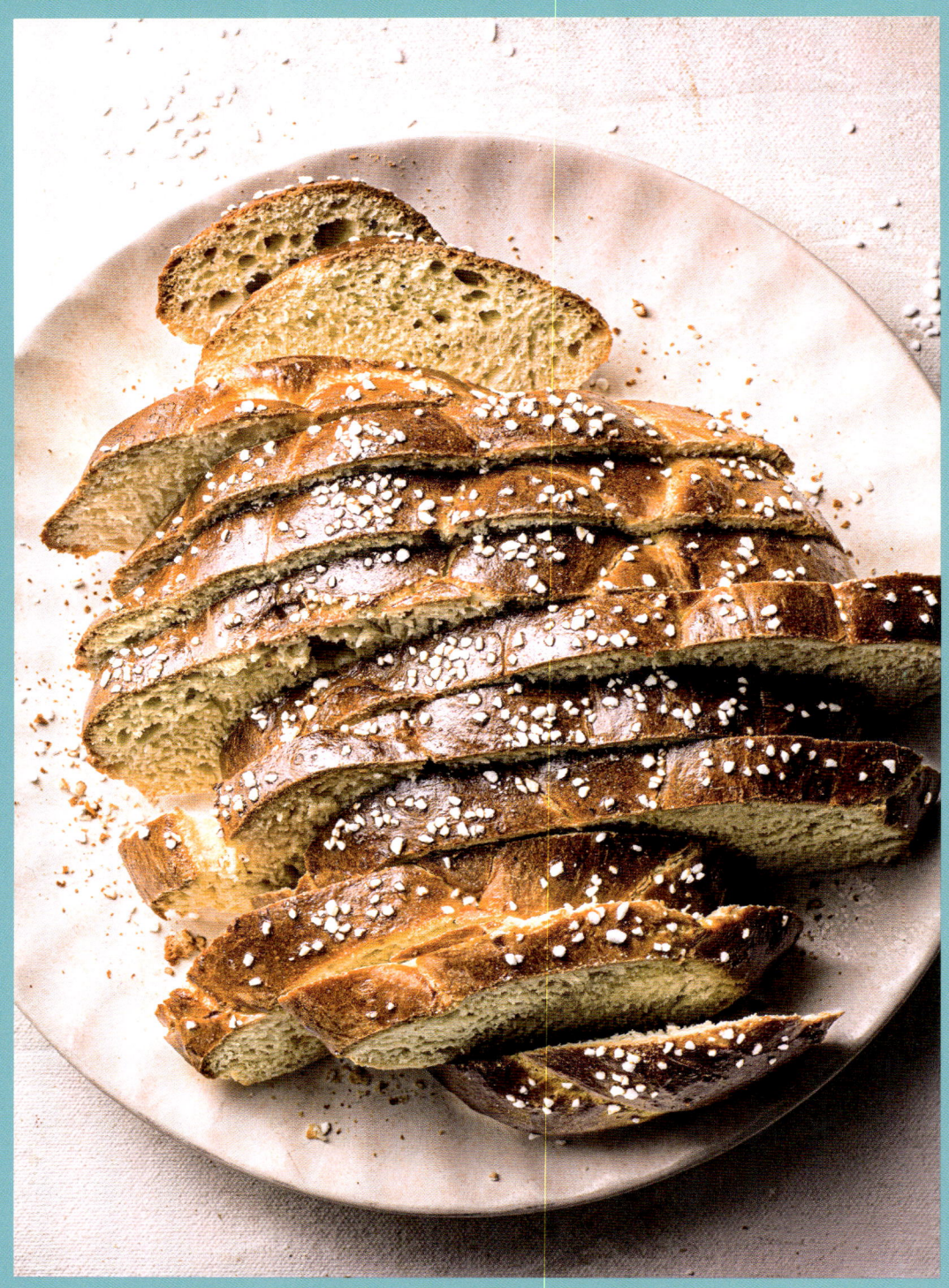

Pan y masas
CON LEVADURA

Pan sin amasado

PREPARACIÓN:
10 MINUTOS
LEUDADO: 90 MINUTOS
HORNEADO:
45 MINUTOS
PARA:
1 PAN PEQUEÑO

Si la idea de hacer pan te asusta, esta receta te lo pone fácil para adentrarte en el maravilloso mundo de la panadería. No hay nada mejor que el pan casero recién hecho y, además, el orgullo que sentirás al cortarlo no tiene precio.

285 g de harina extrafuerte, y un poco más para espolvorear
1 cucharadita de levadura seca de panadería
1 cucharadita de sal
1 cucharadita de azúcar
250 ml de agua o cerveza (yo usé cerveza lager sin alcohol)
Un poco de aceite
Sémola fina para el molde

- Mezcla en un bol la harina, la levadura, la sal y el azúcar.
- Incorpora el agua o la cerveza, removiendo con una cuchara de madera para crear una masa jugosa y pegajosa.
- Rocía el bol con aceite y cubre con film transparente previamente engrasado. Deja que la masa suba 60–90 minutos, o hasta que doble su tamaño.
- Engrasa un molde redondo alto de 17 cm y espolvorea con la sémola fina gira el molde para que se reparta bien por la base y los lados.
- Vuelca la masa en una superficie de trabajo bien enharinada. Usa una rasqueta de silicona o una espátula para hacer pliegues llevando los bordes hacia el centro y crear una hogaza redonda (quedará bastante pegajosa y blanda).
- Introdúcela en el molde, cubre con film transparente y deja que suba durante 30 minutos.
- Precalienta la freidora de aire a 200 °C durante 5 minutos. Mete el molde en la cesta de la freidora; pon en la cesta también un par de cubitos de hielo para generar vapor.
- Hornea 25 minutos y luego baja la temperatura a 180 °C. Saca el molde con cuidado de no quemarte y, si es necesario, despega el pan de los bordes. Vuélcalo en una rejilla.
- Vuelve a poner el pan en la cesta de la freidora, ahora boca abajo. Sigue horneando otros 15–20 minutos más, o hasta que suene hueco cuando golpees con los dedos en la parte inferior. Para que esté hecho, la temperatura interior debe ser de 98 °C.
- Deja que se enfríe en una rejilla antes de cortarlo.

NOTA:
Envuelve el pan en un paño limpio; así se conserva hasta 3 días a temperatura ambiente. Como alternativa, puedes cortarlo en rebanadas y congelarlo para sacar una rebanada cuando lo necesites y tostarla directamente. En este caso, se conserva hasta 2 meses.

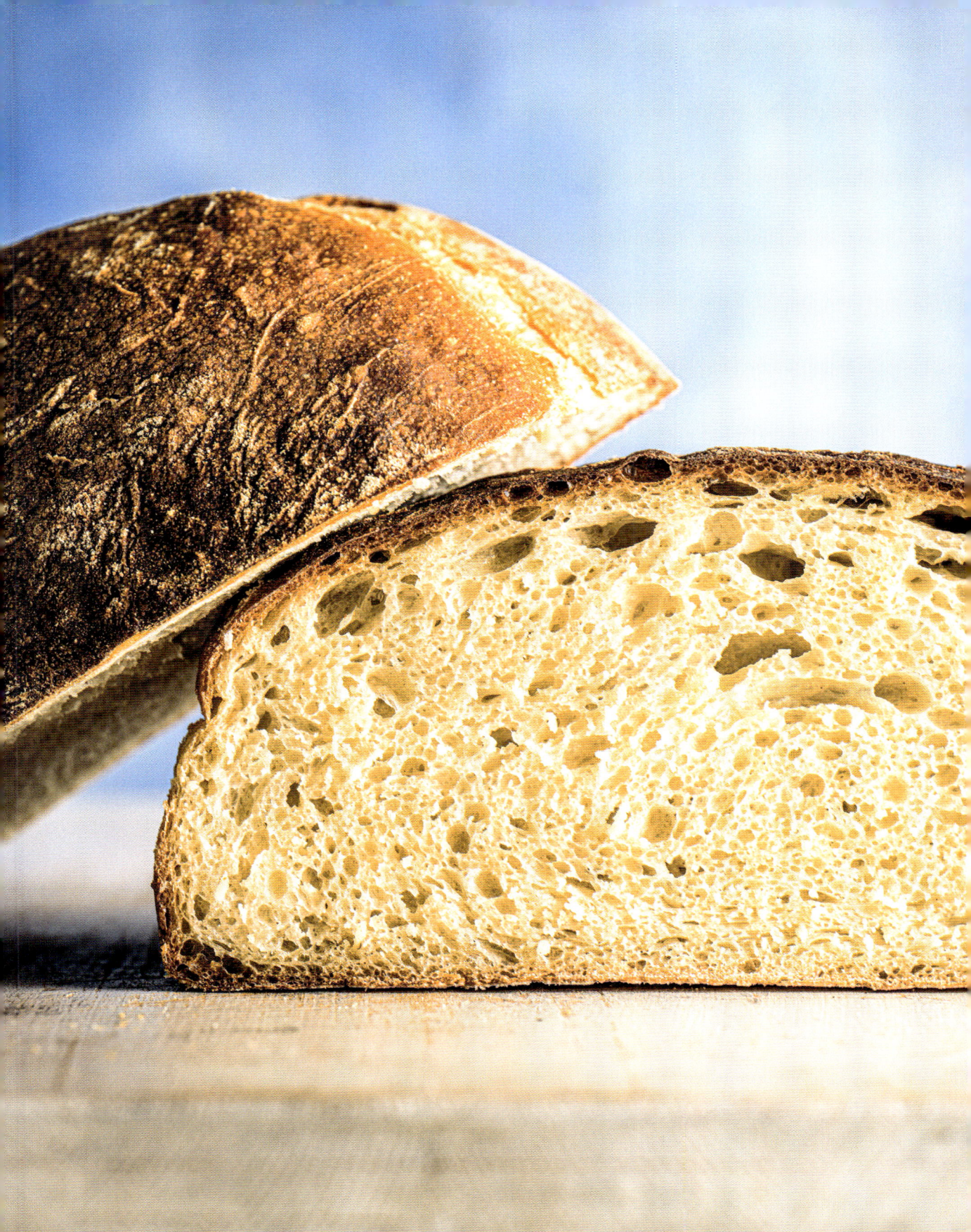

Bagels

Aunque no se trata realmente de bagels, porque les falta levadura,
se preparan con muy pocos ingredientes y son muy fáciles de elaborar.

PREPARACIÓN:
5 MINUTOS
HORNEADO:
12-14 MINUTOS
PARA:
8

240 g de yogur griego
240 g de harina leudante
1 cucharadita de condimento
 de ajo y hierbas
½ cucharadita de sal
¼ de cucharadita de azúcar
Un poco de aceite de oliva
Un poco de aceite de girasol
1 huevo batido con una
 cucharadita de nata, para
 pincelar
2 cucharadas de semillas
 de sésamo

- Mezcla en un bol el yogur, la harina, el condimento, la sal y el azúcar con la ayuda de una cuchara o una batidora eléctrica equipada con ganchos amasadores.
- Cubre el bol con un paño de cocina húmedo y deja que repose 10 minutos.
- Humedécete las manos con un poco de aceite de oliva y amasa un poco hasta que la masa se amalgame.
- Estira la masa en una superficie de trabajo ligeramente enharinada hasta darle un grosor de 2,5 cm. Usa un cortador de roscas para obtener 8 bagels, recoge los recortes de masa y vuélvelos a estirar cuando sea preciso. Rocía los bagels con aceite de girasol.
- Colócalos en papel de horno sobre una rejilla (tendrás que hornearlos por tandas). Precalienta la freidora a 180 °C, hornea 7 minutos y dales la vuelta.
- Pincela la parte superior con huevo y espolvorea con las semillas de sésamo. Hornea otros 7 minutos más, o hasta que se dore. Espera a que se enfríe antes de cortarlo.

NOTA:
Puedes usar estos bagels en lugar de brioche para elaborar
los huevos con jamón de la página 41.

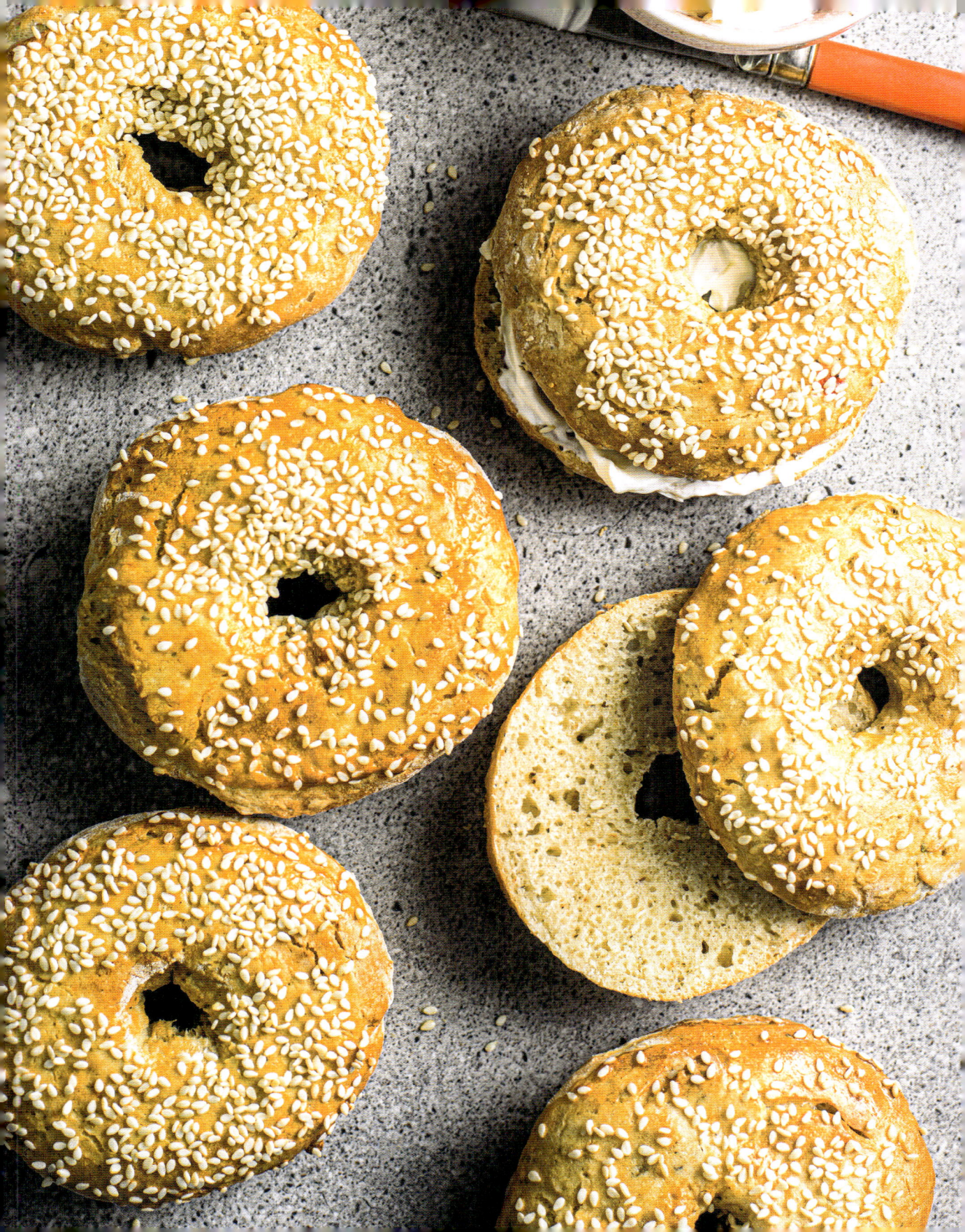

Brioche

El brioche se prepara con una masa enriquecida con leche, mantequilla y huevos. Es delicioso y puede servir de base para otras preparaciones, como unas torrijas, una terrina tres quesos, un croque-monsieur y otras delicias, tanto dulces como saladas.

PREPARACIÓN:
20 MINUTOS
LEUDADO Y REPOSO:
4 HORAS O MÁS
HORNEADO:
35-40 MINUTOS
PARA: 1 BRIOCHE

60 ml de leche semidesnatada

113 g de mantequilla sin sal, cortada en dados

3 huevos

260 g de harina de fuerza, y un poco más para espolvorear y bolear

3 cucharadas de azúcar extrafino

7 g de levadura seca de panadería

¾ de cucharadita de sal

PARA PINCELAR CON HUEVO

1 huevo batido con ½ cucharada de leche

Prepara la masa

- Vierte la leche en un cazo y caliéntala hasta que empiecen a aparecer burbujas en los bordes. Retira del fuego e incorpora la mantequilla sin dejar de remover hasta que se derrita. Deja que se atempere.

- Añade los huevos y remueve.

- Mezcla la harina, el azúcar, la levadura y la sal en el bol de la amasadora equipado con el gancho amasador.

- Agrega el contenido del cazo y bate a velocidad media-baja durante 10 minutos. La masa resultante quedará muy pegajosa.

Primera fermentación

- Rocía un recipiente grande de cristal o de plástico con aceite de girasol e incorpora la masa. Deja que la masa suba hasta que casi se duplique; puede precisar 2–3 horas o más.

- Introduce la masa en la nevera 1 hora para que esté más firme.

Segunda fermentación

- Rocía un molde rectangular hondo de 900 g con espray desmoldante de repostería.

- Espolvorea la superficie de trabajo ligeramente con harina y vuelca la masa sobre ella presionando un poco para desgasificarla.

- Divídela en 3 partes iguales (190 g) y da a cada una de ellas la forma de una cuerda de 33 cm de largo. Pellizca los bordes para sellarlos y trenza. Oculta los remates en la parte inferior y coloca la masa en el molde ya preparado.

- Cúbrelo con holgura con film transparente engrasado y deja que suba durante 2 horas.

Continúa en la página siguiente

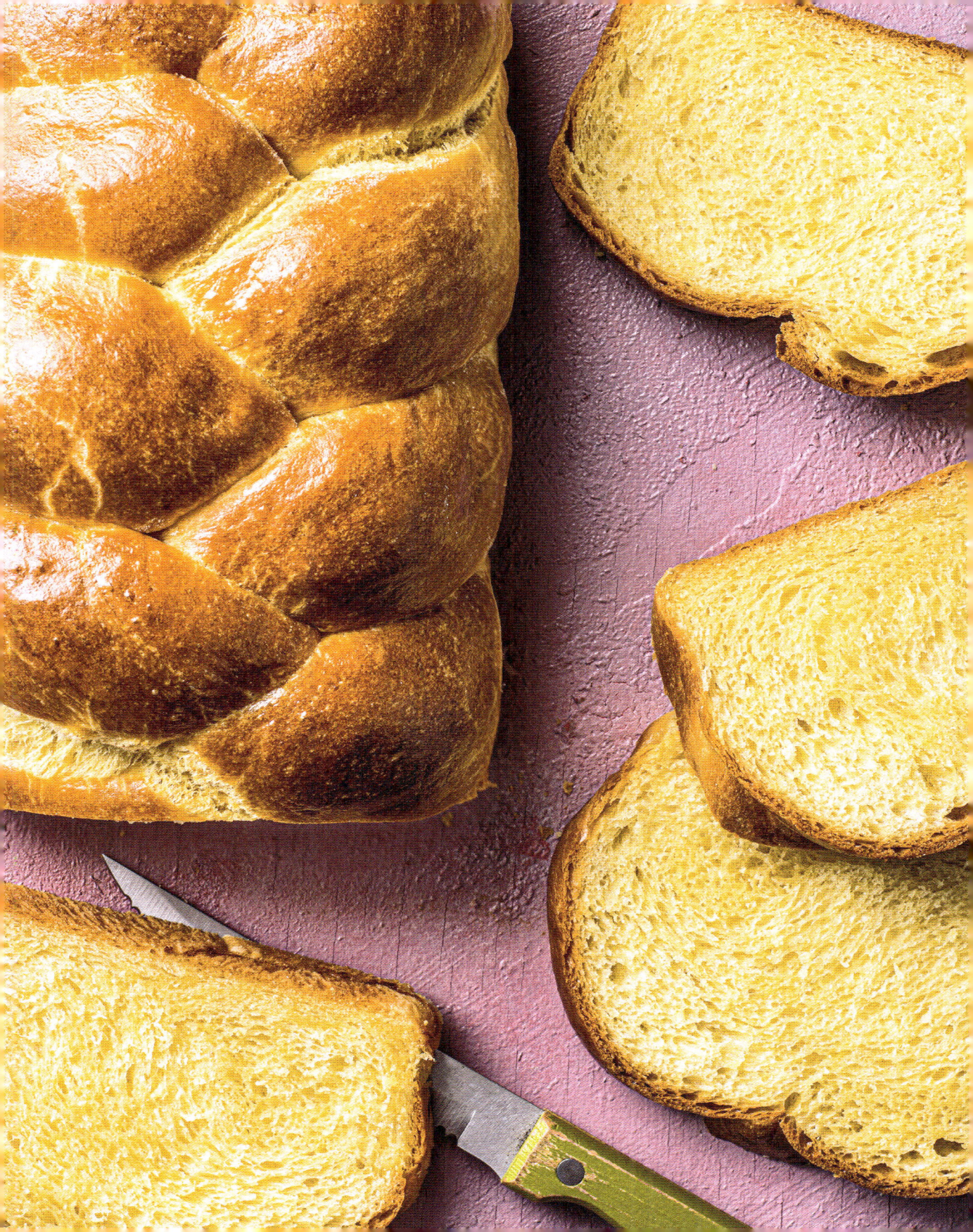

Horneado

- Pincela el brioche con el huevo.
- Si tu freidora de aire tiene rejilla, retírala. Precalienta la freidora a 180 °C durante 3 minutos. Introduce el molde en la cesta y baja la temperatura a 150 °C. Hornea 35–40 minutos, o hasta que la temperatura interior alcance 87 °C.
- Deja que se enfríe en una rejilla antes de cortar y servir.

NOTAS:

* Para comprobar si la masa de brioche está lista, presiona ligeramente con un dedo. Si recupera su posición lentamente dejando una leve abolladura, está lista.
* Esta receta requiere mucho tiempo de preparación pero poca intervención manual. Puedes elaborar la masa y refrigerarla durante 16 horas, o incluso hasta 2 días antes de hornearla. De ese modo se desarrollan los sabores del brioche y, además, la masa se maneja mejor para darle forma.
* Si sobra masa, puedes preparar los churros de torrija de la página 21 o los huevos con jamón y pan brioche de la página 41.

Panecillos de patata

Este delicioso pan, perfecto para compartir, se prepara con patatas y su miga es maravillosamente suave. Queda perfecto como entrante con algo para mojar o para acompañar embutidos y queso.

PREPARACIÓN:
30 MINUTOS
LEUDADO:
2 HORAS O MÁS
HORNEADO:
20-25 MINUTOS
PARA: 10 PANECILLOS

PARA EL PAN

125 g de patatas para asar, peladas y cortadas en dados
120 ml del agua de cocción de las patatas, atemperada
30 g de mantequilla sin sal
230 g de harina extrafuerte, y un poco más para espolvorear
1½ cucharaditas de levadura seca de panadería
1 cucharada de azúcar
1 cucharadita de sal
1 cucharadita de ajo en polvo
1 cucharadita de romero fresco picado muy fino
1 cucharada de aceite de oliva, para el bol

PARA EL TOQUE FINAL

4 cucharadas de mantequilla derretida
3 cucharadas de semillas de sésamo
3 cucharadas de comino negro entero
Una pizca generosa de sal en escamas

Prepara la masa

- Cuece las patatas hasta que estén tiernas. Reserva 120 ml del agua de cocción. Deja que se atempere.

- Tritura las patatas con la mantequilla hasta obtener una pasta suave. Reserva para que se enfríe.

- Pon la harina, la levadura, el azúcar, la sal y el ajo en polvo en un bol o en el recipiente de la amasadora y mezcla.

- Agrega las patatas, romero y la mitad del agua ya atemperada, y bate a velocidad baja hasta que los ingredientes se empiecen a integrar.

- Sigue añadiendo agua hasta que la masa forme una bola y comience a desprenderse de las paredes del bol. Si la masa está demasiado pegajosa, incorpora una cucharada de harina.

- Engrasa el bol con el aceite, cubre y deja que la masa leve durante 60-90 minutos, o hasta que aumente su volumen.

Forma y leva

- Forra un molde redondo de 20 cm con papel de horno y pincélalo con mantequilla derretida. Coloca en el centro del molde un ramequín pequeño y pincela los lados y la parte superior con mantequilla.

- Pon por separado las semillas de sésamo, el comino negro entero y el resto de la mantequilla derretida en 3 cuencos poco hondos.

- Vuelca la masa en una superficie de trabajo ligeramente enharinada y amasa de nuevo. Deja que repose 5 minutos y luego dale la forma de un cilindro largo.

- Corta la masa en 10 partes. Forma una bolita con cada una de ellas.

Continúa en la página siguiente

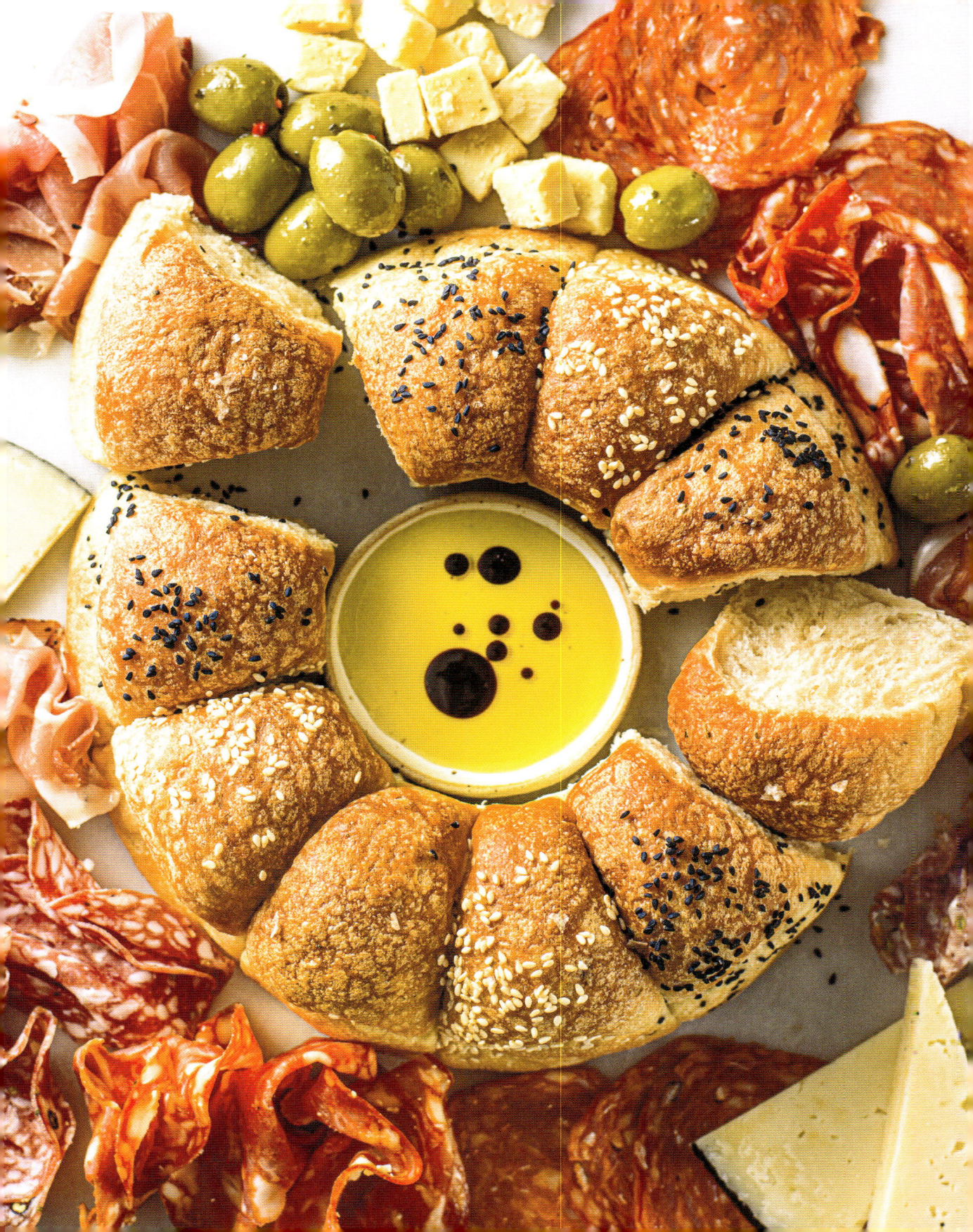

- Pincela las bolitas con la mantequilla derretida y reboza 3 de ellas en las semillas de sésamo y otras 3 en el comino negro, y deja las 4 restantes tal cual.

- Colócalas en el molde ya preparado, alternando las piezas con y sin rebozar, y espolvorea con la sal. Deja que suba 40 minutos.

- Precalienta la freidora de aire a 180 °C durante 3 minutos. Introduce el molde en la cesta de la freidora. Al cabo de 15 minutos, cubre con papel de aluminio y déjalo otros 5–10 minutos más, o hasta que el pan se haya dorado y su temperatura interior supere los 95 °C.

- Vuelca el pan en una rejilla y retira el ramequín. Vuélcalo en una fuente y sirve.

NOTA:

Puedes servir el pan con un cuenco de aceite de oliva virgen extra y vinagre balsámico para mojar, o bien como entrante para compartir acompañando una tabla de quesos o embutidos.

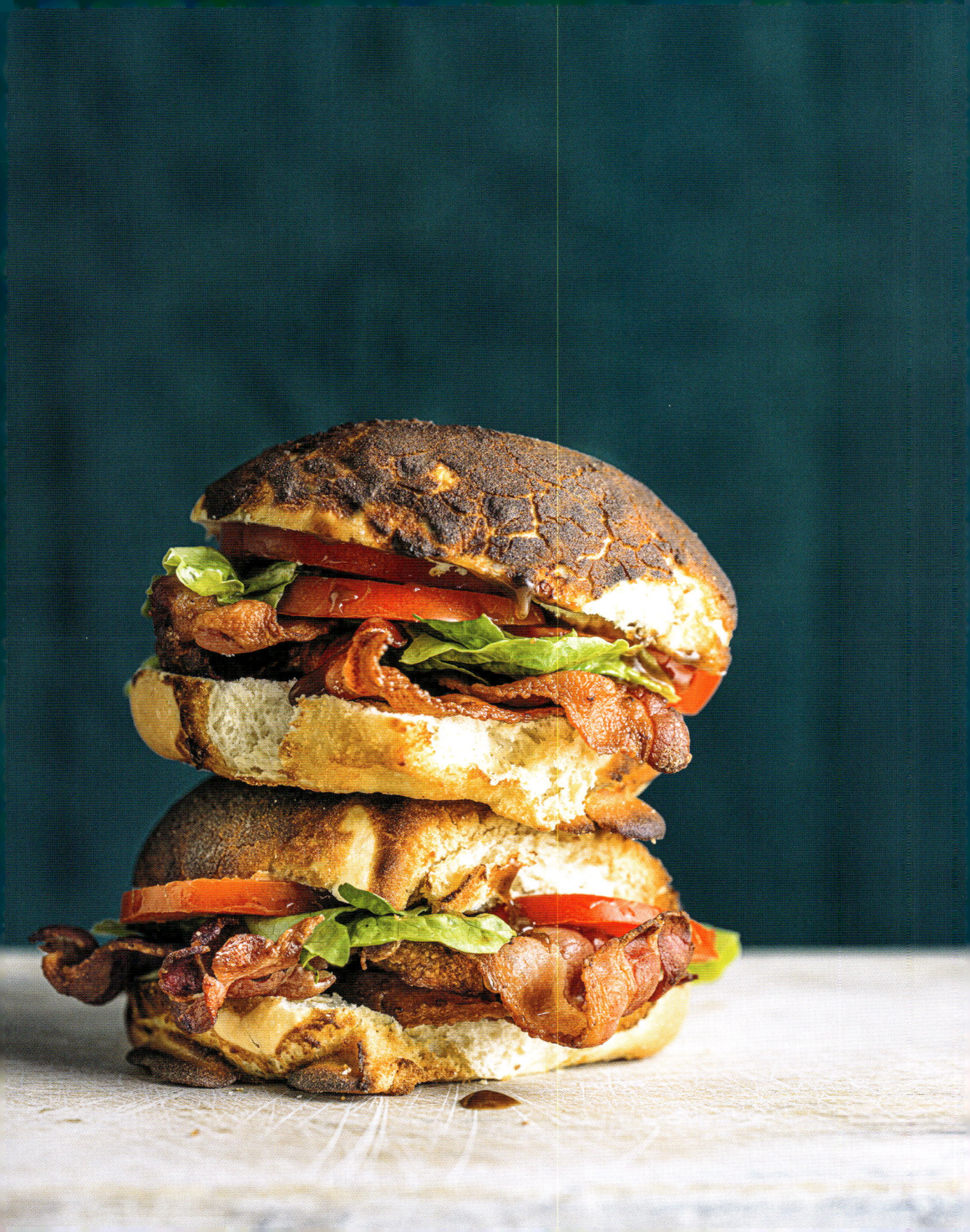

Tiger rolls

Los Tiger rolls, o pan de tigre, son unos panecillos que reciben este nombre por el motivo moteado que aparece en su corteza. Tienen una miga suave y una corteza irresistiblemente crujiente. Prueba a prepararlos una vez... ¡ya verás cómo enganchan!

PREPARACIÓN:
15 MINUTOS
LEUDADO:
2 HORAS O MÁS
HORNEADO:
25 MINUTOS
PARA: 6

PARA EL PAN

210 ml de agua templada o cerveza (lager)
40 g de mantequilla sin sal, a temperatura ambiente
2 ½ cucharadas de azúcar blanquilla
2 cucharaditas de sal
360 g de harina extrafuerte
1 cucharadita de levadura seca de panadería

PARA EL TOQUE FINAL

4 cucharadas rasas de harina de arroz
¼ de cucharadita de levadura seca de panadería
1 cucharada de azúcar blanquilla
1 cucharadita de extracto de levadura
3 cucharadas de agua
½ cucharada de aceite de sésamo

- Mezcla el agua o la cerveza, la mantequilla, el azúcar y la sal en una jarra medidora y deja reposar hasta que la mantequilla se derrita. La preparación debe estar tibia para usarla.

- Vierte en un bol la harina y la levadura, e incorpora bien. Añade los ingredientes líquidos y mezcla. Amasa a mano o con una amasadora hasta obtener una masa lisa y elástica.

- Rocía el bol con aceite y cubre con film transparente previamente engrasado. Deja que la masa suba 60-90 minutos, o hasta que doble su tamaño.

- Aplasta la masa para desgasificarla. Divídela en 6 trozos iguales, de aproximadamente 105 g cada uno. Aplánalos para formar discos y luego ve introduciendo los bordes por debajo, hacia dentro, para formar un panecillo; repite la operación hasta obtener 6 panecillos.

- Colócalos en una fuente previamente engrasada dejando suficiente espacio entre ellos. Deja que suban 10 minutos.

Prepara el toque final

- Pon los ingredientes en el mismo orden en que aparecen y elabora una crema untable. Si queda demasiado acuosa, agrega un poco más de harina de arroz.

- Pincela la parte superior de los panecillos con esa crema y deja que suban otros 20 minutos.

- Precalienta la freidora de aire a 200 °C durante 5 minutos. Introduce los panecillos y hornea 10 minutos. Baja el fuego a 190 °C y hornea 20 minutos.

- Sácalos de la freidora de aire y dales la vuelta.

- Hornea 5 minutos más, o hasta que la parte inferior suene hueca al golpearla. Colócalos en una rejilla para que se enfríen antes de cortarlos.

Pan jalá de naranja y cardamomo

PREPARACIÓN: 20 MINUTOS
LEUDADO: 2 ½ HORAS
HORNEADO: 35-40 MINUTOS
PARA: 1 PAN PEQUEÑO

Este aromático pan trenzado enriquecido con huevos y aceite está sensacional untado con miel o mermelada. Además, con él se preparan unas increíbles torrijas. Hazlo una vez y te enganchará.

330 g de harina, y un poco más para espolvorear y formar
2 cucharadas de azúcar extrafino
2 cucharaditas de levadura seca de panadería
½ cucharadita de sal
80 ml de zumo de naranja natural
40 g de miel de azahar
40 ml de aceite puro de girasol
2 huevos
La ralladura de una naranja
½ cucharadita de cardamomo en polvo

PARA EL TOQUE FINAL

1 huevo pequeño, poco batido
1 cucharada de azúcar perlado o de almendras laminadas (opcional)

- Prepara la masa; para ello, pon la harina, el azúcar, la levadura y la sal en el recipiente de la amasadora o en un bol grande. Mezcla.
- Añade el resto de los ingredientes y trabaja con el gancho amasador a baja velocidad, hasta conseguir una masa algo informe.
- Prosigue hasta que obtengas una masa lisa y forme una bola alrededor del gancho amasador.
- Ponla en un bol previamente engrasado con aceite, cubre con un paño limpio y déjala en un lugar cálido para que suba durante 90–120 minutos, o hasta que doble su tamaño.
- Pesa la masa y divídela en 4 partes iguales. Forma 4 bolas. Aplana y estira las bolas con un rodillo hasta obtener 4 rectángulos pequeños.
- Enrolla cada uno de ellos para darle una forma cilíndrica mientras pellizcas los bordes. Usa las palmas de las manos para dar a cada pieza una forma de cuerda alargada. Si adviertes que la masa encoge a medida que la trabajas, deja que repose unos minutos para que el gluten pueda actuar.
- Repite la operación hasta obtener 4 cuerdas de 30 cm.
- Coloca 2 de ellas delante de ti, en sentido vertical, y las otras 2 por encima, en horizontal, para formar el signo más.
- Entrelázalas con forma de cruz, como para hacer la rejilla de una tarta. Ahora, enmarcando el centro, tendrás 4 intersecciones.
- Cruza el extremo de cada una de las cuerdas pasando la inferior sobre la superior. Volverás a tener 4 intersecciones.

Continúa en la página siguiente

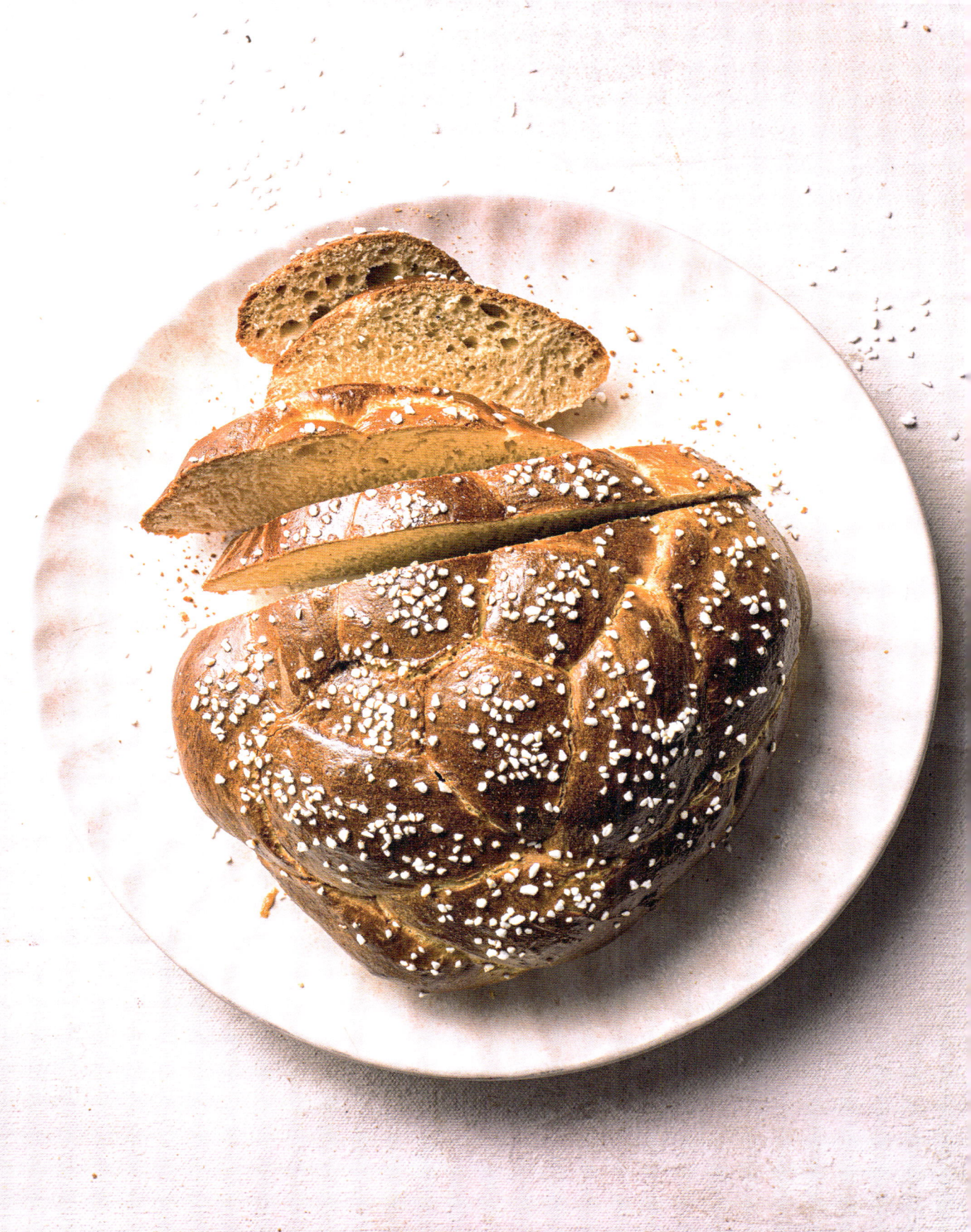

- Repite la operación de entrelazado hasta que llegues al final de las cuerdas. Oculta los extremos por debajo para formar una hogaza redonda.

- Pon la hogaza en un tapete engrasado para freidora de aire e introdúcela en la cesta. Pincélala con el huevo batido y deja que suba durante 45–60 minutos.

- Justo antes de hornear, vuelve a pincelar la jalá con huevo y espolvorea con azúcar perlado.

- Hornea 30 min a 170 °C. Comprueba a mitad del tiempo que no se esté dorando en exceso. Si es así, cúbrela con papel de aluminio, sujetándolo con una rejilla.

- Da la vuelta al pan y retira el tapete. Sigue horneando otros 15–20 minutos más, o hasta que el pan adquiera un tono marrón dorado y suene hueco cuando golpees la parte inferior con los dedos. La temperatura interior debe ser de al menos 90–93 °C. Espera a que se enfríe antes de cortarlo.

Berlinas de mermelada

PREPARACIÓN:
20 MINUTOS
LEUDADO:
2 HORAS O MÁS
HORNEADO:
10 MINUTOS
PARA: 8

Esponjosas, cubiertas de azúcar, rellenas de mermelada y con el reconocible sabor de los dónuts y berkubas, pero sin la fritura clásica en abundante aceite. Preparados en la freidora de aire quedan realmente deliciosos y hacen que el esfuerzo merezca la pena.

PARA LA MASA INICIAL
120 ml de leche entera
20 g (2 cucharadas rasas) de harina de fuerza

PARA LA MASA PRINCIPAL
120 ml de leche entera
1 huevo
55 g de mantequilla sin sal a temperatura ambiente
1 cucharadita de extracto de vainilla
350 g de harina de fuerza
50 g de azúcar extrafino
2 cucharaditas de levadura seca de panadería
½ cucharadita de sal

PARA LA COBERTURA DE AZÚCAR
100 g de azúcar blanquilla
60 g de mantequilla sin sal, derretida

PARA EL RELLENO
10 cucharadas de mermelada de frambuesa o de fresa sin semillas

Prepara la masa inicial

- Pon la leche y la harina en un cazo a fuego lento. Remueve con unas varillas pequeñas para que vaya espesando; la preparación estará lista cuando obtengas una pasta espesa y las varillas dejen un rastro al pasarlas por la superficie. Si no vas a usarla inmediatamente, cúbrela con film transparente para evitar que se forme una costra en la superficie.

Prepara la masa

- Vierte la leche en el cazo que contiene la masa inicial y ponlo al fuego hasta que empiecen a aparecer burbujitas en los bordes. Retira el cazo del fuego y espera a que se temple para incorporar el huevo, la mantequilla y la vainilla. La mantequilla debe fundirse con el calor residual.
- Coloca el gancho amasador en la amasadora y agrega la harina, el azúcar, la levadura y la sal. Mezcla.
- Vierte el contenido del cazo sin dejar de remover a velocidad baja. Obtendrás una masa pegajosa y de aspecto irregular.
- Aumenta ligeramente la velocidad y sigue amasando 2-4 minutos, o hasta que la masa esté elástica y empiece a formar una bola alrededor del gancho.
- Estira entre los dedos una pequeña porción de masa: si se forma una membrana traslúcida que no llega a rasgarse, está lista para usar.

NOTA:
Asegúrate de sujetar el papel con el propio peso de las berlinas o de fijarlo con un pequeño peso, pues de lo contrario se rizará e incluso puede quemarse al entrar en contacto con la resistencia.

Continúa en la página siguiente

Primera fermentación

- Rocía aceite en el bol. Cúbrelo holgadamente con film transparente engrasado y deja que suba durante 60–90 minutos (el tiempo dependerá de la temperatura ambiente), o hasta que doble su volumen.

Forma los dónuts y segunda fermentación

- Desgasifica la masa y vuélcala sobre una superficie ligeramente enharinada. Deja reposar unos minutos y luego estira para darle un grosor de unos 2,5 cm.
- Corta círculos con un cortapastas de 7,5 cm de diámetro; recoge los recortes de masa y vuelve a estirar cuando sea necesario.
- Coloca la masa sobre papel de horno engrasado y cubre holgadamente con film transparente durante 45–60 minutos, o hasta que los dónuts doblen su tamaño.

Fríe con aire

- Precalienta la freidora de aire a 180 °C durante 3 minutos. Coloca una rejilla en la cesta de la freidora, pon sobre ella una alfombrilla y pulveriza con aceite.
- Rocía generosamente los dónuts con aceite de girasol y colócalos sobre la rejilla. Fríelos por tandas durante 9–10 minutos y dales la vuelta cuando haya transcurrido la mitad del tiempo.

Reboza en azúcar y rellena

- Vierte el azúcar en un cuenco poco hondo. Pincela los dónuts con un poco de mantequilla derretida y rebózalos en el azúcar. Deja que se enfríen un poco.
- Pon una boquilla en una manga pastelera y agrega la mermelada. Haz un agujero en un lado de los dónuts y, con la ayuda de la manga pastelera, rellénalos de mermelada. Sirve inmediatamente.

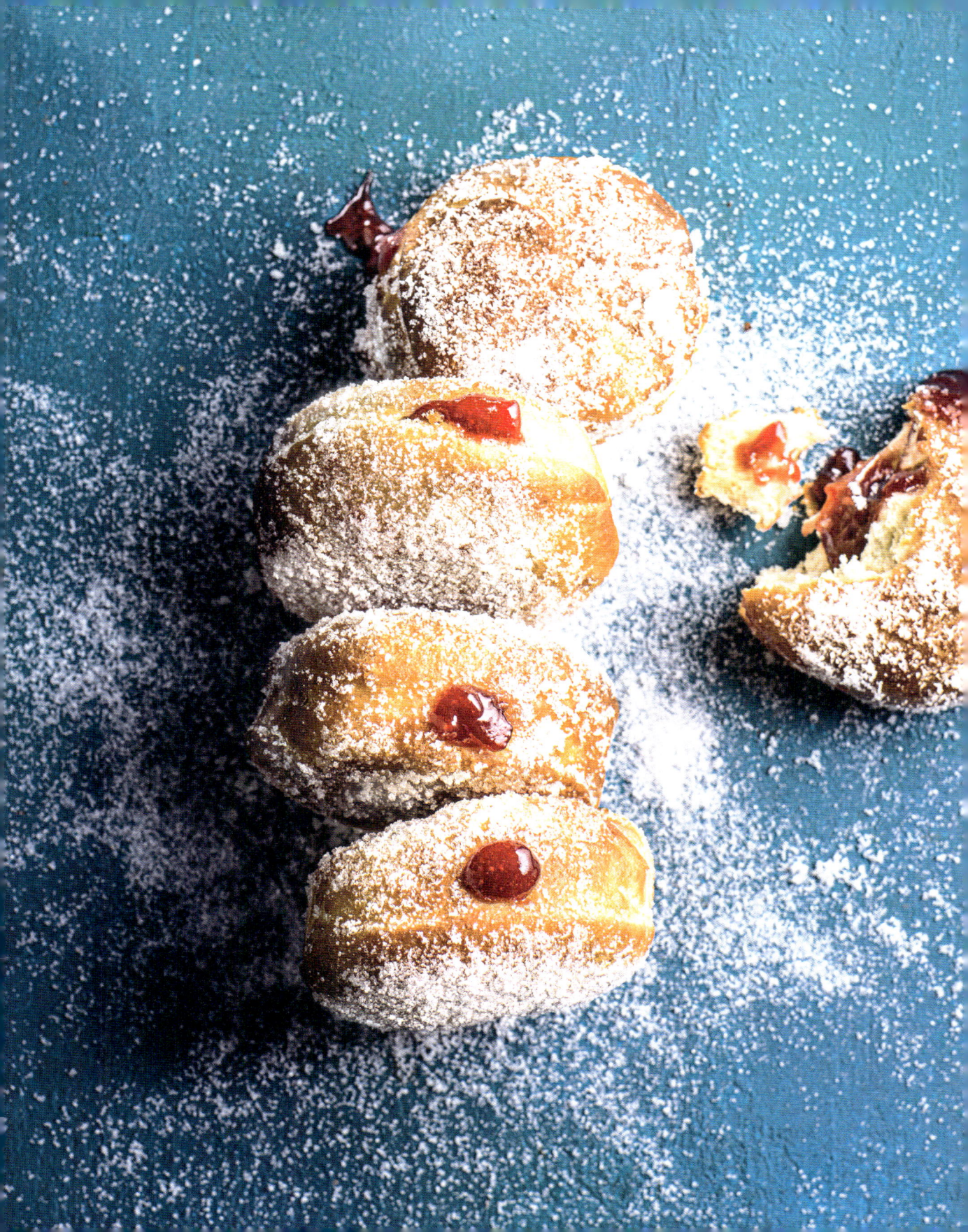

Pan de masa madre del principiante

PREPARACIÓN:
15 MINUTOS
LEUDADO:
8 HORAS O MÁS
HORNEADO: 30 MINUTOS
PARA:
2 HOGAZAS PEQUEÑAS

Hacer pan con masa madre puede asustar un poco, pero esta receta que acorta el proceso ayuda a superar esos temores. Te aseguro que es fácil, y el orgullo que sentirás al tener entre tus manos tu pan de masa madre bien calentito es indescriptible.

PARA LA MASA INICIAL
60 g de masa madre activa a temperatura ambiente
60 g de harina
60 g de agua tibia (filtrada, o bien agua del grifo hervida y enfriada)

PARA EL PAN DE MASA MADRE
150 g de prefermento activo (la mayor parte del que preparaste antes)
300 g de agua (filtrada, o bien agua del grifo hervida y atemperada)
500 g de harina de fuerza blanca
1 cucharada de azúcar
12 g de sal marina
2 cucharadas de sémola extrafina para el molde, o la que se precise

Alimenta

- Alimenta el prefermento maduro y déjalo 4–6 horas, o hasta que doble su tamaño, haga burbujas y flote en el agua (prueba de flotación). Usa la masa madre cuando esté en el punto álgido, antes de que empiece a desinflarse (cuando se empiece a desinflar, observarás como un rastro de caracol en los lados del tarro).

Prepara la masa

- Pon en el bol mezclador la masa madre, el agua, la harina, el azúcar y la sal. Amasa con el gancho amasador hasta que no haya vetas de harina seca. Cubre con film transparente engrasado y deja reposar 30 minutos.
- Amasa de nuevo; llegado este momento, debe tener el punto de hidratación óptimo.
- Con las manos húmedas (o con la ayuda de un batidor danés o una espátula), haz una serie de estiramientos y pliegues. Estira la masa agarrándola desde abajo y plegándola hacia arriba.
- Gira el bol un cuarto de vuelta cada vez y repite hasta completar 4 series de estirado y plegado.

Fermentación

- Por la noche, pon la masa en un recipiente rectangular de cristal, cubre y deja que suba a temperatura ambiente toda la noche (8–10 horas) o, si la noche es cálida, en la nevera (10–12 horas). La duración es variable; dependerá de la temperatura ambiente, la humedad, la fuerza del prefermento y otros factores.

Divide, forma y leuda

- Rocía 2 moldes rectangulares de 15 cm con espray desmoldante de repostería y espolvorea con sémola fina, sacudiendo, a continuación, para desechar el exceso.
- Con las manos húmedas, o con la ayuda de una rasqueta, divide la masa en 2 partes. Pulveriza con agua la superficie de trabajo.
- Estira delicadamente una de las porciones para darle una forma más o menos rectangular. Pliega la masa en 3 secciones, como si se tratara de una carta.
- Luego ve enrollando la masa y formando una bola. Gírala dejando la unión por debajo y ve dándole forma con tus manos y con la ayuda de una rasqueta para obtener una hogaza pequeña.
- Sigue girando en la superficie de trabajo dando forma con las manos y envolviéndola ligeramente por debajo hasta que esté lisa. Repite la operación con la otra mitad de masa.

Segunda fermentación

- Pon la masa en los moldes ya preparados. Cubre con film transparente engrasado y deja que suba hasta que, al presionar ligeramente con el dedo, quede una pequeña marca pero recupere lentamente la forma. Si recupera la forma demasiado rápido, tendrás que dejar que siga subiendo un poco más.

Hornea el pan

- Precalienta la freidora de aire a 200 °C durante 5 minutos. Agrega un par de cubitos de hielo a la freidora para crear vapor.
- Hornea 10 minutos, baja la temperatura a 190 °C y sigue horneando 10 minutos más. Ponte unas manoplas para no quemarte, da la vuelta a la hogaza directamente en la cesta y hornea otros 8–10 minutos (el total será de 28–30 minutos), o hasta que la parte inferior del pan suene hueca al golpear suavemente con los dedos o la temperatura interior supere los 95 °C. Deja que el pan se enfríe en una rejilla.
- Hornea de la misma forma la segunda hogaza, pero ajustando ligeramente el tiempo de cocción. Como la freidora estará caliente, el tiempo probablemente se reducirá a 26–28 minutos.
- Espera a que el pan se enfríe antes de cortarlo.

NOTA:

Para saber si la masa madre está lista, vierte una cucharada en un vaso de agua tibia. Si flota, puedes usarla.

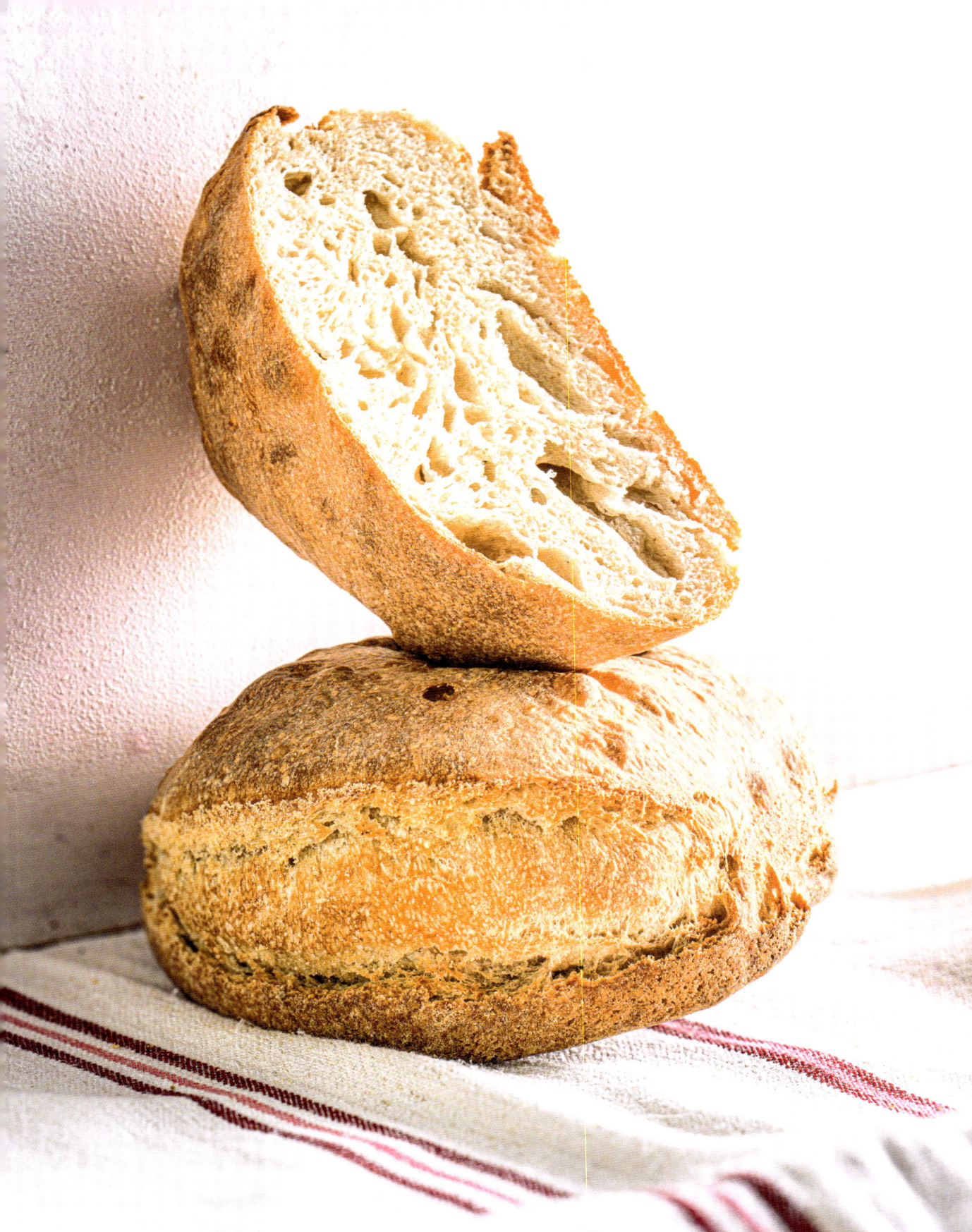

Masa madre del principiante

Con este sencillo procedimiento no hay que desechar parte del producto. Estará lista para usar en solo una semana y con el tiempo se irá fortaleciendo. Basta con prestarle una atención mínima para que la masa madre recompense con panes deliciosos durante años. Puedes incluso ponerle un nombre y convertirla en parte de tu familia.

Un bote de 750 ml
Harina de fuerza
Agua (preferentemente
 agua de grifo hervida
 y atemperada)
Harina de centeno
Azúcar blanquilla

Día 1

- Pon en un tarro limpio 25 g de harina de fuerza, 25 g de agua, una pizca generosa de harina de centeno y una pizca de azúcar. Remueve bien, hasta que no queden vetas secas. Usa una espátula de silicona pequeña para rebañar las paredes del tarro. Marca el nivel de la preparación con un trozo de cinta adhesiva y enrosca la tapa del tarro, pero sin apretarla. Déjalo en un lugar cálido de la cocina, alejado de la luz solar directa.

Días 2 a 4

- Alimenta la masa madre cada día, idealmente siempre a la misma hora, añadiendo harina, agua y azúcar, removiendo bien y recolocando la cinta adhesiva para marcar el nuevo nivel. Es posible que en estos días se formen burbujas.

Días 5 a 7

- Sigue con la misma dinámica de alimentación de la masa. Llegado este momento, la masa madre debe tener un aspecto activo y burbujeante, subiendo y bajando en el tarro.

Día 7 y siguientes

- Cuando la masa haya subido hasta doblar su volumen tras haberla alimentado, es el momento de usarla. Vierte una cucharada de masa madre en un vaso con agua templada. Si flota, está lista.
- Cuando empieces a preparar pan con masa madre, recuerda dejar siempre una pequeña cantidad en el tarro para alimentarla y mantenerla. Ahora puedes conservarla en la nevera y sacarla para alimentarla la noche antes de hacer pan.
- La masa madre se conserva en buenas condiciones en la nevera hasta 2 semanas antes de necesitar que la alimentes de nuevo. Repasa la receta y alimenta la masa madre del modo que se indica para la noche anterior. a veces tendrás que despertarla alimentándola un par de veces antes de que recupere toda su fuerza.

NOTA:
Para que prospere, la masa madre tiene que conservarse a una temperatura de unos 20 °C. Si en tu cocina hace demasiado frío, notarás que está más inactiva; si hace demasiado calor, estará excesivamente reactiva y puede echarse a perder. Busca ese rincón de tu casa donde puedes conservarla en las mejores condiciones posibles a lo largo de esos primeros 7 a 10 días. Después podrás introducirla en la nevera y alimentarla cuando quieras hacer pan.

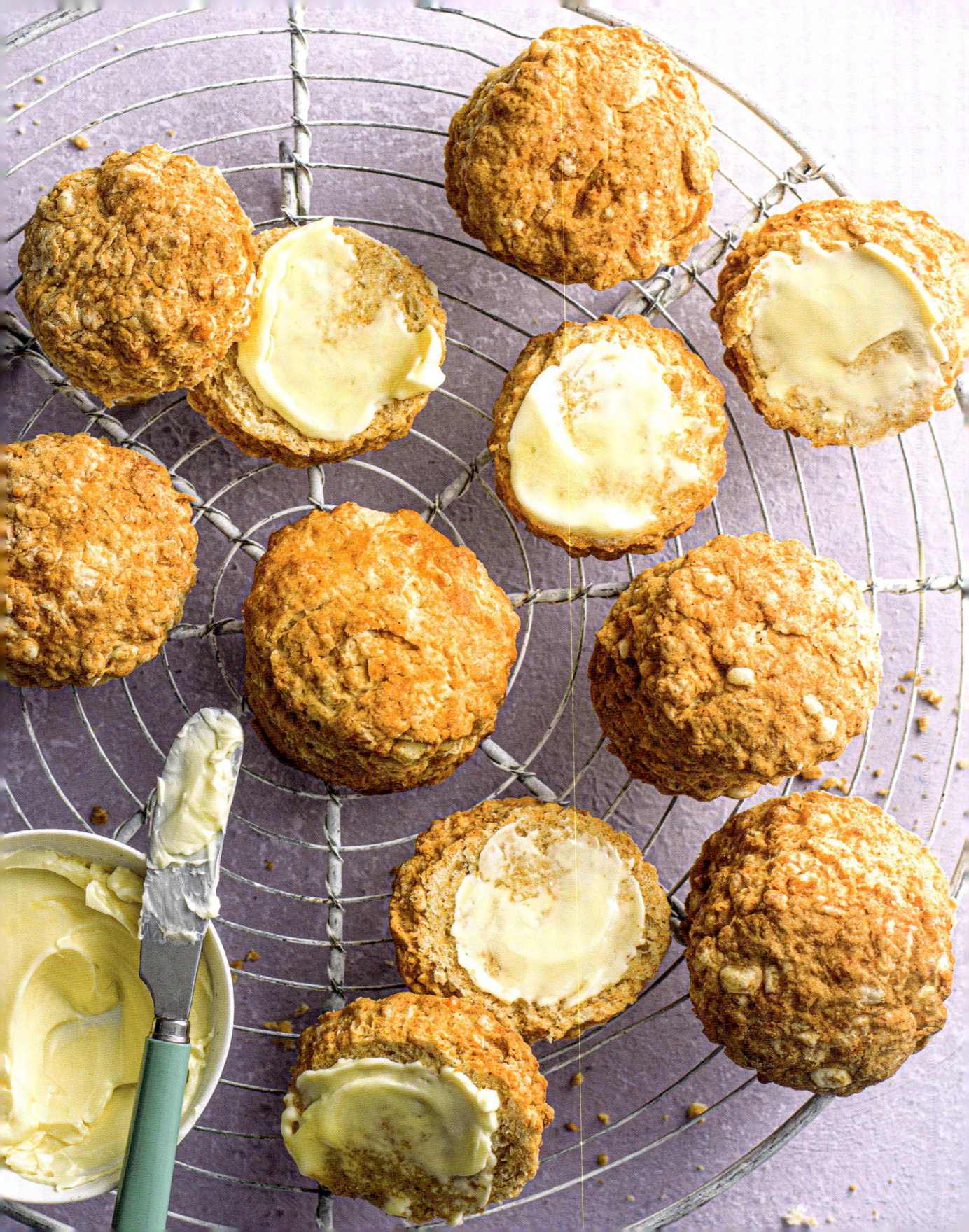

Bollitos de queso

PREPARACIÓN:
15 MINUTOS
HORNEADO:
15-18 MINUTOS
PARA: 8

Con distintos nombres, estos bollitos se encuentran tanto en el Reino Unido como en Norteamérica. Poco importa que en el primero los llamen *cheese scones* y en el segundo *buttermilk biscuits*; lo que cuenta es que con su corteza crujiente y su miga suave son deliciosos.

360 g de harina, y un poco más para amasar
2 cucharadas de azúcar extrafino
1 cucharada de levadura química
½ cucharadita de bicarbonato sódico
2 cucharaditas de pimentón dulce ahumado
1 cucharadita de ajo en polvo
1 cucharadita de sal
100 g de queso cheddar bien curado, rallado
200 ml de suero de mantequilla
40 g de mayonesa

- Tamiza en un bol la harina, el azúcar, la levadura química, el bicarbonato, el pimentón, el ajo en polvo y la sal.
- Incorpora el queso rallado y mezcla con dos tenedores.
- Añade el suero de mantequilla y la mayonesa, y sigue removiendo hasta que la masa se desmenuce y forme grumos.
- Vuélcala sobre una superficie de trabajo ligeramente enharinada y, con las manos también enharinadas, dale forma de rectángulo de unos 3 cm de alto.
- Usa un cortapastas acanalado redondo de 6 cm de diámetro para cortar los bollitos presionando con un golpe seco. Evita girar el cortapastas para que los bollitos no suban luego de manera desigual.
- Recoge los recortes de masa y dales nuevamente forma para crear más bollitos.
- Cúbrelos con un paño húmedo mientras precalientas la freidora.
- Precalienta la freidora de aire a 180 °C. Pon una alfombrilla en la cesta e introduce los bollitos dejando espacio entre ellos para que el aire circule. Hornea 15–18 minutos, o hasta que hayan subido y estén dorados.

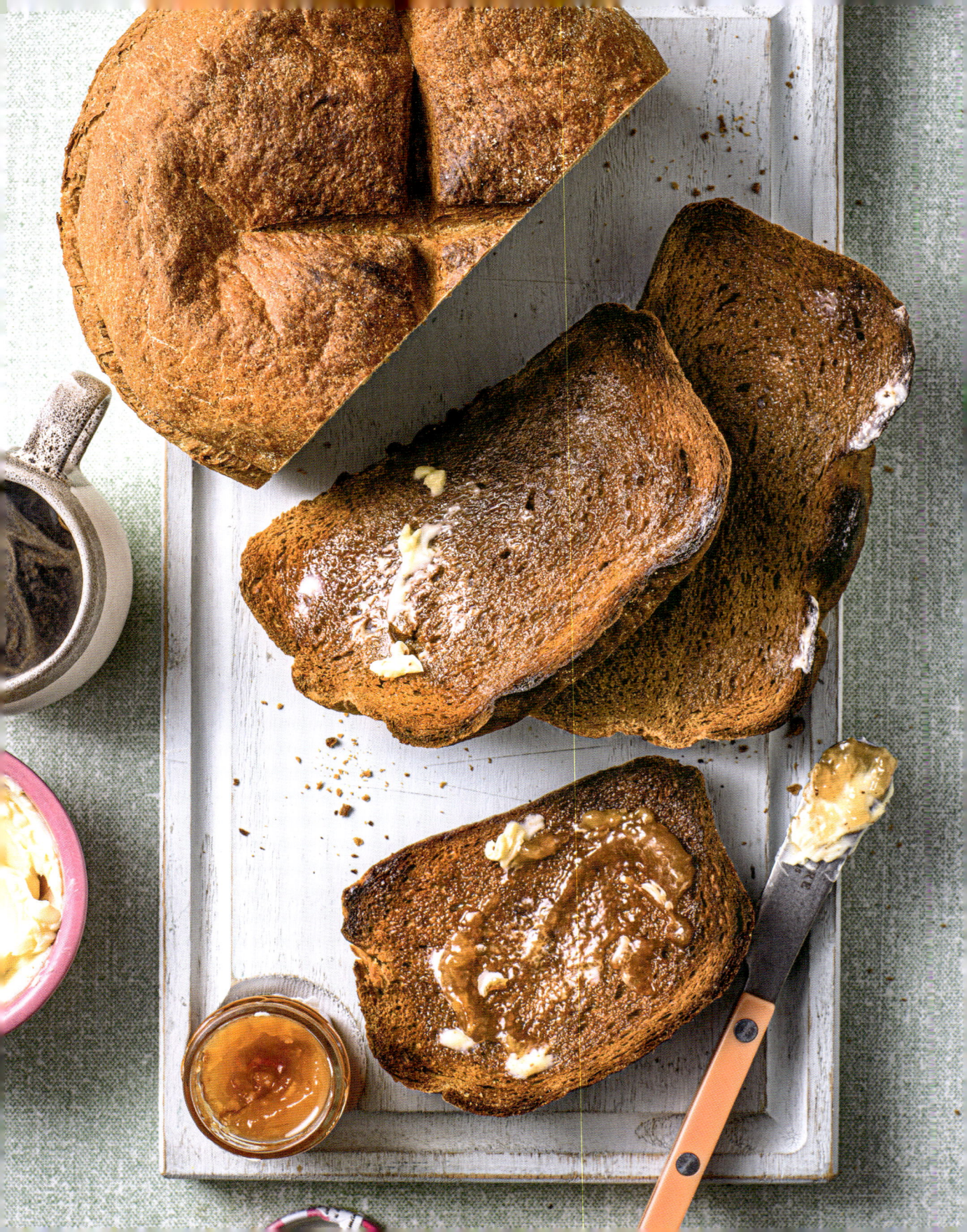

Pan Anadama

La primera vez que me topé con el pan Anadama fue en un libro de recetas estadounidense que compré en una librería de segunda mano. Cuando lo preparé, quedé encantada con el sabor dulce y sabroso de este pan oscuro. Tiene una miga que parece de bizcocho; tostado y untado con mantequilla o acompañado de queso es una verdadera delicia.

PREPARACIÓN:
20 MINUTOS
LEUDADO: 3 ½ HORAS
HORNEADO:
35-40 MINUTOS
PARA:
1 PAN PEQUEÑO

125 ml de leche entera
35 g de harina de maíz
25 g de mantequilla sin sal
50 g de melaza
2 cucharadas de azúcar moreno
60 ml de cerveza, rubia o negra
250 g de harina, y un poco más para espolvorear y amasar
1 ½ cucharaditas de levadura seca de panadería
1 cucharadita de sal
2 cucharadas de harina de maíz para el molde

- Mezcla en un cazo la leche y la harina de maíz. Remueve a fuego medio-bajo hasta que la harina de maíz espese. Retira del fuego, incorpora la mantequilla y remueve hasta que se derrita

- Agrega la melaza, el azúcar y la cerveza. Deja que se enfríe hasta que esté apenas tibio. Coloca en la amasadora el gancho amasador y pon en el bol la harina, la levadura y la sal.

- Añade la preparación tibia de harina de maíz y bate 5-7 minutos, hasta que la masa adquiera una textura elástica. También puedes amasar a mano alrededor de 10 minutos, hasta que puedas plegarla y no esté pegajosa.

- Engrasa el bol con un poco de aceite y da la vuelta a la masa para que se impregne bien. Cubre el bol con film transparente engrasado y deja que la masa suba durante 2 horas (esta masa no subirá mucho).

- Desgasifica la masa con delicadeza y forma una bola espolvoreando un poco de harina, si fuera necesario.

- Rocía con espray desmoldante de repostería un molde redondo o rectangular de 15 cm. Agrega 2 cucharadas de harina de maíz y sacude para que se adhieran al molde; desecha la harina sobrante. Pon la masa en el molde ya preparado y colócalo en la cesta de la freidora. Deja que suba 90 minutos.

- Practica unas cuantas incisiones en la parte superior del pan con un cuchillo afilado. Pon en la cesta de la freidora un par de cubitos de hielo; deposítalos cerca del molde, ya que el vapor que generen ayudará en la subida inicial del pan.

- Hornea a 170 °C durante 15 minutos. Baja la temperatura a 160 °C y prosigue la cocción otros 10 minutos más. Saca el molde de la freidora y vuelca el pan en la cesta dándole la vuelta.

- Sigue horneando otros 5-10 minutos más, o hasta que el pan suene hueco al golpear la parte inferior con los dedos. La temperatura interior debe ser de al menos 98 °C. Espera a que el pan se enfríe para cortarlo y servir.

Pan de cerveza Guinness

PREPARACIÓN:
10 MINUTOS
HORNEADO:
45 MINUTOS
PARA:
1 PAN PEQUEÑO

Este sencillo pan queda tan oscuro como la cerveza que le da nombre. Está delicioso untado con mantequilla salada y acompaña muy bien un guiso o una sopa.

INGREDIENTES HÚMEDOS

240 ml de suero de mantequilla

255 ml de Guinness (puede ser sin alcohol)

30 g de mantequilla derretida (o margarina)

3 cucharadas de melaza

INGREDIENTES SECOS

260 g de harina integral o de espelta

90 g de copos de avena, y 1 cucharada más para espolvorear

3 cucharadas de azúcar moreno

2 cucharaditas de bicarbonato sódico

1 cucharadita de levadura química

½ cucharadita de sal

- Rocía un molde rectangular de 900 g con espray desmoldante de repostería y forra la base y los lados con papel de hornear dejando que el papel sobresalga. Fíjalo con pinzas en caso necesario.
- Pon los ingredientes húmedos en un bol o jarra medidora grande y mezcla.
- Pon los ingredientes secos en un bol y mezcla.
- Vierte los ingredientes húmedos sobre los secos y remueve con delicadeza hasta obtener una masa suave y lisa, sin vetas secas, pero sin trabajarla en exceso.
- Pasa la masa al molde ya preparado y espolvorea la avena.
- Precalienta la freidora de aire a 180 °C y hornea 45 minutos, o hasta que al introducir un palillo en el centro salga limpio.
- Deja que se enfríe en la cesta de la freidora alrededor de 30 minutos.
- Sácalo del molde usando el papel y colócalo en una rejilla para que se enfríe completamente antes de servir.

NOTA:

Si transcurridos 15 minutos notas que se dora en exceso, cubre el pan con papel de aluminio.

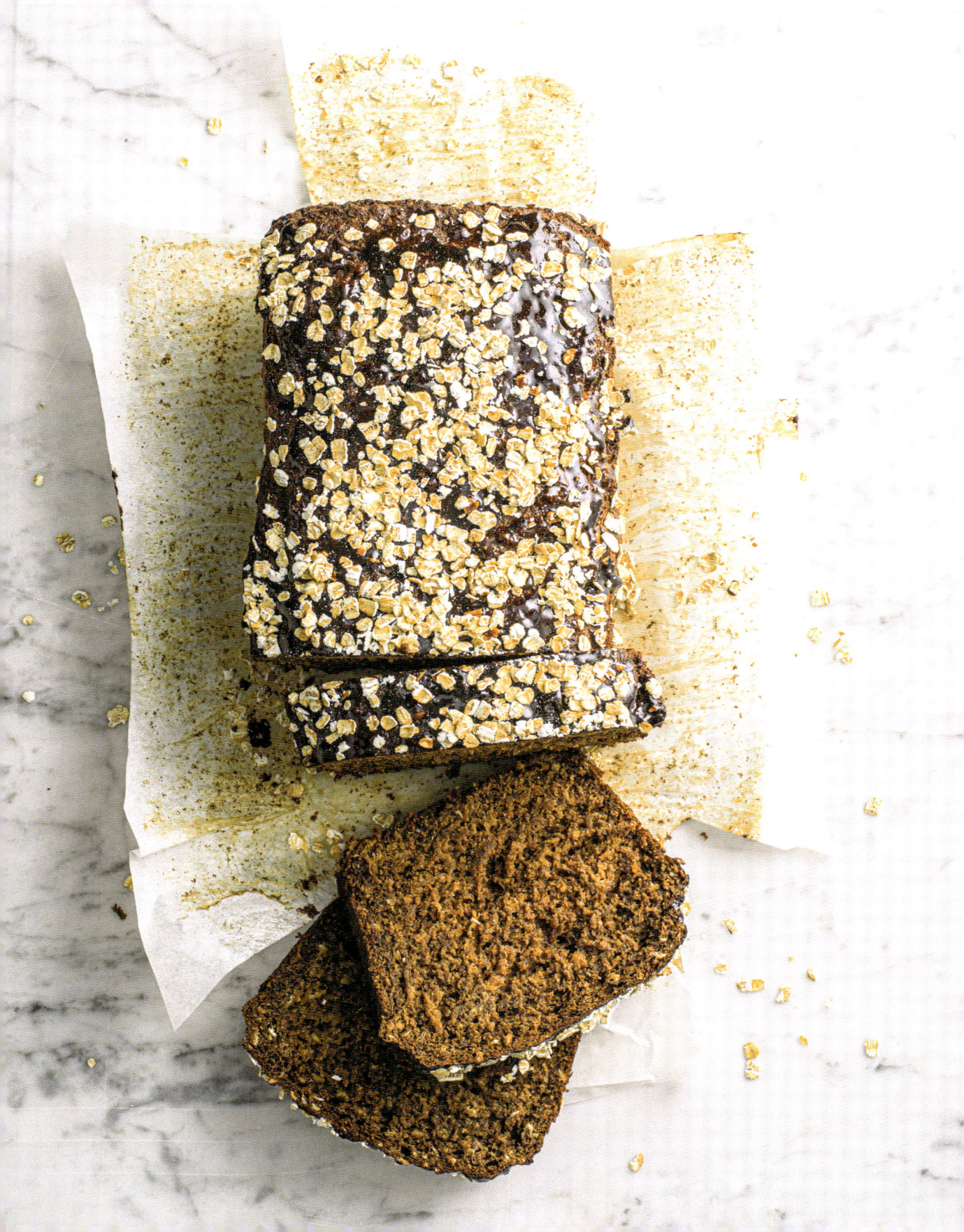

Agradecimientos

Este libro no habría podido llegar a tus manos sin la ayuda y el apoyo de mucha gente maravillosa.

Gracias a Kay; no puede haber mejor agente. Creyó en mí desde el primer momento y puso en marcha esta trepidante aventura editorial.

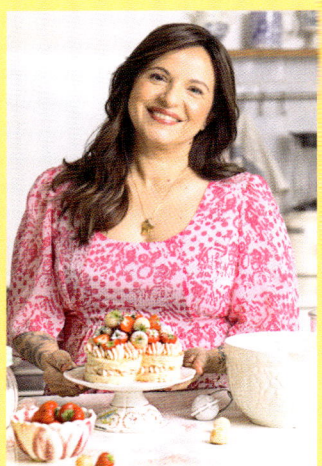

Gracias a Dan, a Aggie y a todo el equipo de Michael Joseph, con el que ha sido estupendo trabajar; es imposible soñar con mejor compañía. Gracias al imparable Georgie por el maravilloso diseño del libro y la dirección artística. Gracias a Jennie, por la edición, y a Jill, por la corrección.

Muchísimas gracias a Katie, Jess y Maria, mi equipo de ensueño de estilistas de gastronomía. Han sabido mantener la calma bajo presión y han dado forma a las recetas para que queden preciosas.

© Thea Courtney

Un gran agradecimiento a Ant, por su extraordinaria fotografía y su inagotable entusiasmo en las largas jornadas de trabajo. ¡Me alegro mucho de haber trabajado contigo! Gracias, Sam, por haberme ayudado tanto. Gracias, Hannah, por haber cuidado el estilismo.

Gracias, gracias y gracias a mi marido, Keith, que siempre ha sido mi mayor animador. De no ser por ti, la aventura del blog nunca habría empezado. Gracias a mis hijos y más exigentes críticos, Anya y Sam. Os quiero desmesuradamente.

Quienes me inculcaron el amor por la cocina y la fotografía fueron mis padres; no podría estarles más agradecida. De no ser por vosotros, nunca habría hecho nada de todo esto.

Para terminar, quiero dar las gracias a mis lectores, tanto a los que me han seguido en mi trayectoria bloguera en *SupergoldenBakes* desde el principio como a aquellos que se unen ahora al elegir este libro. Espero que disfrutéis de estas recetas tanto como yo he disfrutado creándolas.

Índice por apartados

Recetas saladas

Pan y masas con levadura

Índice alfabético de recetas

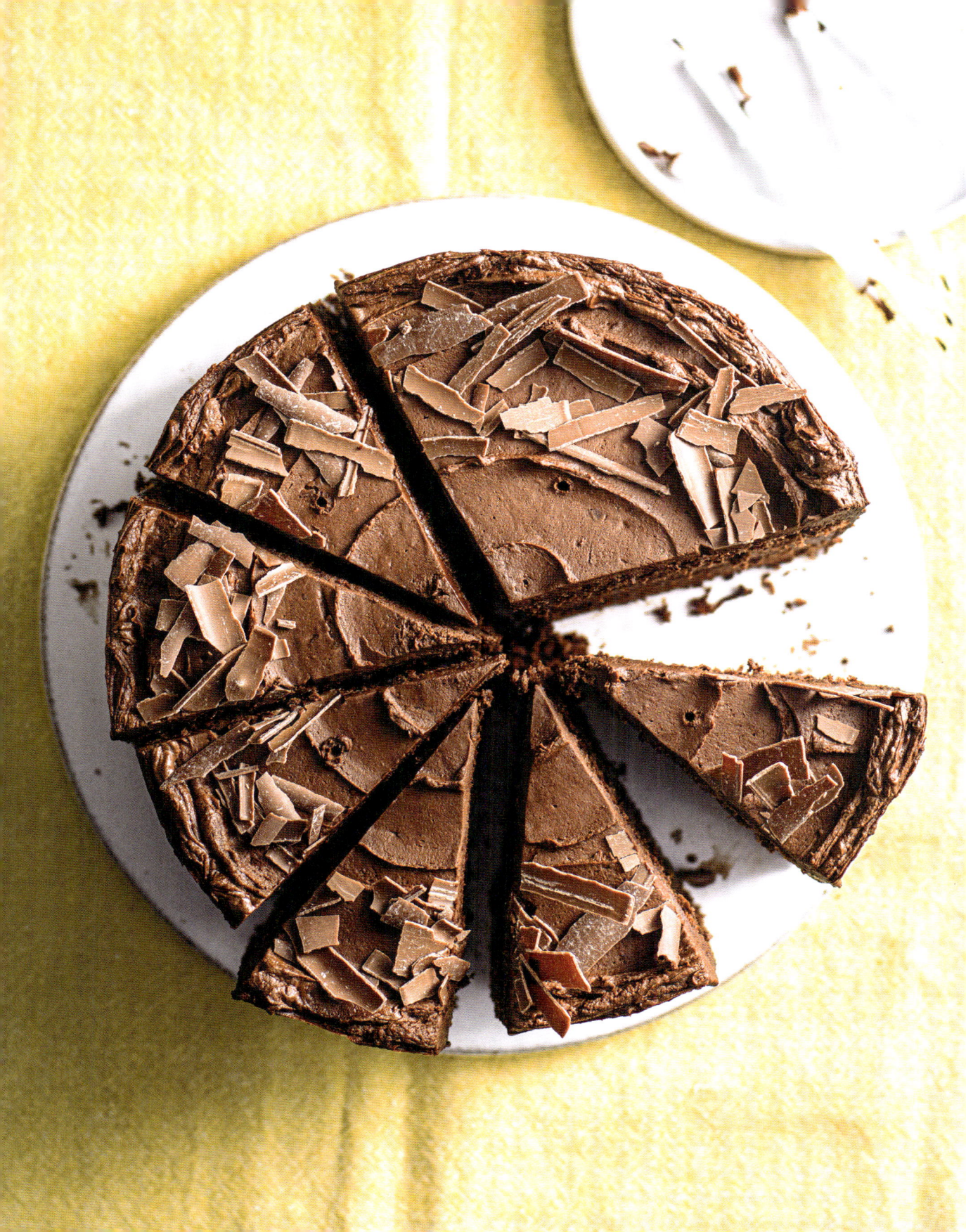